U0235652

第2版

药物涂层球囊
在心血管疾病中的应用

主　编　季福绥
主　审　许　锋
副主编　聂绍平　沈珠军　孙福成
　　　　邱春光　于　雪
学术秘书　张闻多

人民卫生出版社

图书在版编目（CIP）数据

药物涂层球囊在心血管疾病中的应用 / 季福绥主编
. —2 版 . —北京：人民卫生出版社，2020
ISBN 978-7-117-29977-0

Ⅰ.①药… Ⅱ.①季… Ⅲ.①心脏血管疾病 —介入性
治疗 Ⅳ.①R540.5

中国版本图书馆 CIP 数据核字（2020）第 065005 号

人卫智网	www.ipmph.com	医学教育、学术、考试、健康，
		购书智慧智能综合服务平台
人卫官网	www.pmph.com	人卫官方资讯发布平台

药物涂层球囊在心血管疾病中的应用
第 2 版

主　　编：季福绥
出版发行：人民卫生出版社（中继线 010-59780011）
地　　址：北京市朝阳区潘家园南里 19 号
邮　　编：100021
E - mail：pmph @ pmph.com
购书热线：010-59787592　010-59787584　010-65264830
印　　刷：北京盛通印刷股份有限公司
经　　销：新华书店
开　　本：710×1000　1/16　　印张：16
字　　数：296 千字
版　　次：2015 年 10 月第 1 版　　2020 年 6 月第 2 版
　　　　　2020 年 6 月第 2 版第 1 次印刷（总第 2 次印刷）
标准书号：ISBN 978-7-117-29977-0
定　　价：98.00 元
打击盗版举报电话：010-59787491　E-mail：WQ @ pmph.com
质量问题联系电话：010-59787234　E-mail：zhiliang @ pmph.com

编者名单（以姓氏汉语拼音为序）

艾　辉	首都医科大学附属北京安贞医院
陈　晖	首都医科大学附属北京友谊医院
季福绥	北京医院
蓝　明	北京医院
刘　兵	北京医院
刘　昕	北京医院
卢文杰	郑州大学第一附属医院
毛永辉	北京医院
聂绍平	首都医科大学附属北京安贞医院
潘　亮	郑州大学第一附属医院
彭建军	首都医科大学附属北京世纪坛医院
乔　岩	首都医科大学附属北京安贞医院
邱春光	郑州大学第一附属医院
沈珠军	北京协和医院
孙福成	北京医院
唐国栋	北京医院
王大明	北京医院
王立军	北京医院
王欣越	北京医院
吴　炜	北京协和医院
许　锋	北京医院
杨晨光	北京医院
于　雪	北京医院
张慧平	北京医院
张闻多	北京医院
赵　迎	北京医院
甄　雷	首都医科大学附属北京安贞医院
周　力	首都医科大学附属北京友谊医院

主编简介

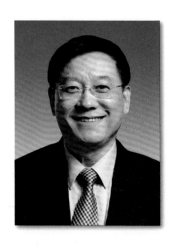

季福绥　北京医院副院长、心内科主任医师。1986 年 7 月毕业于山东医学院（现山东大学医学院）医疗系。现任中国老年学和老年医学学会心血管病分会第一届常务委员，中华医学会心血管病学分会第十一届委员会委员、老年学组组长，中国医师协会介入委员会委员。中华医学会北京市心血管分会常务委员，北京心脏协会常务委员。北京医师协会心血管内科专科医师分会常务理事；国家冠心病介入诊疗培训基地导师；美国心血管造影和介入学会（The Society for Cardiovascular Angiography and Interventions，SCAI）中国专家会员。

近年主持科研项目（课题）5 项，累计基金 700 万元。近 5 年作为主编完成《药物涂层球囊在心血管疾病中的应用》，作为副主编完成《心脏病药物治疗学》，作为执笔专家参与编写《药物涂层球囊临床应用中国专家共识》《高龄老年冠心病诊治中国专家共识》。近 5 年国内外发表核心期刊和 SCI 文章十余篇。

第 2 版前言

自 20 世纪 70 年代以来,介入治疗逐渐成为心血管疾病的主要治疗方法。从单纯球囊扩张、裸金属支架,到药物洗脱支架再到生物可吸收支架,新的器械不断更新和出现,极大地提高了介入治疗的效果和预后,药物涂层球囊(drug-coated balloon,DCB)的临床应用为广大心血管病患者和心血管医生提供了又一振奋人心的治疗方法。《药物涂层球囊在心血管疾病中的应用》第 1 版 2015 年出版以来,以其介绍全面、操作经验实用、临床研究及指南权威等特点,受到了全国心血管介入医生的欢迎。随着该技术应用逐渐推广,近五年众多相关临床研究结果发表,更多 DCB 临床经验报道,DCB 的临床应用领域和核心技术又有了长足的发展。

本书作者五年以来,针对 DCB 临床应用推广和研究做了大量的工作,发表了单中心的研究成果,《药物涂层球囊在心血管疾病中的应用》(第 2 版)特别邀请了国内具有丰富 DCB 临床使用经验的心血管病专家,以第 1 版为基础,着重介绍了 DCB 在心血管病变,尤其是在冠状动脉原发病变、脑血管疾病及动静脉瘘治疗中临床应用的最新进展,系统回顾了国内外临床应用状况及循证医学证据,解读了最新国内及国际指南,增加了 DCB 治疗原发病变冠状动脉造影长期随访结果,着重介绍 DCB 规范化操作流程,尤其是病变预处理技巧,对该技术推广有重要意义。

作者殷切期望,本书能给广大读者在使用药物涂层球囊技术时给予一定的帮助。

季福绥

2020 年 3 月

第1版前言

自 20 世纪 70 年代人类第 1 次使用球囊扩张治疗冠状动脉狭窄以来,介入治疗逐渐成为心血管疾病的主要治疗方法。从单纯球囊扩张到金属裸支架时代,从药物涂层支架再到生物可降解支架,新的器械新的技术不断更新和出现,极大地提高了介入治疗的效果和预后,但依然不能满足临床工作的需要,始终不能解决的支架内再狭窄、急性亚急性支架内血栓及晚期血管丢失、支架断裂等问题始终是困扰心血管医生的大问题。药物涂层球囊(drug-coated balloon,DCB)的临床应用为广大心血管病患者和心血管医生提供了又一振奋人心的治疗方法。DCB 主要优势在于可以使药物在血管壁上均匀分布,在不使用高分子聚合物的前提下使药物立即释放,将双联抗血小板的持续时间缩短为 1~3 个月。2014 ESC/EACTS 冠脉介入治疗指南已将 DCB 应用治疗 BMS 和 DES 再狭窄的推荐提升至 I 类推荐、A 类证据。

本书邀请了国内具有丰富药物涂层球囊临床使用经验的心血管病专家,在国际著名心血管病专家、药物涂层球囊的主要发明者 - 德国 Franz X.Kleber 教授指导下撰写而成。本书全面介绍了药物涂层球囊的设计理念和技术特点,重点介绍了 DCB 在冠心病支架内再狭窄、De novo 病变、小血管病变及分叉病变、弥漫型病变治疗中的独特优势以及外周血管疾病中的临床应用,针对在 ACS 患者中使用 DCB 进行了有益的探讨,详细介绍了药物涂层球囊的适应证、禁忌证、操作流程、应用技巧、注意事项及常见并发症的处理,系统回顾了国内外临床应用状况及循证医学证据、最新国际指南、最新研究进展,且附加典型的病例介绍以及操作视频以供参考和讨论。

作者殷切期望本书能给广大读者使用药物涂层球囊提供一定的帮助。

季福绥

目　录

第一章

药物涂层球囊概述

20世纪60年代，球囊成形术（balloon angioplasty，BA）作为一项革命性新技术最早被应用于外周动脉疾病（peripheral arterial disease，PDA）的治疗。1977年德国医生Andreas Grüenzig在瑞士做了世界上第一例经皮冠状动脉腔内成形术（percutaneous transluminal coronary angioplasty，PTCA；又称球囊血管成形术），从而给冠状动脉疾病（coronary artery disease，CAD）的治疗带来新的治疗方法。从那时起，经皮冠状动脉介入术（percutaneous coronary intervention，PCI）进入了快速发展的轨道。

裸金属支架（bare mental stent，BMS）的出现在一定程度上解决了球囊扩张后可能会出现血管壁夹层、血管急性闭塞和血管弹性回缩的问题，但随之却带来了另一不得不面对的挑战，即支架内再狭窄（in-stent restenosis，ISR）。血管内植入支架虽能起到支撑作用，缓冲血流剪切力，保持管腔结构，但金属支架对血管内膜的持续性刺激，可导致血管内膜增生过度，发生ISR，且这一发生率并不低，远期仍可达30%。为了降低ISR的发生率，人们尝试过多种方法，如放射性支架植入或球囊所携带低能β射线的核素腔内放射治疗，虽然短期ISR可明显减少，但远期受辐射段血管发生再次狭窄的速度却比非辐射段血管要更快。在这一背景下，药物洗脱支架（drug-eluting stent，DES）应运而生。

此类支架携载免疫抑制剂或抗肿瘤药物，在病变血管局部释放后，可在较长时间内持续低剂量释放所携带的药物，能对过度增生的血管新生内膜进行有效抑制，因此能显著降低ISR的发生率至5%~10%。遗憾的是，DES对血管内膜增生的抑制，在一小部分患者中却可导致内皮延迟愈合，DES所携带的聚合物还可能导致血管壁的炎症和血管内皮功能障碍,由此会诱发晚发或极晚发支架内血栓形成(stent thrombosis,ST)。伴随 DES 出现的这种现象引发了人们对支架安全性的担忧。此外,DES 的植入要求延长双联抗血小板治疗(dual antiplatelet therapy,DAPT)时间,这显著增加了支架植入后的出血风险。对于某些特定患者的复杂病变,如糖尿病患者的小血管病变、弥漫性病变或分叉病变,DES 在防止再狭窄方面的长期有效性仍值得进一步探讨。

药物涂层球囊(drug-coated balloon,DCB)的概念最早在 20 世纪 80 年代提出,但由于 DES 的出现并逐渐应用于临床,DCB 开始发展较为缓慢。受早期一些血管病变部位局部给药研究的启发,Ulrich Speck 和 Bruno Scheller 一直致力于寻找一种新的、有别于以传统支架为载体、影响内皮增生过程的药物输送系统。他们以对比剂为血管内药物输送的载体,将抗增生药物——紫杉醇加入对比剂中,这样随着药物溶解度的提高,病变局部药物的浓度也大幅提高。在动物实验中,他们给两组猪冠状动脉分别植入 BMS 和 DES,植入 BMS 组术中冠状动脉内给予紫杉醇和碘普罗胺灌注,最后发现 BMS+ 局部灌注组新生内膜的形成被明显抑制,且与植入 DES 组在血管内膜增生的抑制程度上并无显著差异。上述表明,抗血管内皮增殖药物短时间、大剂量作用于病变部位的效果并不差于这种药物的持续性释放,这也成为 DCB 日后发展的基础。

有了前述研究的基础和初步研究的结果,DCB 的构想初见雏形。围绕药物的加涂、附着和释放,人们在体外和体内做了大量的试验和研究。将球囊充盈,其表面附着的药膜便被动与球囊分离,并附着于血管壁,进一步被直接输送入组织,这就是 DCB 的基本原理。要实现 DCB 的构想,第一步要做的就是给光滑的球囊表面涂上药物。因此,首先要解决药物涂层的技术相关问题,合适的药物涂层技术和涂层设备是在逐渐摸索和反复实践中形成的。最初尝试将充盈的球囊放入药液中浸泡,以此给球囊加载药物,但球囊的光滑表面载药量只能达 10~20μg,远低于 DES 的载药量。浸涂后的球囊需被抽空并折叠,但当时并没有折叠浸涂加载过药物的球囊的成熟经验。虽然通过抽吸的方法将球囊折叠简单易行,但在折叠过程中球囊表面的涂层药物流失严重,在这种情况下,人们开始尝试浸涂折叠后的球囊。与浸涂充盈球囊相比,浸涂折叠后的球囊可使载药量提高 10% 以上,且通过重复"干燥 - 浸润"可将球囊表面的载药量进一步提高。但后来发现在浸涂折叠球囊的过程中,涂层药物在球囊皱襞与球囊中央轴间的沟中聚集,这一点在球囊充盈后,球囊表面药物呈明显非均匀的分布中得到证实。通过这种方法制备出来的折叠球囊,由于药物在球囊表面分布不均匀,且载药量仍低于预期,其效果开始并不被看好,但在猪的动物模型中却发现其能有效地抑制冠状动脉和外周血管因损伤而引起的内膜增生及 ISR,后来在人体的临床研究中也得出了相似的结果。通过不断摸索,球囊折叠技术和药物涂层方法已有了极大改进。更新的球囊折叠技术不仅能避免药物过多的积聚在折叠球囊的皱襞里,还能减少药物在球囊折叠包装过程中的损失。将活性药物、赋形剂和胶粘剂混合,可以实现药物分布得更加均匀,载药量精确可控,而且球囊扩张时药物能达到快速转移,球囊释放后药物在血管壁附着更加牢固。

受 DES 的影响并经过不断筛选,紫杉醇和西罗莫司(雷帕霉素)成为首先考虑可使用的涂层药物。由于紫杉醇水溶性低、脂溶性高,与血管壁附着后更难被清除,其血管毒性低,在较低的浓度下仍能维持对血管内皮细胞增生的有效抑制,故紫杉醇较西罗莫司更早被作为 DCB 的涂层药物,且一直沿用至今。赋形剂有助于药物的附着和释放,并能调节药物向血管壁转移。动物研究和人体试验均表明,添加了赋形剂的药物涂层对血管内膜增生的抑制效果要明显优于不添加赋形剂的药物涂层。碘普罗胺性质比较稳定,涂层中加入碘普罗胺可以使涂层具有较多孔隙,大大提高了紫杉醇晶体颗粒的生物利用度,因此碘普罗胺较早被作为赋形剂应用于 DCB,并一直沿用至今。目前已上市 DCB 被作为赋形剂的还有:尿素、虫胶、丁酰柠檬酸三正己酯等。

围绕紫杉醇 DCB 进入体内后紫杉醇的药代动力学,人们还进行了大量的研究。动物研究表明,从进入鞘管到被输送到靶病变治疗部位,根据赋形剂的不同(碘普罗胺或尿素),DCB 所携带紫杉醇的损失量可达 26%~36%。当球囊被扩张后,球囊表面涂层崩解,紫杉醇结晶颗粒或被直接输送到血管壁,或跟随血流到了血管远端,实际上,仅有一小部分紫杉醇颗粒被输送到血管壁。输送到血管壁的紫杉醇结晶颗粒大部分停留在血管壁表面,使得管壁内即刻组织紫杉醇浓度较高,但 72 小时内组织浓度即大幅降低,7 天后组织紫杉醇浓度与植入紫杉醇涂层支架的状况相仿。至于随血流到血管远端的紫杉醇结晶颗粒是否会给个体带来不利影响,起初也是一个令人担心的问题。研究发现,这种 DCB 释放后产生的药物颗粒远多于 DES 植入后产生的药物颗粒,但这种晶体颗粒多较微小,极少会产生微栓塞,多不会对远端组织的微循环产生影响或有临床症状。

在筛选出紫杉醇作为涂层药物后,接下来的问题就是:紫杉醇的涂层剂量究竟是多少才能既有效又安全? 有效指的是能充分抑制血管内膜增生;安全不仅指不致过度影响靶病变处的血管内皮化,诱发介入治疗处血栓形成,还指的是这种载药剂量不致对整个人体产生不良影响。2002 年,一些早期的紫杉醇药物涂层球囊(paclitaxel-coated balloon,PCB)陆续应用于动物研究。在首个猪冠状动脉模型的动物实验中,不同雏形和不同剂量的 PCB 对血管新生内膜抑制的有效性进行了检验。研究发现,PCB 治疗 5 周后可显著减少介入治疗段血管晚期管腔丢失(late lumen loss，LLL)，显著增加最小管腔直径(minimal lumen diameter，MLD)，显著降低最大新生内膜厚度；与紫杉醇低剂量组(1.3μg/mm²)减少42%的新生内膜面积相比，紫杉醇常规剂量组(2.5μg/mm²)减少新生内膜面积可达72%。后来的研究仍在猪冠状动脉模型中进行，比较了不同载药量(2μg/mm²、3μg/mm²、6μg/mm²)的PCB对血管内膜增生的抑制情况。结果表明，4周后三组剂量的DCB均能达到对内膜增生的显著抑制，且3μg/mm²组和6μg/mm²组要优于2μg/mm²组；但与3μg/mm²组相比，6μg/mm²组并未见对内膜增生抑制有进一步增强，所有剂量均在安全范围内，且所有组均内皮化完全。

在临床实际操作中，有些长病变可能需要用到多个DCB，这就不可避免地会出现两个DCB部分重叠的问题，那么重叠部分血管段面临的将是两个DCB药物剂量的释放，这种双倍剂量是否依然安全？DCB的扩张究竟控制在多长时间合适？Bodo Cremers等又在猪的模型中进行了下一步的试验，这次他们把DCB紫杉醇的载药量增加至5μg/mm²，扩张时间控制在10秒、60秒和两次60秒，两次60秒又分为两种情况：一组是同一个DCB在同一部位扩张两次，两次间隔30秒；另一组是第二个60秒重新换用一个新的DCB在同一部位扩张。该研究得出以下结果：所有组DCB均能显著减少靶血管LLL，显著增加MLD，各组治疗段血管的造影再狭窄发生率均无显著不同，扩张时间10秒组减少新生内膜面积57%，两个DCB于同一部位先后扩张60秒的这一组减少新生内膜面积61%，各组治疗段血管均内皮化完全，各种炎症指标均无显著性差异。由此可以得出以下结论：DCB被扩张后，大部分药量于前10秒释放，即使是两个DCB先后同一部位扩张，也不能进一步降低靶血管的新生内膜增生和再狭窄。这意味着，在某些冠状动脉病变严重、不能耐受球囊长时间扩张而导致缺血的情况下，短时间(10秒)扩张DCB即能达到较长时间(60秒)扩张DCB的治疗效果；即使存在两个DCB重叠，重叠部位的紫杉醇接触剂量达10μg/mm²，动物实验表明也是安全的。

前述早期的动物实验，为了模拟DCB治疗ISR的情形，都是在目标段血管按1∶1.2的直径比例先植入BMS，再用DCB扩张，以观察DCB的治疗效果。研究发现，这种情况下的血管愈合过程与植入DES后的血管愈合过程相类似。对于未植入支架的冠状动脉内使用DCB，其血管愈合过程中能见到新生血管内膜的生成显著受抑，纤维和血管平滑肌细胞再生缓慢，这一过程长达90天，直到180天才有所缓解，这也成为后来DCB治疗冠状动脉原发病变的理论基础。在上述研究的基础上，后来陆续又进行了一些DCB与DES治疗效果对比的动物实验。猪冠状动脉的研究表明，与紫杉醇和西罗莫司涂层支架相比，BMS加DCB能显著抑制介入治疗后28天靶血管新生内膜的形成。早前的动物研究已显示,无论哪种 DES 在植入后 3~6 个月,尽管仍有药物的持续释放,却能见到新生内膜加速生长的现象。相反,这一点在 DCB 就不那么明显,LLL 减少和新生内膜受抑均要好于 DES,且两组的炎症相关指标没有差异。由此可以得出,在由损伤导致的血管新生内膜过度形成受抑方面,DCB 的治疗效果并不差于 DES,DCB 的携载药物即刻大量释放并不意味着药物的作用时间会缩短,BMS 加 DCB 治疗在实现血管早期内皮化,以及在较长时间内保持对新生内膜增生的抑制方面,存在着有别于 DES 的独特优势。

有了上述动物实验的结果,DCB 被逐渐应用于临床,最早采用的仍是最经典且目前仍广为使用的紫杉醇药物涂层球囊导管(paclitaxel-coated balloon catheters,Paccocath)。Paccocath 球囊是标准的血管扩张球囊,球囊表面以紫杉醇为基础,表面添加亲水间隔物对比剂——碘普罗胺(优维显),碘普罗胺不仅能增加药物的溶解度,提高紫杉醇的生物利用度,还能促进药物释放,增加药物与血管壁的接触面积,使药物更易于附着于血管壁,紫杉醇的载药量为 $3\mu g/mm^2$。人体应用 DCB 的第一个研究是 2006 年发表的 DCB 治疗 BMS 植入后 ISR(BMS-ISR)的研究,即 Paccocath-ISR Ⅰ 研究。该研究表明,DCB 治疗后 6 个月后的 LLL 显著低于普通球囊扩张 [(0.03 ± 0.48) mm *vs.* (0.74 ± 0.86) mm,P=0.002],6 个月 MLD 和再狭窄发生率也显著优于普通球囊扩张。后来进行的 Paccocath-ISR Ⅱ 研究扩大了入选人群,再次得出 DCB 治疗 BMS-ISR 能显著减少 6 个月 LLL 的结论,该研究延长了观察时间,2 年和 5 年主要心血管不良事件(major adverse cardiac events,MACEs)均显著优于普通球囊扩张。

在 PCB 治疗 BMS-ISR 有了初步令人振奋的结果后,DCB 又被拿来同 DES 对比。PEPCAD Ⅱ 研究表明,DCB 治疗冠状动脉 BMS-ISR 的疗效至少与 DES 相当,6 个月 LLL 还要优于 DES [(0.17 ± 0.42) mm *vs.* (0.38 ± 0.61) mm,P=0.03],耐受性良好,且无需要再次植入支架。针对 DES 植入后的 ISR(DES-ISR)也进行了许多研究。PEPCAD-DES 研究显示,DCB 与普通球囊相比,无论是 LLL、再狭窄,还是 MACEs,DCB 均优于普通球囊扩张,DCB 对二次介入治疗以上的复杂病变更加安全、有效。ISAR DESIRE-3 研究显示,DCB 治疗 DES 植入后 ISR 的疗效与 DES 相当,且 DCB 更安全。PEPCAD China ISR 研究证实了 DCB 的安全性和有效性,DCB 治疗 DES-ISR 可以避免再次植入支架,效果不差于再次植入 DES,是治疗 DES-ISR 的更佳选择。

需要指出的是,也有一些研究显示了治疗 ISR 使用 DES 较 DCB 似乎更有利。RIBS Ⅴ 研究比较了 PCB 和西罗莫司涂层支架对于 BMS-ISR 治疗的有效性,研究表明,EES 治疗组的晚期造影结果要优于 PCB 治疗组,9 个月造影首要终点 MLD 前者显著高于后者[(2.36 ± 0.6) mm *vs.* (2.01 ± 0.6) mm, P<0.001], 但两组的 1 年 MACEs 和靶病变血运重建(target lesion revascularization, TLR)发生率均无显著性差异(1 年 MACEs: 6% *vs.* 8%, P=0.6; TLR: 2% *vs.* 6%, P=0.17)。RIBS IV 研究比较了 PCB 和 EES 对于 DES-ISR 治疗的有效性,结果表明, EES 组 6~9 个月造影随访的 MLD 显著高于 PCB 治疗组[(2.03 ± 0.7) mm *vs.* (1.80 ± 0.6) mm, P<0.01],直径再狭窄发生率显著低于后者[(23 ± 22)% *vs.* (30 ± 22)%, P<0.01], 1 年靶血管血运重建(target vessel revascularization, TVR)发生率也显著低于后者(8% *vs.* 16%, P=0.035)。一项光学相干断层成像(optical coherence tomography, OCT)的研究用支架小梁被血管内皮的覆盖程度来衡量血管的愈合情况,结果发现 PCB 治疗 BMS-ISR 后 1 年的血管内皮愈合较完全,但 LLL 要高于 EES 治疗组(0.28mm *vs.* 0.07mm, P=0.01)。

尽管如此,基于上述临床研究并结合大型荟萃分析的结果,目前认为,对于任何类型的 ISR, DCB 治疗不差于再次植入西罗莫司或紫杉醇涂层支架, 2014 年欧洲心脏病学会(European Society of Cardiology, ESC)/欧洲心胸外科学会(European Association for Cardio-Thoracic Surgery, EACTS)心肌血运重建指南推荐使用 DCB 治疗各类 ISR,包括 BMS-ISR 和 DES-ISR,证据等级为ⅠA 级。2016 年我国发布的《药物涂层球囊临床应用中国专家共识》也对此作出了推荐。

随着 DCB 使用经验的逐步积累和更多临床研究结果的公布,除了再狭窄性病变,DCB 也越来越多地被应用于其他冠状动脉治疗领域,目前主要集中于小血管病变和分叉病变。PEPCAD Ⅰ 研究和 BELLO 研究奠定了 DCB 在原发性冠状动脉小血管病变中的治疗地位。前者的研究结果表明,单纯 DCB 治疗方案(DCB-only strategy)处理小血管病变要优于 DCB+BMS 的联合治疗;后者的研究发现,DCB 防止支架内 LLL 要明显优于 DES,单纯 DCB 的治疗方案似乎效果更佳。2014 年 Schulz 报道了单纯 DCB 治疗分支直径 ≥ 2mm 原发性分叉病变的结果,研究表明,单纯 DCB 而不额外植入支架的策略对于原发性冠状动脉分叉病变是安全、可行的,再狭窄及 TLR 发生率均较低。PEPCAD-BIF 研究显示,DCB 较普通球囊在分叉病变的治疗中更具优势。根据这些研究的结果,目前认为,在小血管和分叉病变的治疗中,DCB 是除 DES 以外一种可行的治疗手段。除此以外,对于一些特定患者或特殊情形的病变,如糖尿病患者、急性心肌梗死患者、冠状动脉弥漫性病变、钙化病变,甚至慢性闭塞病变,应用 DCB 治疗也都进行了一些探索,并陆续有相关临床研究推出,本书在后续章节会有一定的涉及。

不可否认,DCB 治疗有其独特的优势,如避免了金属支架的植入,缩短了双联抗血小板的时间,契合了所谓"介入无植入"的理念。鉴于现有的循证医学证据,在处理再狭窄性病变中,DCB 显示了其良好的效果,对于其他一些有选择的病变或不能耐受、不适合长期口服双联抗血小板药物的患者,DCB 也可被有选择地使用。此外,DCB 的使用有其特殊的要求,如病变的预处理须充分,预处理后不能有显著的残余狭窄、C 型以上严重夹层或慢血流,本书在后续相关章节会有述及。

未来 DCB 的发展除了尚须更多临床研究的证实,DCB 本身的制作工艺也存在一定的改进空间,如制备非晶体结构、载药浓度更低而疗效并不降低的涂层球囊。研发不同的涂层方法和药物输送工艺,以提高药物的利用效能,降低药物在输送过程中的损失,使药物胶囊化或试验其他抗内皮增生药物是目前的研发热点。

(张慧平　季福绥)

参考文献

[1] GRÜENTZIG A R,SENNING A,SIEGENTHALER W E.Nonoperative dilatation of coronary-artery stenosis:percutaneous transluminal coronary angioplasty[J].N Engl J Med,1979,301(2):61-68.

[2] GRÜENTZIG A R,KING S B 3rd,SCHLUMPF M,et al.Long-term follow-up after percutaneous transluminal coronary angioplasty.The early Zurich experience[J].N Engl J Med,1987,316(18):1127-1132.

[3] ERBEL R,HAUDE M,HÖPP H W,et al.Coronary-artery stenting compared with balloon angioplasty for restenosis after initial balloon angioplasty.Restenosis Stent Study Group[J].N Engl J Med,1998,339(23):1672-1678.

[4] NAKAZAWA G,FINN A V,JONER M,et al.Delayed arterial healing and increased late stent thrombosis at culprit sites after drug-eluting stent placement for acute myocardial infarction patients:an autopsy study[J].Circulation,2008,118(11):1138-1145.

[5] MOSES J W,LEON M B,POPMA J J,et al.Sirolimus-eluting stents versus standard stents in patients with stenosis in a native coronary artery[J].N Engl J Med,2003,349(14):1315-1323.

[6] STONE G W,ELLIS S G,CANNON L,et al.Comparison of a polymer-based paclitaxel-eluting stent with a bare metal stent in patients with complex coronary artery disease:a randomized controlled trial[J].JAMA,2005,294(10):1215-1223.

[7] CAMENZIND E,STEG P G,WIJNS W.Stent thrombosis late after implantation of first-generation drug-eluting stents:a cause for concern[J].Circulation,2007,115(11):1440-1455.

[8] RICHELSEN R K,OVERVAD T F,JENSEN S E.Drug-eluting balloons in the treatment of coronary de novo lesions:a comprehensive review[J].Cardiol Ther,2016,5(2):133-1360.

［9］ BHATT D L.Intensifying platelet inhibition—navigating between Scylla and Charybdis ［J］.N Engl J Med,2007,357(20):2078-2081.

［10］ LEMOS P A,HOYE A,GOEDHART D,et al.Clinical,angiographic,and procedural predictors of angiographic restenosis after sirolimus-eluting stent implantation in complex patients:an evaluation from the Rapamycin-Eluting Stent Evaluated At Rotterdam Cardiology Hospital(RESEARCH)study ［J］.Circulation,2004,109(11):1366-1370.

［11］ SCHELLER B,SPECK U,ABRAMJUK C,et al.Paclitaxel balloon coating,a novel method for prevention and therapy of restenosis ［J］.Circulation,2004,110(7):810-814.

［12］ GRAY W A,GRANADA J F.Drug-coated balloons for the prevention of vascular restenosis ［J］.Circulation,2010,121(24):2672-2680.

［13］ SCHELLER B,SPECK U,ROMEIKE B,et al.Contrast media as a carrier for local drug delivery:successful inhibition of neointimal proliferation in the porcine coronary stent model ［J］.Eur Heart J,2003,24(15):1462-1467.

［14］ SCHELLER B,SPECK U,SCHMITT A,et al.Addition of paclitaxel to contrast media prevents restenosis after coronary stent implantation［J］.J Am Coll Cardiol,2003,42(8):1415-1420.

［15］ 鲁景元,徐文健,楼文胜,等.药物涂层球囊概述及其在外周动脉疾病治疗中的应用进展[J].现代生物学进展,2017,17(30):5993-6000.

［16］ ALBRECHT T,SPECK U,BEIER C,et al.Reduction of stenosis due to intimal hyperplasia after stent supported angioplasty of peripheral arteries by local administration of paclitaxel in swine ［J］.Invest Radiol,2007,42(8):579-585.

［17］ LEE J,LEE S C,ACHARYA G,et al.Hydrotropic solubilization of paclitaxel:analysis of chemical structures for hydrotropic property ［J］.Pharm Res,2003,20(7):1022-1030.

［18］ LOVICH M A,CREEL C,HONG K,et al.Carrier proteins determine local pharmacokinetics and arterial distribution of paclitaxel ［J］.J Pharm Sci,2001,90(9):1324-1335.

［19］ PAPAFAKLIS M I,CHATZIZISIS Y S,NAKA K K,et al.Drug-eluting stent restenosis:effects of drug type,release kinetics hemodynamics and coating strategy ［J］.Pharmacol Ther,2012,134(1):43-53.

［20］ BONDESSON P,LAGERQVIST B,JAMES S K,et al.Comparison of two drug-eluting balloons:a report from the SCAAR registry ［J］.EuroIntervention,2012,8(4):444-449.

［21］《药物涂层球囊临床应用中国专家共识》专家组.药物涂层球囊临床应用中国专家共识[J].中国介入心脏病学杂志,2016,24(2):61-67.

［22］ KELSCH B,SCHELLER B,BIEDERMANN M,et al.Dose response to paclitaxel-coated balloon catheters in the porcine coronary overstretch and stent implantation model ［J］.Invest Radiol,2011,46(4):255-263.

［23］ YAZDANI S K,PACHECO E,NAKANO M,et al.Vascular,downstream,and pharmacokinetic responses to treatment with a low dose drug-coated balloon in a swine femoral artery model ［J］.Catheter Cardiovasc Interv,2014,83(1):132-140.

［24］ GRANADA J F,STENOIEN M,BUSZMAN P P,et al.Mechanisms of tissue uptake and retention of paclitaxel-coated balloons:impact on neointimal proliferation and healing [J].Open Heart,2014,1(1):e000117.

[25] CHENG Y,LEON M B,GRANADA J F.An update on the clinical use of drug-coated balloons in percutaneous coronary interventions [J].Expert Opin Drug Deliv,2016, 13(6):859-872.

[26] CREMERS B,SPECK U,KAUFELS N,et al.Drug-eluting balloon:very short-term exposure and overlapping [J].Thromb Haemost,2009,101(1):201-206.

[27] CREMERS B,KELSCH B,CLEVER Y P,et al.Inhibition of neointimal proliferation after bare metal stent implantation with low-pressure drug delivery using a paclitaxel-coated balloon in porcine coronary arteries [J].Clin Res Cardiol,2012,101(5):385-391.

[28] SCHELLER B,HEHRLEIN C,BOCKSCH W,et al.Treatment of coronary in-stent restenosis with a paclitaxel-coated balloon catheter [J].N Engl J Med,2006,355(20): 2113-2124.

[29] UNVERDORBEN M,VALLBRACHT C,CREMERS B,et al.Paclitaxel-coated balloon catheter versus paclitaxel-coated stent for the treatment of coronary in-stent restenosis [J].Circulation,2009,119(23):2986-2994.

[30] RITTGER H,BRACHMANN J,SINHA A M,et al.A randomized,multicenter,single-blinded trial comparing paclitaxel-coated balloon angioplasty with plain balloon angioplasty in drug-eluting stent restenosis:the PEPCAD-DES study [J].J Am Coll Cardiol,2012,59(15):1377-1382.

[31] BYRNE R A,NEUMANN F J,MEHILLI J,et al.Paclitaxel-eluting balloons,paclitaxel-eluting stents,and balloon angioplasty in patients with restenosis after implantation of a drug-eluting stent(ISAR-DESIRE 3):a randomised,open-label trial [J].Lancet,2013, 381(9865):461-467.

[32] XU B,GAO R,WANG J,et al.A prospective,multicenter,randomized trial of paclitaxel-coated balloon versus paclitaxel-eluting stent for the treatment of drug-eluting stent in-stent restenosis:results from the PEPCAD China ISR trial [J].JACC Cardiovasc Interv, 2014,7(2):204-211.

[33] ALFONSO F,PÉREZ-VIZCAYNO M J,CÁRDENAS A,et al.A randomized comparison of drug-eluting balloon versus everolimus-eluting stent in patients with bare-metal stent-in-stent restenosis:the RIBS V Clinical Trial(Restenosis Intra-stent of Bare Metal Stents: paclitaxel-eluting balloon vs.everolimus-eluting stent)[J].J Am Coll Cardiol,2014,63 (14):1378-1386.

[34] ALFONSO F,PÉREZ-VIZCAYNO M J,CÁRDENAS A,et al.A prospective randomized trial of drug-eluting balloons versus everolimus-eluting stents in patients with in-stent restenosis of drug-eluting stents:the RIBS IV randomized clinical trial [J].J Am Coll Cardiol,2015,66(1):23-33.

[35] ADRIAENSSENS T,DENS J,UGHI G,et al.Optical coherence tomography study of healing characteristics of paclitaxel-eluting balloons vs.everolimus-eluting stents for in-

stent restenosis:the SEDUCE(Safety and Efficacy of a Drug elUting balloon in Coronary artery rEstenosis) randomised clinical trial [J].EuroIntervention,2014,10(4): 439-448.

[36] WINDECKER S,KOLH P,ALFONSO F,et al.2014 ESC/EACTS Guidelines on myocardial revascularization:The Task Force on Myocardial Revascularization of the European Society of Cardiology(ESC) and the European Association for Cardio-Thoracic Surgery(EACTS) Developed with the special contribution of the European Association of Percutaneous Cardiovascular Interventions(EAPCI) [J].Eur Heart J,2014,35(37): 2541-2619.

[37] UNVERDORBEN M,KLEBER F X,HEUER H,et al.Treatment of small coronary arteries with a paclitaxel-coated balloon catheter [J].Clin Res Cardiol,2010,99(3): 165-174.

[38] UNVERDORBEN M,KLEBER F X,HEUER H,et al.Treatment of small coronary arteries with a paclitaxel-coated balloon catheter in the PEPCAD I study:are lesions clinically stable from 12 to 36 months? [J].EuroIntervention,2013,9(5):620-628.

[39] LATIB A,COLOMBO A,CASTRIOTA F,et al.A randomized multicenter study comparing a paclitaxel drug-eluting balloon with a paclitaxel-eluting stent in small coronary vessels:the BELLO(Balloon Elution and Late Loss Optimization) study [J]. J Am Coll Cardiol,2012,60(24):2473-2480.

[40] NAGANUMA T,LATIB A,SGUEGLIA G A,et al.A 2-year follow-up of a randomized multicenter study comparing a paclitaxel drug-eluting balloon with a paclitaxel-eluting stent in small coronary vessels the BELLO study [J].Int J Cardiol,2015,184 :17-21.

[41] SCHULZ A,HAUSCHILD T,KLEBER F X.Treatment of coronary de novo bifurcation lesions with DCB only strategy [J].Clin Res Cardiol,2014,103(6):451-456.

[42] STELLA P R,BELKACEMI A,DUBOIS C,et al.A multicenter randomized comparison of drug-eluting balloon plus bare-metal stent versus bare-metal stent versus drug-eluting stent in bifurcation lesions treated with a single-stenting technique:six-month angiographic and 12-month clinical results of the drug eluting balloon in bifurcations trial [J].Catheter Cardiovasc Interv,2012,80(7):1138-1146.

[43] ALI R M,DEGENHARDT R,ZAMBAHARI R,et al.Paclitaxel-eluting balloon angioplasty and cobalt-chromium stents versus conventional angioplasty and paclitaxel-eluting stents in the treatment of native coronary artery stenoses in patients with diabetes mellitus [J].EuroIntervention,2011,7 Suppl K:K83-K92.

[44] BELKACEMI A,AGOSTONI P,NATHOE H M,et al.First results of the DEB-AMI (Drug Eluting Balloon in Acute ST-Segment Elevation Myocardial Infarction) trial:a multicenter randomized comparison of drug-eluting balloon plus bare-metal stent versus bare-metal stent versus drug-eluting stent in primary percutaneous coronary intervention with 6-month angiographic,intravascular,functional,and clinical outcomes [J].J Am Coll Cardiol,2012,59(25):2327-2337.

[45] ITO R,UENO K,YOSHIDA T,et al.Outcomes after drug-coated balloon treatment for

patients with calcified coronary lesions [J].J Interv Cardiol,2018,31(4):436-441.

[46] WÖHRLE J,WERNER G S.Paclitaxel-coated balloon with bare-metal stenting in patients with chronic total occlusions in native coronary arteries [J].Catheter Cardiovasc Interv,2013,81(5):793-799.

第二章

药物涂层球囊基础知识

一、药物涂层球囊的作用机制

药物涂层球囊（drug-coated balloon，DCB）是在药物洗脱支架（drug-eluting stent，DES）的基础上，为减少支架金属和涂层长期残留在血管壁内容易引起再狭窄或者其他血管并发症（如血管重构、瘤样扩张）而研发的。DCB 的目的是希望通过球囊把抗增殖药物带到血管壁上并均匀释放，抑制血管内皮细胞、平滑肌细胞（smooth muscle cells，SMCs）和成纤维细胞增殖，起到减少球囊扩张后再狭窄的作用。

DCB 预防和治疗再狭窄的作用机制类似 DES，都是通过携带的药物抑制内膜增生而减少再狭窄，但是两者携带药物方式不同，药物作用时间不同，而最大的差异在于 DCB 并不会植入长期存留在血管内壁的金属丝以及聚合物（polymer）涂层，体现了"介入无植入"的新型介入理念。

针对再狭窄的治疗，就需要首先了解再狭窄发生过程中的关键节点。既往认为，再狭窄是一个慢性过程，提示需要长期反复给予药物。通过局部药物输送保证持续药物释放对预防再狭窄来说是很重要的，尤其是在有支架植入的情况下。但是，实验动物的动脉体外研究结果证明：在认定的动物模型中，在动脉内皮损伤的关键时刻如果短暂暴露于药物治疗，就可以抑制再狭窄的发生。因此，DCB 的概念是在血管成形的当时通过球囊局部输送抗增殖药物，使血管壁短暂暴露于药物作用下并对药物充分摄取，就能抑制再狭窄的发生。例如，碘普罗胺（Ultravist）中加入紫杉醇经短暂保温培养期（3 分钟），几乎能完全抑制血管平滑肌细胞增生，效果可达 12 天。Creel 等报道，紫杉醇加碘普罗胺暴露 15 分钟后,脂溶性紫杉醇进入动脉壁的剂量是肝素 20 倍。动物实验证明,脂溶性药物如紫杉醇或西罗莫司可迅速被血管壁组织摄取。DCB 表面涂布抗增殖药物,在球囊扩张过程中,药物被挤压到狭窄的血管壁中,足够的药物溶解并渗透到血管壁。在目前研究中,经治疗的冠状动脉在扩张后 40~60 分钟仍能测到紫杉醇在血管组织中的浓度。

紫杉醇短期的暴露能明显阻断早期的细胞增生启动因子,此因子对随后新生内膜的形成起关键作用。阻断这种早期内膜增生,能有效防止再狭窄的发生。此外,药物只在球囊短暂扩张过程中给予,能迅速溶解并消失。在这种抑制作用消失后,内皮细胞及其祖细胞(precursor cells)能移行到损伤的血管处,此时血管再内皮化不受抑制,可以有效地减少支架内血栓形成。由于病变近端和远端之前未暴露于药物,而进入病变的内皮祖细胞来自病变的上、下游,因此其保持了正常分裂功能。另外,由于局部释放的抗增殖药物充分被血管壁吸收,进入血液循环中的药物浓度远远低于可能造成人体肝、肾以及骨髓等外周器官损害的浓度,因此不会对人体产生不良反应。总之,DCB 是目前基于支架局部药物输送(stent-based local drug delivery)的最先进和最可能的一种替代方法。

二、药物涂层球囊的动物实验数据

关于 DCB 的第 1 个临床前研究是由德国医生 Scheller 等进行并发表在 2004 年的 *Circulation* 杂志上。在这项研究中,应用不锈钢支架(直径为 3.0~3.5mm,长度为 18mm)植入猪的冠状动脉前降支和回旋支。2 种传统的无涂层球囊和 3 种不同类型的紫杉醇药物涂层球囊被使用,并且与血管壁接触保持 1 分钟。通过血管造影和支架血管组织形态学研究对结果进行定量评估,应用紫杉醇药物涂层球囊组支架内再狭窄明显减少(新生内膜面积减少 63%),在接近支架支柱处无任何增加炎症的证据,且完全不破坏支架内皮化,也无支架内血栓形成。他们还发现,紫杉醇药物涂层球囊仅有 6% 的药物没有充分释放。约 80% 的药物在球囊扩张时释放出来,这表明药物从该球囊迅速转移到血管壁上而没有太多损失。药物从血管壁中回收的最高百分率为 17.3%。

Speck 等对猪模型的冠状动脉别给予药物涂层球囊和 DES 处理,观察其抑制内膜增生的作用。结果证实,紫杉醇药物涂层球囊组的新生内膜面积明显低于普通支架组和药物支架组,而且只要球囊表面紫杉醇的含量达到了有效剂量($10\mu g/mm^2$),无论扩张时间长短(10 秒、60 秒或两次 60 秒),DCB 均能有效抑制新生内膜增殖。球囊表面药物涂层的制作工艺对 DCB 的效果有一定影响,有基质涂层的 DCB(如 SeQuent Please)的效果优于没有基质涂层、表面粗糙的 DCB（如 Dior）。Cremers 等通过猪模型研究了球囊扩张时间和球囊药物涂层剂量与 DCB 降低血管内膜增生作用的关系,研究结果表明,DCB 能显著降低血管内膜增生的作用,与球囊扩张的时间及药物涂层紫杉醇的剂量（紫杉醇总剂量达到 $10\mu g/mm^2$ 以上时）无明显相关性。同时,通过对猪模型冠状动脉过度扩张进行了不同类型的 DCB 药物涂层方式之间的作用比较,结果显示,药物涂层以基底膜方式释放要优于球囊表面皱褶方式,表明药物涂层球囊的抗内膜增生作用与球囊药物涂层采取的方式有关。

以上的动物实验方法已经为更多新型的 DCB 在开展临床前的动物实验所采用。目前,国内外新型 DCB 的初始应用往往在猪的冠状动脉中进行,因为猪的冠状动脉解剖结构、组织结构与人体最为类似。对猪冠状动脉进行 DCB 扩张试验,可以在不同的时间点采集猪冠状动脉血管壁进行组织病理学检查,分析新生内膜的生长情况以及新生内膜炎症表现。一般在 90 天或者更长的时间后,以血管造影和定量冠状动脉造影（quantitative coronary angiography,QCA）的方法获取远期管腔丢失（late lumen loss,LLL）数据,评价 DCB 对新生内膜形成的抑制作用。

三、药物涂层球囊的产品设计

DCB 从面世开始就围绕其产品设计的技术参数和优化方案进行了不断的探索和改进,其中主要涉及 3 个方面:①选用何种抗增殖药物进行局部释放;②选用何种球囊作为药物的输送载体;③选用何种涂层技术控制药物在血管壁释放过程。

1. 选用何种抗增殖药物进行局部释放　能抑制细胞增殖的药物首选紫杉醇和西罗莫司（雷帕霉素）及其衍生物,这两类药物的抗增殖效果在药物洗脱支架的临床应用中已经得到充分的肯定,可以显著减少支架内再狭窄。紫杉醇最初引入临床是用于治疗卵巢癌、肺癌等,此后成为肿瘤治疗中的一种常规药物。紫杉醇是一种高度亲脂性的药物,分子量为 853.9,它可以诱导和促进微管蛋白聚合及影响微管装配,导致细胞在有丝分裂时不能形成纺锤体和纺锤丝。在体外和体内研究中,紫杉醇通过在细胞分离中后期持续破坏有丝分裂而阻止血管壁平滑肌细胞的迁移和增殖,在体内、体外均可有效地抑制血管平滑肌细胞的增殖,且作用持久。Axel 等发现,对培养的人 SMCs 单次给药,紫杉醇抑制细胞增殖和迁移的作用可持续 14 天,而且这种作用是不可逆的。

在体外研究中,紫杉醇对血管平滑肌细胞生长的最大抑制浓度是 $1\mu mol/L$,而 50% 抑制值是 2.1nmol/L。血管内皮细胞敏感性低很多,需要的药物浓度为 $\mu mol/L$ 级,这个浓度只有癌症患者全身治疗产生不良反应（如中性粒细胞减少、外周神经病变、严重的过敏反应和无症状的心动过缓）时浓度的 1% 甚至1‰,因此几乎没有任何细胞毒作用。所以,紫杉醇非常适合作为DCB的涂层药物。经过药物载体预处理,例如加入少量亲水性的对比剂以后,紫杉醇的水溶性进一步增加,产生既亲水又亲脂的特点,具有很好的组织相容性与细胞亲和性。西罗莫司及其衍生物也可用于DCB,但西罗莫司及其衍生物的单次接触后血管壁对其的摄取及生物利用度明显低于紫杉醇,因此市场上的DCB绝大多数是紫杉醇药物涂层球囊。天然的丝裂原活化蛋白激酶(mitogen-activation protein kinase,MAPK)抑制剂genistein和Ca^{2+}激活的K^+通道抑制剂等也可用作DCB的涂层药物。但除紫杉醇外,其他药物的有效性和安全性均未得到进一步的研究证实。

2. **选用何种球囊作为药物的输送载体** DCB是使用球囊将药物输送到靶血管局部进行贴壁释放,一开始的产品设计主要考虑到球囊对药物的承载性和释放性,所以多采用多孔球囊和双球囊进行药物释放。此后由于涂层技术的改进,球囊自身材质的受关注度下降,目前上市的DCB均采用了常规半顺应性球囊作为药物的输送载体。

3. **选用何种涂层技术控制药物在血管壁释放过程** 为了避免附着于球囊表面的药物被血液快速冲洗掉,使之能够被局部血管壁有效摄取,目前采取的方法主要有两种:无基质涂层技术和采用基质涂层的方法。

无基质涂层的DCB有3种:Dior球囊、Elutax球囊和Genie球囊。Dior球囊是将硫酸二甲酯处理后的紫杉醇微晶直接覆盖于球囊表面的纳米多孔(nanoporous)内,含量为$3pg/mm^2$。球囊折叠后可防止表面的药物在介入操作过程中被冲洗掉。球囊扩张后局部血管壁组织内的药物浓度可达到0.3~0.5panol/L(单次用药的有效剂量)。改良后的Dior Ⅱ药物涂层球囊在冠状动脉原位病变处理中取得了良好的效果。Elutax球囊是将紫杉醇直接覆盖涂在特制的球囊表面,在介入过程中进行药物释放。但从实际的临床效果来看,这种普通的紫杉醇涂层Elutax球囊在原位病变的处理效果上仍然明显劣于依维莫司洗脱支架。Genie球囊的紫杉醇药物输送系统比较特殊,其并不是将紫杉醇涂在球囊表面,而是以液体药物形式直接局部给药。Genie球囊的设计是一种"双头形"、低压膨胀的局部给药球囊导管,顶端小球囊类似Swan-Ganz导管头端,膨胀后可以阻止血流从而形成一个暂时性的"腔室"。当药物溶液充满球囊时其膨胀封闭远端,加压至2ATM时溶液从近段头部球囊的侧孔流出,药物逐渐充满球囊并与病变区域血管壁充分接触,形成液体浸润深层。从临床研究结果看,裸金属支架+Genie球囊联合治疗,可以达到新型药物洗脱支架的治疗效果。

目前采用基质涂层(均不含有聚合物"polymer")的DCB相对更普遍,这是基于在动物实验中采用基质涂层的DCB似乎优于无基质涂层的DCB,其中具有代表性的 DCB 包括：SeQuent Please 药物涂层球囊和 IN.PACT Falcon 药物涂层球囊。全球范围内最早上市了 SeQuent Please 药物涂层球囊，SeQuent Please 药物涂层球囊是在传统 PTCA 导管的远端球囊上，均匀地涂上紫杉醇和造影剂的混合基质（PACCOCATH 技术，其主要成分是碘普罗胺）。碘普罗胺可以提高紫杉醇的生物利用度，增加药物与血管壁的接触面积，减弱药物分子之间的引力，"造影剂存储池"可以延长药物进入血管壁的时间。因此，碘普罗胺的亲水特征和紫杉醇的亲脂性共同支持药物从球囊表面释放并被血管壁摄取。SeQuent Please 药物涂层球囊的载药量是 $3\mu g/mm^2$，其扩张球囊仅需 30 秒，基质涂层黏附在血管壁，大约总剂量 16% 的紫杉醇被均匀释放到血管壁，已经足以抑制细胞增殖。单次释放紫杉醇后 24 小时，血管壁内紫杉醇的浓度即降至最低值，但对细胞增殖的抑制作用可持续 2~4 周。由于 SeQuent Please 药物涂层球囊上市早，而且设计和疗效出色，是目前所有药物涂层球囊中进行过临床试验和获得临床应用最多的 DCB。IN.PACT Falcon 药物涂层球囊的涂层是以尿素为主要成分的高水溶性物质 FreePac，奠定 IN.PACT Falcon 药物涂层球囊临床地位的主要证据是 BELLO 试验的结果。BELLO 试验是一项前瞻性、多中心、随机单盲对照试验，其比较的是 IN.PACT Falcon 药物涂层球囊与 Taxus Liberte 药物洗脱支架在冠状动脉小血管（参考管腔直径 <2.75mm）中的应用情况。在 6 个月和 2 年的随访中，DCB 组和 DES 组有相似的再狭窄、靶病变血运重建和主要心血管不良事件发生率，但主要终点——血管晚期管腔丢失在应用 IN.PACT Falcon 的 DCB 组显著少于 DES 组。

四、国内外药物涂层球囊的工艺设计进展

目前国内已经上市的药物涂层球囊是轻舟 DCB。轻舟 DCB 涂层所含药物为紫杉醇，剂量达到 $3.0\mu g/mm^2$，而载药的涂层基质是碘海醇，因此可以看出其涂层基质仍然是造影剂，其提高紫杉醇利用度的原理与 SeQuent Please 药物涂层球囊相似。目前国内批准其适应证为原发冠状动脉分叉病变狭窄的扩张。

另一款尚未上市而正在进行Ⅲ期临床试验的 DCB 为 Dissolve 药物涂层球囊。Dissolve 药物涂层球囊的抗增殖药物依然是紫杉醇，但是赋形剂使用了甘油三酯，两者经溶剂溶解后制成药物溶液，使用超声雾化自动喷涂技术将药物溶液喷涂到球囊表面。添加甘油三酯这种亲脂性赋形剂，可以形成不易溶于血液的半液态涂层，从而减少输送过程以及穿越病变时的药物丢失。一般 SeQuent Please 药物涂层球囊推荐在 2 分钟之内快速到达病变部位完成扩张，且只能允许单次扩张，而 Dissolve 药物涂层球囊则可以多次扩张球囊，因为亲脂性赋形剂与紫杉醇的混合物能耐受长时间血流冲刷。一方面，由于亲脂性

赋形剂可提高紫杉醇生物利用度、增加血管壁对药物的吸收、减弱药物分子之间的引力,单次球囊充盈后释放的药物可抗平滑肌细胞增殖超过 14 天,治疗 4 周后血管壁中仍有足够浓度药物抑制血管内膜增生。另一方面,由于赋形剂甘油三酯本来就是人体内天然存在的脂质,可被体内吸收、代谢成为水和二氧化碳,完全无毒害作用。Dissolve 药物涂层球囊正在进行的临床试验以支架内再狭窄和冠状动脉小血管病变为适应证,其覆盖了符合应用 DCB 适应证 70%以上的手术量。

表 2-1 列举了目前为止在国际上已经上市的各类药物涂层球囊(不含轻舟 DCB)的技术参数和适应证。这些上市的 DCB 中,有些不使用赋形剂,有些使用亲水性赋形剂(例如碘普罗胺、尿素)或亲脂性化合物赋形剂(例如丁酰柠檬酸三正己酯),但是无一例外均采用了紫杉醇作为抗增殖药物,而且这些上市的 DCB 均获得了 CE 认证。CE 认证是指欧盟市场的强制性安全认证——欧洲统一(CONFORMITE EUROPEENNE),不仅是欧盟内部企业生产的产品,而且其他国家生产的产品如果在欧盟市场上流通和销售使用,均需要 CE 认证标志。美国食品药品监督管理局(Food and Drug Administration,FDA)对药物涂层球囊的批准处于相对缓慢的阶段,在 2014 年 10 月和 2015 年 1 月分别批准了 Lutonix 035 药物涂层球囊和 IN.PACT Admiral 药物涂层球囊,但是适应证均为下肢外周动脉疾病,目前冠状动脉粥样硬化性狭窄以及支架内再狭窄的 DCB 应用正在等待美国 FDA 的批准中。

表 2-1 国际上已经上市的各类药物涂层球囊基本技术规格

商品名	制造商	球囊直径(mm)	球囊长度(mm)	药物涂层组成	药物含量(μg/mm²)	预期用途
Danubio®	Minvasys,France	1.50~4.00	10~40	紫杉醇-丁酰柠檬酸三正己酯	2.5	1. 支架内再狭窄 2. 小血管原发病变(直径<1.50mm) 3. 分叉病变
Dior® Ⅱ	Eurocor,Germany	2.00~4.00	15~30	紫杉醇-虫胶	3.0	1. 支架内再狭窄
Elutax SV™	Aachen Resonance,Luxembourg	1.50~6.00	10~25	紫杉醇	2.0	2. 冠状动脉病变 3. 外周病变

续表

商品名	制造商	球囊直径(mm)	球囊长度(mm)	药物涂层组成	药物含量($\mu g/mm^2$)	预期用途
IN.PACT ™ Falcon	Medtronic Vascular, USA	2.00~4.00	10~30	紫杉醇-尿素	3.0	1. 支架内再狭窄 2. 小血管原发病变(直径<2.25mm) 3. 分叉病变
Pantera Lux®	Biotronik, Switzerland	2.00~4.00	10~30	紫杉醇-丁酰柠檬酸三正己酯	3.0	1. 支架内再狭窄 2. 小血管原发病变 3. 分叉病变
RESTORE DCB	Cardionovum, Poland	2.00~4.00	10~30	紫杉醇-虫胶	3.0	支架内再狭窄
SeQuent® Please	B.Braun Melsungen AG, Germany	2.00~4.00	10~30	紫杉醇-碘普罗胺	3.0	1. 支架内再狭窄 2. 小血管原发病变

(吴 炜 沈珠军)

参考文献

[1] SLICHENMYER W J, VON HOFF D D.Taxol: a new and effective anti-cancer drug [J]. Anticancer Drugs, 1991, 2(6): 519-530.

[2] LONG B H, FAIRCHILD C R.Paclitaxel inhibits progression of mitotic cells to G1 phase by interference with spindle formation without affecting other microtubule functions during anaphase and telephase [J].Cancer Res, 1994, 54(16): 4355-4361.

[3] AXEL D I, KUNERT W, GÖGGELMANN C, et al.Paclitaxel inhibits arterial smooth muscle cell proliferation and migration in vitro and in vivo using local drug delivery [J]. Circulation, 1997, 96(2): 636-645.

[4] WAKSMAN R, SERRA A, LOH J P, et al.Drug-coated balloons for de novo coronary lesions: results from the Valentines Ⅱ trial [J].EuroIntervention, 2013, 9(5): 613-619.

[5] LIISTRO F, PORTO I, ANGIOLI P, et al.Elutax paclitaxel-eluting balloon followed by bare-metal stent compared with Xience V drug-eluting stent in the treatment of de novo

coronary stenosis:a randomized trial [J].Am Heart J,2013,166(5):920-926.

[6] HERDEG C,GÖHRING-FRISCHHOLZ K,HAASE K K,et al.Catheter-based delivery of fluid paclitaxel for prevention of restenosis in native coronary artery lesions after stent implantation [J].Circ Cardiovasc Interv,2009,2(4):294-301.

[7] BAUMBACH A,HERDEG C,KLUGE M,et al.Local drug delivery:impact of pressure, substance characteristics,and stenting on drug transfer into the arterial wall [J].Catheter Cardiovasc Interv,1999,47(1):102-106.

[8] SCHELLER B,SPECK U,ROMEIKE B,et al.Contrast media as carriers for local drug delivery.Successful inhibition of neointimal proliferation in the porcine coronary stent model [J].Eur Heart J,2003,24(15):1462-1467.

[9] SCHELLER B,SPECK R,ABRAMJILK I,et al.Paclitaxel balloon coating,a novel method for prevention and therapy of restenosis [J].Circulation,2004,110(7):810-814.

[10] SCHNORR B,KELSCH B,CREMERS B,et al.Paclitaxel-coated balloons-Survey of preclinical data [J].Minerva Cardioangiol,2010,58(5):567-582.

[11] SPECK U,SCHELLER B,ABRAMJUK C,et al.Neointima inhibition:comparison of effectiveness of non-stent based local drug delivery and a drug eluting stent in porcine coronary arteries [J].Radiology,2006,240(2):411-418.

[12] CREMERS B,BIEDERMANN M,MAHNKOPF D,et al.Comparison of two different paclitaxel-coated balloon catheters in the porcine coronary restenosis model [J].Clin Res Cardiol,2009,98(5):325-330.

[13] HERDEG C,OBERHOFF M,BAUMBACH A,et al.Local paclitaxel delivery for the prevention of restenosis:biological effects and efficacy in vivo [J].J Am Coll Cardiol, 2000,35(7):1969-1976.

[14] SHARMA S,KUKREJA N,CHRISTOPOULOS C,et al.Drug-eluting balloon:new tool in the box [J].Expert Rev Med Devices,2010,7(3):381-388.

[15] SHARMA S,CHRISTOPOULOS C,KUKREJA N,et al.Local drug delivery for percutaneous coronary intervention [J].Pharmacol Ther,2011,129(3):260-266.

[16] UNVERDORBEN M,VALLBRACHT C,CREMERS B,et al.Paclitaxel-coated balloon catheter versus paclitaxel-coated stent for the treatment of coronary in-stent restenosis: the three-year results of the PEPCAD Ⅱ ISR study [J].EuroIntervention,2015,11(8): 926-934.

[17] CREMERS B,SPECK U,KAUFELS N,et al.Drug-eluting balloon:very short-term exposure and overlapping [J].Thromb Haemost,2009,101(1):201-206.

[18] LATIB A,COLOMBO A,CASTRIOTA F,et al.A randomized multicenter study comparing a paclitaxel drug-eluting balloon with a paclitaxel-eluting stent in small coronary vessels:the BELLO(Balloon Elution and Late Loss Optimization)study [J].J Am Coll Cardiol,2012,60(24):2473-2480.

[19] XU B,GAO R,WANG J,et al.A prospective,multicenter,randomized trial of paclitaxel-coated balloon versus paclitaxel-eluting stent for the treatment of drug-eluting stent in-stent restenosis:results from the PEPCAD China ISR trial [J].JACC Cardiovasc Interv,

2014,7(2):204-211.

[20] BYRNE R A,NEUMANN F J,MEHILLI J,et al.Paclitaxel-eluting balloons,paclitaxel-eluting stents,and balloon angioplasty in patients with restenosis after implantation of a drug-eluting stent(ISAR-DESIRE 3):a randomized,open-label trial [J].Lancet,2013, 381(9865):461-467.

[21] KWONG J S,YU C M.Drug-eluting balloons for coronary artery disease:an updated meta-analysis of randomized controlled trials [J].Int J Cardiol,2013,168(3):2930-2932.

[22] INDERMUEHLE A,BAHL R,LANSKY A J,et al.Drug-eluting balloon angioplasty for in-stent restenosis:a systematic review and meta-analysis of randomized controlled trials [J].Heart,2013,99(5):327-333.

[23] WÖHRLE J,ZADURA M,MÖBIUS-WINKLER S,et al.SeQuent Please World Wide Registry:clinical results of SeQuent Please paclitaxel-coated balloon angioplasty in a large-scale,prospective registry study [J].J Am Coll Cardiol,2012,60(18):1733-1738.

[24] STELLA P R,BELKACEMI A,WAKSMAN R,et al.The Valentines Trial:results of the first one week worldwide multicenter enrolment trial,evaluating the real world usage of the second generation DIOR paclitaxel drug-eluting balloon for in-stent restenosis treatment [J].EuroIntervention,2011,7(6):705-710.

[25] HEHRLEIN C,DIETZ U,KUBICA J,et al.Twelve-month results of a paclitaxel releasing balloon in patients presenting with in-stent restenosis First-In-Man(PEPPER) trial [J].Cardiovasc Revasc Med,2012,13(5):260-264.

[26] BONDESSON P,LAGERQVIST B,JAMES S K,et al.Comparison of two drug-eluting balloons:a report from the SCAAR registry [J].EuroIntervention,2012,8(4):444-449.

[27] AGOSTONI P,BELKACEMI A,VOSKUIL M,et al.Serial morphological and functional assessment of drug-eluting balloon for in-stent restenotic lesions:mechanisms of action evaluated with angiography,optical coherence tomography,and fractional flow reserve [J].JACC Cardiovasc Interv,2013,6(6):569-576.

第三章

冠状动脉病变预处理总的原则和技巧

本章只针对冠状动脉病变应用药物涂层球囊前的预处理过程进行讨论。与传统支架技术相比,在使用药物涂层球囊前,对病变的预处理要更为彻底,即充分地扩张了病变,但又不能过分撕裂,较植入支架过程更为细致,本章内容多数为临床实践中的经验总结,而目前众多临床研究对此过程尚缺乏系统的评估和数据支持。

一、病变预处理原则

(一)病变预处理的目的

1. **恢复病变部位管腔的理想面积** 这是冠状动脉介入治疗的基本要求,根据不同部位冠状动脉的具体解剖结构,确定适宜的参考血管直径,通过预处理获得理想的管腔面积,尽量减少残余狭窄。临床研究中普遍要求预扩张后残余狭窄不应超过参考管腔面积的 30%。在使用支架前的病变预处理要求可以适当放宽,如残余狭窄 50%~75%,都可植入支架(除非是钙化性硬斑块,扩张不开时,不能贸然植入支架),并可在支架植入后进行后扩张,将管腔扩张到理想的范围。但药物涂层球囊仅在扩张时将抗组织增生的药物输送到病变的血管内膜下,扩张后球囊撤出,并无支架的支撑作用,如果预扩张处理不理想,药物涂层球囊治疗可能达不到最佳效果。

2. **保证药物涂层球囊良好的通过性** 由于药物涂层球囊的特殊涂层设计及目前球囊的推送系统的缺陷,使得药物涂层球囊在血管内推送性较差,只允许有一次机会迅速将球囊输送到位扩张(药物涂层球囊从入血到扩张的时间间隔不应超过 120 秒,最好在 60 秒内完成)。如果药物涂层球囊入血后超过以上时间,仍不能到达病变部位进行扩张或退出该球囊,该药物涂层球囊涂层上的药物含量大部分已溶解在血流中,即使再次送达病变部位,也起不到药物涂层球囊的治疗作用。为解决以上问题,建议采取以下措施:①选择支撑力好的引导导管,使导管支撑力达到最大限度。必要时可使用 5 进 6 引导导管或 GuideZilla 导管增加支撑力。②应用非顺应性球囊、切割球囊、双导丝球囊或棘突球囊(NSE 球囊)对靶病变及其近端可能影响药物涂层球囊通过的病变进行充分扩张,使残余狭窄 <30%。对于靶病变近端存在严重迂曲、支架或钙化等影响通过性的情况,在预扩张后,使用上述器械再次通过病变,来判断药物涂层球囊能否顺利通过病变,如不能顺畅通过,必须反复预处理病变,直到能顺利通过为止。否则,改换成植入支架治疗方案。③如考虑支撑力仍不足,还可应用双导丝技术、边支锚定技术等方法提高药物涂层球囊的通过性。

3. 控制病变部位夹层程度　预处理过程本质上是将冠状动脉内膜及中层结构有限度地撕裂,便于药物涂层球囊扩张时药物能迅速进入血管内膜层发挥抑制再狭窄的作用。如夹层撕裂过度,又可能造成药物涂层球囊治疗后血管内膜塌陷、血栓形成,甚至是血管急性闭塞的危险。因此,控制夹层撕裂在 NHLBI 分型 A~C 型之间是药物涂层球囊治疗的先决条件,同时冠状动脉血流要达到 TIMI 3 级,没有明显的造影剂滞留。超过这个限度,就要考虑改为支架治疗或补救性支架治疗(在药物涂层球囊治疗后采用)。

(二) 病变预处理的步骤

1. 判断病变性质　冠状动脉造影尽量全面获得靶病变最基本的部位、狭窄程度、病变长度及病变性质等基本数据,必要时可以结合腔内影像技术及功能学评估手段来获取更多的详细资料,以便对拟处理的病变有一个全面的认识。一般来说,对于钙化合并迂曲严重的病变,不太适合使用药物涂层球囊治疗。如仅有严重钙化,但通过旋磨处理后钙化负荷减轻,且可以被球囊充分扩张开,仍可考虑使用药物涂层球囊治疗。

2. 初步扩张　通常在此阶段根据靶病变的部位、狭窄程度、病变长度、血栓负荷和钙化分布等综合情况选用通过性较好的半顺应性球囊逐步扩张,使得后期可能应用的器械能够顺利通过病变。建议采取分级逐步增加球囊直径扩张的策略,以免一开始就使用"大球囊"将血管撕裂过度,导致不能采用药物涂层球囊治疗。

3. 后期扩张　这是预处理过程中最关键步骤,其目标有两个:①靶病变被充分扩张开来,残余狭窄 <30%;②夹层撕裂在 C 型以内(建议初学者,选择 B 型撕裂以内较为稳妥),且 TIMI 血流 3 级,无造影剂滞留。为达以上目标,通常采用切割球囊、双导丝球囊、非顺应性高压球囊或 NSE 球囊充分扩张病变(可多次反复处理),必要时可选用旋磨术和准分子激光术做预处理。

（三）病变预处理的评价

1. **冠状动脉造影**　需要至少 2 个正交方向的体位观察靶病变,完整暴露靶病变的细节,避开相邻血管重叠,避免短缩,观察造影剂清除状况及可能的造影剂滞留现象,结合冠状动脉造影定量分析残余狭窄。冠状动脉弹性回缩是造成残余狭窄的重要因素,临床研究观察到弹性回缩并不表现在扩张后即刻,而随时间延长逐渐显现,所以预处理后应耐心观察 5~10 分钟,并在冠状动脉内注射硝酸甘油,以确认弹性回缩的程度。同理,夹层形成后也需要较长时间(通常 5~10 分钟)观察夹层的动态变化,如果夹层进行性加重、有急性血栓形成或慢血流等并发症出现,及时转换成支架治疗方案。

2. **腔内影像和功能学评价**　冠状动脉血管内超声(intravascular ultrasound,IVUS)和光学相干断层成像(optical coherence tomography,OCT)是目前较常用的腔内影像技术,可以提供更加直观的影像数据,比如残余狭窄的精确定量、隐藏的血管夹层等。研究提示,OCT 观察支架内再狭窄病变的不同分类,可以辅助决策 PCI 方案。血流储备分数(fractional flow reserve,FFR)测定则在单纯的影像之外提供更加贴近临床实践的功能学评价,在冠状动脉预处理后应用 FFR,可能辅助临床医生制订最终的治疗策略。

二、不同种类球囊预处理技巧

1. **普通预扩张球囊应用技巧**　传统的预扩张球囊采用半顺应性球囊,根据术者经验,选取球囊直径与参考管腔直径比为 0.8 : 1.0 的较合适,扩张压力稍高于命名压。在此阶段弹性回缩可能比较显著,但通常不会形成明显夹层。

2. **非顺应性球囊应用技巧**　非顺应性球囊可以用来治疗支架内再狭窄病变,回顾性研究显示非顺应性球囊单纯用于支架内再狭窄病变,预处理成功率为 95.3%,由于之前支架梁结构的限制作用,极少发生严重的血管夹层,但对支架远端边缘处的再狭窄病变处理时仍需谨慎。

3. **特殊球囊应用技巧**　临床上常用的特殊球囊包括切割球囊、双导丝球囊、棘突球囊及积分球囊等。切割球囊应用于药物涂层球囊的治疗过程中,尤其是对于纤维增生明显的病变(如支架内再狭窄)。普通球囊扩张此类病变后的弹性回缩非常明显,切割球囊表面有 3 条纵向等距分布的微型刀片,在球囊扩张过程中,扩张的刀片能更有效、可控地撕开增生内膜和平滑肌组织,进一步挤压斑块使其位移,达到改善弹性回缩的效果,但有时也会伴有中膜下夹层形成。双导丝球囊和棘突球囊也是依据上述原理设计而成,只是用钢丝或尼龙棘突替代刀片,从而减轻夹层形成的风险,又能有效且有规律地撕裂斑块。在多项支架内再狭窄和原发冠状动脉小血管病变应用药物涂层球囊治疗的研究中,使用切割球囊或其他特殊球囊的比例占 5.0%~20.2%,需要支架治疗的比例在 1.4%~18.8%。笔者推荐采用较短(10~12mm)的切割球囊,初次扩张时速度 1ATM/s 至球囊命名压,如果需要可反复多次扩张病变,逐步提高扩张压力。对于反复扩张后仍有明显残余狭窄的钙化病变,可考虑改用其他策略,结合冠状动脉内影像检查采用冠状动脉旋磨术等。

三、其他病变预处理技巧

1. **冠状动脉旋磨术(rotational atherectomy,RA)**　旋磨术对于严重钙化病变的预处理能力已经得到广泛认可,一项小规模的研究连续入选了 65 例患者,并应用旋磨术对 85 处复杂钙化病变进行了处理,且最终在 82 处病变应用了药物涂层球囊,2 处病变应用了“点支架”,1 处病变进行了普通球囊扩张。随访 24 个月的靶病变再次血运重建发生率为 3.1%,主要心血管不良事件发生率为 20%。上述提示,严重钙化病变经旋磨术处理后弹性回缩和夹层形成的情况不严重时,仍可考虑采用药物涂层球囊治疗。

2. **准分子激光冠状动脉成形术(excimer laser coronary angioplasty,ELCA)**　对于 ELCA 与药物涂层球囊联合应用的治疗方案目前仍在探索阶段,早期的临床研究结论互有矛盾。一项 80 例患者参与的研究显示,ELCA 结合药物涂层球囊治疗支架内再狭窄的中期效果良好,9 个月随访发现冠状动脉造影示靶病变晚期管腔丢失只有 9%。有研究者尝试在 90 例急性冠脉综合征患者中应用 ELCA 消融血栓病变,后再应用药物涂层球囊处理局部罪犯病变,发现近 1/3 的患者需补救支架治疗;6~12 个月靶病变再次血运重建发生率为 15%,管腔丢失率也高于直接植入支架的对照组。

(王欣越　许　锋)

参考文献

[1] TADA T,KADOTA K,HOSOGI S,et al.Association between tissue characteristics assessed with optical coherence tomography and mid-term results after percutaneous coronary intervention for in-stent restenosis lesions:a comparison between balloon angioplasty,paclitaxel-coated balloon dilatation,and drug-eluting stent implantation[J]. Eur Heart J Cardiovasc Imaging,2015,16(10):1101-1111.

[2] HABARA S,KADOTA K,KANAZAWA T,et al.Paclitaxel-coated balloon catheter compared with drug-eluting stent for drug-eluting stent restenosis in routine clinical practice[J].EuroIntervention,2016,11(10):1098-1105.

[3] TOELG R,MERKELY B,ERGLIS A,et al.Coronary artery treatment with paclitaxel-coated balloon using a BTHC excipient:clinical results of the international real-world DELUX registry[J].EuroIntervention,2014,10(5):591-599.

［4］ ALFONSO F,PÉEREZ-VIZCAYNO M J,GARCIA DEL BLANCO B,et al.Usefulness of Drug-Eluting Balloons for Bare-Metal and Drug-Eluting In-Stent Restenosis(from the RIBS Ⅳ and Ⅴ Randomized Trials)［J］.Am J Cardiol,2017,119(7):983-990.

［5］ YU X,JI F,XU F,et al.Treatment of large de novo coronary lesions with paclitaxel-coated balloon only:results from a Chinese institute［J］.Clin Res Cardiol,2019,108(3):234-243.

［6］ RISSANEN T T,USKELA S,SILJANDER A,et al.Percutaneous Coronary Intervention of Complex Calcified Lesions With Drug-Coated Balloon After Rotational Atherectomy［J］.J Interv Cardiol,2017,30(2):139-146.

［7］ AMBROSINI V,GOLINO L,NICCOLI G,et al.The combined use of Drug-eluting balloon and Excimer laser for coronary artery Restenosis In-Stent Treatment:The DERIST study［J］.Cardiovasc Revasc Med,2017,18(3):165-168.

［8］ HARIMA A,SAIRAKU A,INOUE I,et al.Real-life experience of a stent-less revascularization strategy using a combination of excimer laser and drug-coated balloon for patients with acute coronary syndrome［J］.J Interv Cardiol,2018,31(3):284-292.

第四章

药物涂层球囊治疗支架内再狭窄

支架内再狭窄(in-stent restenosis,ISR)是一个复杂的病理过程,在支架应用于临床实践后不久即显现出来,ISR 与经皮冠状动脉腔内成形术后再狭窄有较大区别,经皮冠状动脉腔内成形术后再狭窄多由血管弹性回缩、负性重构、受损部位血栓形成、平滑肌细胞增生与迁移及细胞外基质过度增生等原因造成;而支架能有效地减轻血管弹性回缩和负性重构,所以,ISR 的主要机制是内膜增生。在过去的 20 余年,许多相关领域的专家不断研发、改进支架的构造,以期攻克这个难题。进入药物洗脱支架(drug-eluting stent,DES)时代以来,DES 的广泛应用大大降低了再狭窄发生率,但是依旧有大量的患者需要面对 ISR 这一问题,仍然有相当一部分患者不得不接受反复的再血管化治疗。

第一节 支架内再狭窄的发生机制

一、支架内再狭窄的定义与分型

支架内再狭窄分为血管造影再狭窄(angiographic restenosis)和临床再狭窄(clinical restenosis)。

1. **血管造影再狭窄** 支架内再狭窄常用的定义是随访血管造影的直径狭窄率≥ 50%。支架再狭窄多发生在支架节段内,称为支架内再狭窄。早期研究(如 SIRIUS 试验等)显示,西罗莫司洗脱支架可能存在边缘效应(edge effect),为此将支架近端和远端边缘外 5mm 范围称为近端边缘和远端边缘,将两个边缘和支架节段内的再狭窄合称为节段内再狭窄(in-segment restenosis)(图 4-1)。

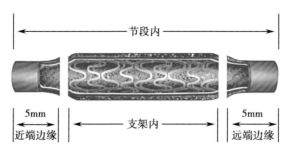

图 4-1 支架再狭窄分析节段的定义

定量冠状动脉造影(quantitative coronary angiography,QCA)能测量冠状动脉最小管腔直径(minimal lumen diameter,MLD),计算即刻管腔增加、晚期管腔丢失和管腔净增加等指标,并评估 ISR 的程度。即刻管腔增加是指支架植入前、后的即刻最小管腔直径之差。晚期管腔丢失是指支架植入后即刻与随访时支架段的最小管腔直径的绝对差值。管腔净增加是指随访时的最小管腔直径减去术前的最小管腔直径。

2. 临床再狭窄 临床再狭窄的定义为存在缺血症状的靶病变再次血运重建或靶血管再次血运重建。靶病变血运重建(target lesion revascularization,TLR)是指在支架植入部位包括支架两端前、后 5mm 的血管段进行再次 PCI 或 CABG。靶血管血运重建(target vessel revascularization,TVR)发生率是支架植入血管的任何地方再次经皮冠状动脉介入术(percutaneous coronary intervention,PCI)或冠状动脉旁路移植术(coronary artery bypass grafting,CABG),它既可以由支架再狭窄引起,也可以由动脉粥样硬化进展所致。

目前多采用 1999 年 Mehran 提出的 ISR 分型(图 4-2),即根据狭窄程度(长度)和支架的关联,将其分为 5 型:①Ⅰ型为局灶型,病变长度 ≤ 10mm。Ⅰ型又分为:ⅠA 型,病变在支架的连接或间隙处;ⅠB 型,病变在支架边缘;ⅠC 型:病变在支架内部;ⅠD 型:多发的局灶性病变。②Ⅱ型为弥漫性支架内型,病变长度 >10mm,但在支架内,未超出支架边缘。③Ⅲ型为弥漫增生型,病变长度 >10mm,并超出支架边缘。④Ⅳ型为完全闭塞型,TIMI 血流为 0 级。

二、支架内再狭窄的发生机制

ISR 与经皮腔内冠状动脉成形术后再狭窄有较大区别,经皮腔内冠状动脉成形术后再狭窄多由血管弹性回缩、负性重构、受损部位血栓形成、平滑肌细胞增生迁移及细胞外基质过度增生等原因造成;而支架能有效地减轻血管弹性回缩和负性重构,所以,ISR 的主要机制是内膜增生(图 4-3)。

27

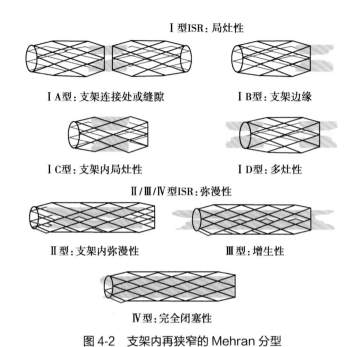

图 4-2　支架内再狭窄的 Mehran 分型

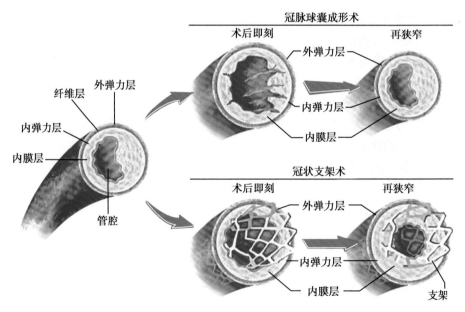

图 4-3　经皮腔内冠状动脉成形术后再狭窄与支架内再狭窄的不同机制对比

1. 血管内膜增生　在植入支架后早期,局部往往伴有薄层血栓形成和急性炎症反应,随后出现新生内膜生长。由于植入支架导致血管中层受损和脂核渗入,可诱发炎症反应和新生内膜增生。植入支架后动脉壁损伤、血栓形成及炎症反应,刺激各种生长因子和细胞因子的产生,导致平滑肌细胞增生、基质分泌,平滑肌细胞向内膜迁移,使新生内膜过度增生而发生再狭窄。血管内超声研究也证实,ISR 的主要机制是内膜增生,而不是负性重构。虽然裸支架的晚期管腔丢失明显大于单纯球囊扩张,但支架扩张所获得的即刻管腔直径往往足以抵消内膜增生所致的管腔狭窄。

与经皮冠状动脉腔内成形术相似,支架内内膜增生是局部血管对机械性损伤的一种过度修复反应。动物实验证实,血管壁损伤和炎症反应导致内膜增生。支架释放时,高压球囊扩张、支架材料的刺激和金属过敏反应均可导致对支架的炎症反应,裸金属支架缓慢释放金属离子,可能导致对支架的迟发型超敏反应。研究显示,镍和钼的过敏皮试结果阳性的患者均发生了 ISR,金属过敏患者植入支架后 ISR 的发生率更高。

总之,支架植入术后的内膜剥脱、中层撕裂和炎症反应可通过多种途径促进内膜增生、血栓形成和血管重构而发生再狭窄。

2. **血管的牵张与重构**　支架植入前正性重构(病变处血管面积大于近端参考血管面积)比负性重构(病变处血管面积小于远端参考血管面积)更易导致 ISR 的发生。正性重构部位支架内内膜增生容积最大,晚期管腔丢失也最大;负性重构部位支架内内膜增生容积最小,晚期管腔丢失也最少。支架小梁对血管壁的机械性牵拉作用既有短轴上的抗回缩,又有长轴上的机械刺激,特别是支架边缘与血管壁的接触处。支架术后的过度牵张导致蛋白激酶 Akt 激活,后者在介导细胞的生存、增殖与迁移中均有重要作用,是导致再狭窄的重要细胞内信号转导途径。

3. **分子机制**　血管紧张素转化酶 I/D、内皮型一氧化氮合成酶(Glu298Asp,786T>C)、糖蛋白 Ⅲa 的 P_1A_1/A_2 和雌激素(Pvu Ⅱ)等基因多态性,以及白介素 -1ra 基因的等位基因 2、亚铁血红素氧化酶 -1 基因启动子的 GT 重复次数增多等,均是 ISR 的基因标记。

三、支架内再狭窄的预测因素

1. **糖尿病**　糖尿病是支架内再狭窄最重要的预测因素之一。糖尿病患者支架植入后的住院死亡率(2%)明显高于非糖尿病患者(0.3%),再次血运重建发生率(28%)也高于非糖尿病患者(16.3%)。糖尿病也是弥漫性 ISR 的独立预测因子。

2. **病变特点**　开口病变的纤维环弹性回缩力较大,支架负性重构并刺激局部增生而产生再狭窄;分叉病变、慢性完全闭塞性病变和长病变也是发生再狭窄的一个重要预测因素。6 个月时的血管造影显示,病变长度 ≥ 15mm 者的再狭窄发生率明显高于病变长度 <15mm 者(36.9% *vs.* 27.9%,*P*=0.001),病变长度 ≥ 15mm 者的晚期管腔丢失更多[(1.29 ± 0.89)mm *vs.*(1.07 ± 0.77)mm,*P*=0.001]。

3. 支架长度与壁厚　随着支架长度的增加,支架内再狭窄发生率也随之增高。当支架长度 ≤ 20mm、20~35mm 和 >35mm 时,支架内再狭窄发生率分别为 23.9%、34.6% 和 47.2%。壁厚(或小梁厚度)为 50μm 的支架再狭窄发生率明显低于壁厚为 140μm 的支架(15% *vs.* 25.8%,*P*=0.003),提示支架壁厚是再狭窄的独立预测因素。

4. 靶血管直径　直径较小的血管对新生内膜向腔内增殖的缓冲空间有限,因此植入支架后再狭窄发生率也较高。随着血管直径减小,再狭窄发生率增高。有研究显示,直径 >3.2mm、2.8~3.2mm 和 <2.8mm 的再狭窄发生率分别为 20.4%、28.4% 和 38.6%。支架植入后的即刻最小管腔直径以及 IVUS 所检测的最小管腔截面积等均与 ISR 发生率呈负相关。IVUS 研究发现,支架内最小管腔截面积 ≤ 5.0mm^2 是随访造影再狭窄的独立预测因素。

5. 支架设计　支架的设计不仅影响支架的柔韧性、传输性和可视性,还与支架内再狭窄的发生率相关。有研究显示,多网眼(multicellular)支架、管状切割(slotted-tube)支架、缠绕型(coil)支架、自膨胀式(self-expandable)支架的再狭窄发生率分别为 10%、20%、46% 和 49%。

6. 病变斑块负荷　植入支架后残余斑块负荷越重,支架内膜增生也越明显。在软斑块处植入支架后,斑块更易被压扁并刺激内膜增生,从而增加再狭窄风险。有学者认为,支架植入前行消斑治疗以减轻残余斑块负荷,有可能降低再狭窄的发生率,但消斑治疗预防再狭窄的有效性尚未得到临床研究证实。

7. 操作因素　支架膨胀不全是诱发支架内再狭窄的重要因素,主要与支架型号选择过小或支架后扩张压力不足有关。也可见于靶病变存在严重钙化和纤维化病变,即使高压球囊后扩张也不能获得理想的膨胀效果。支架定位不准或支架未完全覆盖病变、存在残余夹层等因素均是支架内再狭窄的诱发因素。支架断裂可导致 ISR 和支架血栓,其发生率为 1%~8%,其中 15%~60% 需要再次血运重建,多发生于右冠状动脉病变、严重迂曲病变、成角病变、支架重叠、长支架和闭环设计的支架。

植入 DES 后 ISR 也与临床、病变、操作及支架因素密切相关,包括药物抵抗、过敏反应、支架膨胀不全、支架断裂、不同类型支架重叠植入、支架之间存在缝隙以及支架未完全覆盖病变。了解这些因素有助于选择适合支架植入的患者,也有利于在支架内再狭窄的防治中采用更有针对性的技术和治疗措施(表 4-1)。

表 4-1　首次植入支架后再狭窄的危险因素

临床因素	病变因素	操作及支架因素
糖尿病	病变长度	支架长度
高龄	血管直径小	残余管腔直径
吸烟	慢性闭塞	残余管腔 CSA
CABG 史	再狭窄病变	支架设计
高血压		支架小梁厚度
ACE 基因多态性		支架重叠
PA^{AI} 多态性		支架膨胀不良
镍过敏		支架定位不准确

第二节　支架内再狭窄的处理策略

支架内再狭窄的介入治疗手段主要有以下几种:冠状动脉旋磨术(rotational atherectomy,RA)、定向冠状动脉旋切术(directional coronary atherectomy,DCA)、准分子激光冠状动脉成形术(excimer laser coronary angioplasty,ELCA)、冠状动脉内放射治疗(vascular brachytherapy,VBT)、普通球囊、切割球囊或药物涂层球囊(drug-coated balloon,DCB)血管成形术和支架术(表 4-2)。DCB 和 DES 治疗 ISR 的效果明显优于普通球囊和斑块消融术。

表 4-2　支架内再狭窄的治疗方法及评价

治疗技术	评价
球囊成形术	成功率超过 90%,再狭窄发生率为 30%~80%,与支架内再狭窄的类型和靶病变的特征有关
斑块消融术	随机试验未发现其优于球囊成形术的效果
支架内支架术	能达到最好的即刻造影效果,使用第二代 DES 效果明显改善
切割球囊	对纤维化病变进行预处理,有利于管腔增大,效果优于常规球囊扩张
放射治疗	有效抑制内膜增生,降低再次再狭窄发生率,β 与 γ 射线均有效。不良反应包括边缘效应、延迟血栓等
药物涂层球囊	有效抑制内膜增生,降低再次再狭窄发生率

一、普通球囊

球囊扩张用于处理支架内再狭窄,其机制包括进一步使支架扩大和将增生的组织挤出支架网眼外。QCA 研究发现,球囊成形术后管腔扩大的机制是增生内膜受压或被挤出管腔外,而非支架的进一步膨胀。随着 IVUS 的应用,Mehran 等对这一看法提出了质疑,在对 64 枚 Palmaz-Schatz 支架内再狭窄的 IVUS 进行分析发现,管腔扩大的机制 (56 ± 28)% 是由于支架的进一步扩张,而 (44 ± 28)% 是由于新生内膜组织的减少。采用单纯球囊扩张处 ISR 病变,即便使用高压球囊扩张,其残余狭窄率依然高达 (18 ± 12)%。

球囊扩张处理 ISR 后再狭窄发生率为 22%~54%,其中弥漫性支架内再狭窄病变是重要的预测因素。这些研究中,再狭窄发生率的高低与所选病例中弥漫性支架内再狭窄病变所占比例关系密切。球囊成形术治疗弥漫性 ISR 效果不佳存在多方面原因,如未能完全去除支架内的新生内膜组织、球囊扩张后增生内膜组织出现弹性回缩等。

球囊扩张术治疗 ISR 获得的即刻管腔内径总小于首次支架植入后所获得的管腔内径。一项评估球囊扩张术治疗 ISR 的早期效果和 6 个月后造影再狭窄发生率的前瞻性研究发现,球囊扩张即刻管腔获益效果较之前的支架植入效果差 $[(1.19 \pm 0.60)\,\text{mm}\ vs.(1.75 \pm 0.68)\,\text{mm}, P=0.000\,2]$,随访 6 个月后造影再狭窄发生率为 54%,而且弥漫性病变的再狭窄发生率高于局限型病变(63% vs. 31%,$P=0.046$)。球囊扩张后早期的内径损失可能与被挤压的新生内膜组织早期弹性回缩有关,抵消了球囊扩张对支架内再狭窄病变的疗效。Shiran 等也发现,与治疗后的即刻相比,治疗后 42 分钟最小管腔直径减少了 20%,管腔容积减少了 12%。

由于球囊扩张后早期弹性回缩与随后新生内膜的增生,单纯球囊扩张处理支架内再狭窄的效果有限。

二、切割球囊

支架内再狭窄病变中平滑肌成分越多,球囊扩张时遇到的阻力越大,越容易发生弹性回缩。普通球囊扩张时,扩张的力转换成向圆周的剪切力,可能引起多个弧形夹层,而不是放射状的缝隙。切割球囊处理支架内再狭窄时球囊的扩张力量集中于刀片,可克服病变组织的抵抗力。切割球囊可以切开增生的内膜及平滑肌组织,能够更大程度地挤压斑块及减少管壁的弹性回缩,改善管腔的净增加。内膜组织的消融、内膜组织的挤出和支架的额外扩张是其处理支架内再狭窄病变、获得管腔扩大的主要机制。

两项大规模的随机试验评价了切割球囊处理支架内再狭窄病变的临床效

果。RESCUT 试验为欧洲多中心前瞻性随机研究,比较了术后即刻和 7 个月时的随访结果。RESCUT 试验并没有显示出切割球囊与普通球囊处理再狭窄病变时,在改善 7 个月造影再狭窄发生率及 30 天和 7 个月 MACEs 发生率方面的优势。REDUCE Ⅱ试验为日本多中心的随机研究,共入选 492 例患者,随机分入切割球囊组(248 例)和普通球囊组(244 例)。6 个月时的造影再狭窄发生率(24% *vs.* 22%)和 TLR 发生率(20% *vs.* 20%)均无明显差别。结果显示,与普通球囊相比,切割球囊在处理再狭窄病变方面没有明显优势。切割球囊用于 DCB 或 DES 前预处理病变可能有效,但是尚缺乏大规模随机对照试验的评价,正在进行的 ISAR-DESIRE 4 将提供进一步的证据。

三、定向冠状动脉旋切术

定向冠状动脉旋切术(directional coronary atherectomy,DCA)可有效消融支架内的再狭窄组织,可将管腔内残余狭窄降至 20%~30%,并可降低远期再狭窄发生率。有研究发现,旋切出来的病变的组织学分析可发现支架小梁,但并不影响临床效果。

四、冠状动脉旋磨术

ROSTER 试验共入选 200 例弥漫性支架内再狭窄病变的患者,随机接受 RA(磨头直径 / 血管直径 ≥ 0.7,旋磨后 4~6ATM 行 PTCA,*n*=100)与普通球囊扩张(单纯 ≥ 12ATM 行 PTCA,*n*=100)。结果显示,PTCA 组术中需要植入支架率(31% *vs.* 10%)明显高于 RA 组。IVUS 分析发现,PTCA 组术后残余的增生内膜面积明显高于 RA 组[(2.1 ± 0.9) mm^2 *vs.*(3.3 ± 1.8) mm^2];随访 12 个月结果显示,RA 组靶病变血运重建(target lesion revascularization,TLR)发生率低于 PTCA 组(32% *vs.* 45%)。然而,ARTIST 试验结果却显示,对于弥漫性支架内再狭窄病变,RA 较 PTCA 没有降低再狭窄发生率(64.9% *vs.* 51.2%),没有表现出其优于单纯高压 PTCA 的益处。正是基于上述两项随机试验的结果,单纯 RA 已逐渐退出 ISR 的治疗。但 RA 仍可用于 ISR 病变,尤其是存在严重钙化或支架膨胀不良而难以扩张的 ISR 病变,作为支架前消斑治疗或球囊无法扩张时的补救处理。

五、准分子激光冠状动脉成形术

准分子激光冠状动脉成形术(excimer laser coronary angioplasty,ELCA)一度也被用于处理 ISR 病变。Mehran 等的一项非随机回顾性研究入选 249 例 ISR 患者,比较 ELCA 和 RA 的效果,两组均配合使用球囊成形术(balloon angioplasty,BA)。研究发现,在 ELCA 组管腔扩张的 27% 是由于 ELCA,73%

是由于 BA;在 RA 组管腔扩张的 46% 是由于 RA,54% 是由于 BA,两组中 BA 的作用都占到了 50% 以上,最终的管腔扩张程度两组没有明显的差别。尽管 IVUS 容积测量 RA 组增生内膜减少显著高于 ELCA 组[(43 ± 14) mm^3 *vs.* (19 ± 10) mm^3,*P*<0.001],但两者远期疗效却相似,ELCA 组和 RA 组的 1 年 TLR 发生率无明显差别(26% *vs.* 28%)。TARS 试验多中心入选 440 例患者共 527 处 ISR 病变,结果也发现 ELCA 虽即刻效果满意且安全,但远期效果并无明显改善。

六、支架内再次植入支架

尽管近期疗效较好,但与球囊成形术相比,BMS 的长期效果仍不理想,因此,一般并不主张在再狭窄的支架内再次植入 BMS。Alfonso 等在一项用再次支架植入术治疗的 65 例支架内再狭窄患者的回顾性研究中发现,在(17 ± 11)个月的随访期间,TVR 的发生率为 14%,血管造影显示再狭窄发生率为 30%。另一项对分别接受再次植入支架或球囊成形术治疗的 401 例局灶性支架内再狭窄患者回顾性研究发现,与球囊成形术相比,再次植入支架能获得更大的术后即刻 MLD 和较小的残余管腔狭窄。不过,也有报道再次植入支架术的早期疗效可能不亚于单纯球囊成形术。Alfonso 等在分别接受再次植入支架或球囊成形术治疗的 450 例支架内再狭窄患者的研究中发现,与球囊成形术相比,再次植入支架后即刻 MLD 显著增大[(2.77 ± 0.40) mm *vs.* (2.25 ± 0.50) mm,*P*<0.001],但再狭窄发生率(38% *vs.* 39%)和 1 年无事件存活率(77% *vs.* 71%,*P*=0.19)无明显差别。进一步亚组分析发现,在大血管(直径 ≥ 3mm)病变中再次植入支架的再狭窄发生率(27% *vs.* 49%)和无事件生存率(84% *vs.* 62%)较球囊成形术好。

DES 问世后,迅速被用于处理 ISR 并被寄予厚望。Sousa 等对 25 例 ISR 患者植入 SES 治疗,血管造影显示,在 12 个月时所有血管都处于开通状态,晚期病变处管腔平均丢失为(0.16 ± 0.42) mm,仅有 1 例发展为支架内再狭窄。随访 IVUS 显示,12 个月时内膜增生为(2.55 ± 4.90) mm^3,内膜增生程度较轻并且未发现延迟的支架贴壁不良,随访期间也未发生死亡、支架内血栓形成、血运重建等临床事件。Degertekin 等报道了 16 例接受 SES 治疗的严重 ISR 患者,平均病变长度 18.4mm,共植入 SES 26 枚。随访 4 个月时,1 例死亡,3 例血管造影发现再狭窄,IVUS 平均晚期管腔丢失 0.21mm,支架内管腔容积闭塞百分比为 1%,提示 SES 植入能减少弥漫性 ISR 患者的内膜增生,预防再狭窄。Saia 等报道 12 例对放射治疗不敏感的 ISR 患者接受 SES 治疗,长期随访 10 例,结果有 4 例最终发生再次再狭窄。Mollmann 等报道 Cypher 注册研究,共入选 6 555 例植入 SES 的患者,其中有 1 533 例为 ISR 患者。在随访的 1 531 例 ISR 患者中,共植入 1 932 枚 SES,平均随访时间为 6.6 个月。住院期间 MI 发生率和住院死亡率分别为 0.7%(n=11) 和 0.1%(n=2)。随访期间,MACEs 发生率为 13.8%(n=211),其中死亡和心肌梗死发生率分别为 1.3%(n=20) 和 1.9%(n=29),再次血运重建发生率为 12.3%(n=186,CABG 占 1.7%),靶血管血运重建发生率与原位病变相似(9.3% $vs.$ 8.1%,P=0.69),支架内亚急性血栓的发生率高于原位病变(0.65% $vs.$ 0.24%,P=0.03)。该研究表明,SES 对于 ISR 在治疗和随访过程中有较好的临床效果,并且靶血管血运重建发生率与原位病变相似。最新的 TRUE 注册研究发现,SES 在治疗裸支架 ISR 的长期效果得到证实,在术后 4 年其靶病变血运重建率为 11.1%,年支架血栓发生率 <1%。

ISAR-DESIRE 试验比较了球囊成形术(balloon angioplasty,BA)、SES 和 PES 治疗 ISR 的效果。300 例局灶性或弥漫性 ISR 患者被随机分入 SES、PES 与 BA 组。6 个月时,92% 的患者(275 例)行血管造影随访。结果表明,单纯球囊成形术组造影再狭窄发生率为 44.6%(41/92),SES 组为 14.3%(13/91),PES 组为 21.7%(20/92)。两个药物洗脱支架组均优于单纯 BA 组,TVR 发生率也低于 BA 组(BA 组为 33%,SES 组为 8%,PES 组为 19%)。在造影再狭窄方面,SES 有优于 PES 的趋势(P=0.19),两组 TVR 发生率亦有显著差异(P=0.02)。RIBS Ⅱ试验入选西班牙 8 家临床中心共 150 例 BMS 后 ISR 患者,其中 36% 有糖尿病,平均参考血管直径为 2.67mm,平均病变长度为 16.7mm,75% 为弥漫性支架内再狭窄。74 例分入 BA 组,76 例分入 SES 组,其中 BA 组有 10% 患者交叉到 SES 组,结果 1 年的 TVR 发生率分别为 BA 组 30%、SES 组 9%(P<0.001),BA 组和 SES 组 MACEs 发生率分别为 31% 和 11%,两组死亡和心肌梗死发生率无差异。

以上资料表明,在处理 ISR 时药物洗脱支架优于裸金属支架。然而,美国克利夫兰临床中心数据表明,BMS 和 DES 在治疗支架内再狭窄方面长期疗效相当。这是迄今为止最大规模对比 BMS 和 DES 治疗 ISR 的研究,共纳入 931 例因再狭窄住院接受再次 PCI 治疗的患者,其中 225 例再次植入 DES,706 例患者再次植入 BMS,平均随访 3.2 年。研究结果发现,两组死亡、心肌梗死及靶病变的再次血运重建以及三者的复合终点事件均无显著性差异。

TROPICAL 试验入选 155 例植入 SES 的 ISR 患者。6 个月随访发现,病变部位的晚期管腔丢失为(0.08 ± 0.49)mm,再次再狭窄发生率为 9.7%,再次介入治疗率为 7.4%。另外初步的数据表明,6 个月的晚期病变管腔丢失和再次再狭窄发生率与 GAMMA-Ⅰ和 GAMMA-Ⅱ试验中接受放射治疗的 ISR 患者比较,有显著降低。

SES 对于治疗 ISR 有较好的疗效,最新的 ACC/AHA 指南将其列为Ⅱa 类适应证。然而,SES 对于放射治疗失败后的 ISR 治疗疗效欠佳。SECURE 试验入选了来自美国 5 家临床中心的 252 例患者,放疗失败组植入 SES 后 1 年MACEs 发生率高达 52.3%,而对照组为 36.5%(P=0.027),其中 TLR 发生率高达 47.8%,而对照组仅为 29.7%,(P=0.012)。因此,ACC/AHA 指南将 SES 治疗放射治疗失败后的 ISR 列为 Ⅱb 类适应证,仅限于在无法进行外科手术的患者中应用。

七、冠状动脉内放射治疗

冠状动脉内放射治疗是利用放射源发出的射线抑制细胞的有丝分裂,诱导血管平滑肌细胞(vascular smooth muscle cell,VSMC)出现 G1 期阻滞而抑制其增殖,从而达到有效抑制支架内组织增生和防治 ISR 的目的。目前最常用的放射源为 γ 射线(^{192}Ir)和 β 射线(^{90}Sr)。

WRIST 试验将 130 例 ISR 患者随机分为 γ 射线(^{192}Ir)组和对照组,评价γ 射线治疗支架内再狭窄的效果,结果显示,γ 射线组 6 个月 TLR 和 TVR 的发生率显著低于对照组(13.8% $vs.$ 63.1% 和 26.2% $vs.$ 67.7%),γ 射线组再狭窄发生率和无主要不良心血管事件发生率也更低(19% $vs.$ 58% 和 29.2% $vs.$ 67.7%)。结果表明,冠状动脉内 γ 射线治疗能显著降低支架内再狭窄患者的再次再狭窄发生率,而且能够显著改善支架再狭窄患者的临床预后。

γ 射线治疗不仅对自体冠状动脉支架内再狭窄有效,对大隐静脉旁路移植术后的支架内再狭窄也同样有效。Waksman 等将 120 例大隐静脉旁路移植术后的支架内再狭窄患者随机、双盲分入 ^{192}Ir 组和对照组进行对比研究,结果发现,^{192}Ir 组 6 个月后再狭窄发生率显著低于对照组(21% $vs.$ 44%,P=0.005),12 个月后 ^{192}Ir 组 TLR 和 MACEs 发生率也显著低于对照组(17% $vs.$ 57%,P<0.001 ;32% $vs.$ 63%,P<0.001)。

γ 射线对于弥漫型支架内再狭窄治疗也有较好的效果。Long WRIST 试验将 120 例弥漫型 ISR 患者随机分为 ^{192}Ir 组(剂量为 15Gy)和对照组,随后又增加 120 例同样标准入选的 ISR 患者进入 ^{192}Ir 高剂量组(剂量为 18Gy),在相同抗血小板治疗 1 个月的基础上,将高剂量照射组的后 60 例患者的抗血小板时间延长为 6 个月。结果显示,对照组、15Gy ^{192}Ir 组、18Gy ^{192}Ir 组 6 个月后的再狭窄发生率分别为 73%、45% 和 38%(P<0.05),1 年 MACEs 发生率分别为63%、42% 和 22%(P<0.05)。对照组、术后抗血小板治疗 1 个月的 15Gy ^{192}Ir治疗组、术后抗血小板治疗 6 个月的 18Gy ^{192}Ir 治疗组的晚期血栓发生率分别为 12%、15% 和 9%。由此可见,通过增加放射剂量和延长抗血小板治疗时间有望获得更好的治疗效果。

GAMMA-Ⅰ试验入选 252 例支架内再狭窄病变患者,随机分入 8Gy ^{192}Ir

治疗组或安慰剂组。临床随访 9 个月时,放射治疗 ^{192}Ir 组与安慰剂组相比,TLR(31.3% *vs.* 46.3%,*P*<0.01)和主要临床终点事件(28.2% *vs.* 43.8%,*P*<0.01)发生率明显减少。但放射治疗组的晚期血栓(5.3% *vs.* 0.8%,*P*=0.07)和心肌梗死(9.9% *vs.* 4.1%,*P*=0.09)发生率稍高于安慰剂组,虽然差异无显著统计学意义,但值得注意的是,晚期血栓的出现都是发生在中断抗血小板治疗或在放射治疗期间行支架植入的患者。因此建议,原则上尽量不要在放射治疗部位植入新的支架,放疗后的抗血小板治疗一般应维持到 6 个月以上。GAMMA- Ⅰ试验 5 年随访发现,TLR、TVR、MACEs 发生率虽然仍较安慰剂组低,但 5 年后 TLR、TVR、MACEs 发生率的增幅却是 ^{192}Ir 组比安慰剂组大。9~60 个月的随访期间,放射治疗组的 MACEs 发生率是安慰剂组的 2.1 倍(19.9%*vs.*9.9%);TLR 发生率是安慰剂组的 3 倍(15.3% *vs.* 5.8%),揭示放疗术后可能存在晚期追赶(late catch-up)现象。

β 射线的组织穿透能力有限,尽管能在一定程度上避免 γ 射线的防护问题,但在放射治疗时需要比 γ 放射源更大的放射活性,并且需要在非常短的时间内(3~5 分钟)释放出足够剂量的射线。β 射线的放射源包括 ^{90}Y、^{90}Sr/^{90}Y 和 ^{32}P。

Waksman 等采用 ^{90}Y 对 50 例支架内再狭窄患者进行放射治疗,结果显示,血管造影的再狭窄发生率为 22%,TLR 发生率为 26%,TVR 发生率为 34%,均显著低于安慰剂组。上述表明,^{90}Y 用于处理支架内再狭窄安全和有效。START 试验共入选 476 例支架内再狭窄患者,其中 198 例接受 β 射线(^{90}Sr/^{90}Y)的放射治疗,其余为安慰剂对照组。随访 8 个月结果显示,放射治疗组的 TVR 发生率(17.0% *vs.* 26.8%,*P*=0.015)和造影再狭窄(28.8% *vs.* 45.2%,*P*=0.001)的发生率显著低于安慰剂组。INHIBIT 试验共入选了 332 例支架内再狭窄患者,分别随机分入 β 射线(^{32}P)和安慰剂组接受治疗。随访结果显示,放射治疗组的造影再狭窄发生率和后期临床事件发生率均明显下降。以上试验表明,冠状动脉内 β 射线放射治疗支架内再狭窄病变能有效降低再狭窄的发生率,改善临床预后。

SISR 试验和 TAXUS Ⅳ 试验是目前同类随机对照试验中规模最大的研究。SISR 试验入选 384 例 ISR 病变患者(血管内径在 2.5~3.5mm,病变长度在 15~40mm),以 2:1 的比例分入 SES 组与血管内放射治疗组(β,γ),两组分别为 259 例与 125 例。SES 组 9 个月时 TLR 和 TVR 发生率显著低于放射治疗组(8.5% *vs.* 19.2%,*P*=0.004;10.8% *vs.* 21.6%,*P*=0.008)。TAXUS Ⅳ 试验入选了 396 例 ISR 患者,随机分组进入放射治疗组和 PES 组。其中 201 例行 VBT,195 例植入 PES,随访 9 个月,VBT 组和 PES 组的 TLR 发生率分别为 13.9% 和 6.3%;TVR 发生率分别 17.5% 和 10.5%;再狭窄发生率分别 31.0% 和 14.5%;支架血栓发生率分别为 2.6% 和 1.6%；随访 24 个月结果显示，PES 组由缺血引起的 TLR 和 TVR 发生率均显著低于 VBT 治疗组（10.1% *vs.* 21.6%，*P*=0.003 ；18.1% *vs.* 27.5%，*P*=0.03）。该研究提示，PES 用于治疗 ISR 比 VBT 更加安全、有效。Dibra 等对 DES 治疗裸金属支架的 ISR 随机临床试验的荟萃分析也发现，与传统方法（包括经皮冠状动脉腔内成形术、血管内放射治疗）相比，DES 治疗裸金属支架后 ISR 的 TLR 发生率更低，但死亡与心肌梗死发生率却无明显差异。综上所述，无论是西罗莫司还是紫杉醇 DES，用于治疗支架内再狭窄均优于放射治疗。

放射治疗后在治疗血管段的边缘可出现新的狭窄病变，这种现象被称为边缘效应，形象地称为"糖果纸效应"。这种边缘效应也被称作区域遗漏（geographic miss），可能与放射治疗前球囊成形术所造成的动脉损伤的长度与放射源所覆盖的动脉长度不匹配有关（如血运重建期间放射源未完全覆盖损伤的动脉节段），也有人推测是血管壁损伤与亚治疗剂量的射线共同作用导致了边缘效应。因此，在病变处理时，应尽量控制血管损伤的长度，确保损伤的血管在放射治疗的覆盖区域内，尽量减少边缘再狭窄的发生。

放射治疗后晚期血栓（>30 天）可导致靶血管突然闭塞和心肌梗死，可能与冠状动脉内放射治疗时植入新支架后再内皮化延迟或抗血小板治疗中断有关。因此，应避免在放射治疗时再次植入支架，并适当延长抗血小板治疗的时间，以减少晚期血栓。其他并发症还有持续性夹层、后期支架贴壁不良、支架外斑块负荷增加、血管内超声无回声区以及晚期追赶现象（>1 年的随访研究）等。

冠状动脉内放射治疗曾被认为是处理支架内再狭窄较为有效的方法，在 2005 年 AHA/ACC/SCAI 冠状动脉介入治疗指南中，冠状动脉内放射治疗被列为处理支架内再狭窄的 Ⅱa 类适应证。但由于存在边缘效应和晚期血栓等问题，随着 DES 的普遍应用，冠状动脉内放射治疗在处理支架内再狭窄中的地位受到巨大的挑战，其临床上的应用也逐渐减少，最新 PCI 指南已不再推荐。

八、药物治疗

在过去的十几年里，人们多次尝试多种药物及不同剂量，以试图阻断再狭窄的发生与发展，但迄今尚无真正有效的报道。他汀类药物、皮质激素、血管紧张素转换酶抑制剂、西罗莫司类药物、抗血小板药物等预防再狭窄均未取得满意的疗效。ERASER 研究业已证实，GP Ⅱb/ Ⅲa 受体抑制剂阿昔单抗并能不减少 ISR。该试验纳入 225 例需植入支架的冠状动脉狭窄患者，其中有 192 例（66 例进行 12 小时的阿昔单抗静滴，66 例进行 24 小时阿昔单抗静滴，60 例使用安慰剂）纳入后来（≥ 4 个月）的冠状动脉评估。结果显示，安慰剂组、12

小时阿昔单抗组和 24 小时阿昔单抗组血管内超声测组织容积（tissue volume）无明显差异［分别为（25 ± 15）%、（27 ± 15）%、（29 ± 14）%］。定量冠状动脉造影分析显示，阿昔单抗并无治疗优势（分叉处再狭窄发生率分别为 11.6%、18.9% 和 19.4%，丢失指数分别为 0.33、0.52 和 0.47，P 值无统计学意义）。有研究显示，口服西罗莫司预防 BMS 植入后再次血运重建的短期疗效尚可，但长期效果欠佳，也未增加新发的恶性肿瘤的发生率。

第三节 药物涂层球囊在支架内再狭窄中的应用

DCB 的出现，在 ISR 治疗方面显示出其独特的优势，在避免了于冠状动脉内植入另一层的金属的同时，更避免靶病变区域有边支需要保护的时候，再次植入支架导致边支丢失情况的发生，从而为解决支架内再狭窄问题"另辟蹊径"，取得了积极的结果。研究证明，DCB 与普通球囊和 DES 相比，在治疗 ISR 时显示出更好的有效性和安全性。因此在 ISR 治疗应用方面，DCB 得到专家建议和指南的强烈推荐，成为目前治疗 ISR 的优选适应证，也是经国家食品药品监督管理局（SFDA）批准的临床适应证。目前 DCB 在治疗支架内再狭窄方面取得了不错的效果，2014 年 ESC/EACTS 心肌血运重建指南推荐使用 DCB 治疗各类 ISR 包括裸金属支架（bare metal stent，BMS）-ISR、DES-ISR，证据等级为 ⅠA 级。同时，DCB 成为第一个被英国国家健康与临床优化研究院（National Institute for Health and Clinical Excellence，NICE）评估项目推荐的器械。在 ISR 治疗领域，DCB 当有一席之地。目前关于 DCB 用于治疗 ISR 的研究对象是获准上市的 2 种紫杉醇药物涂层球囊（Paccocath DCB 和 SeQuent Please），它们已经在欧洲及加拿大获准上市，但是尚未获得美国 FDA 批准，AHA/ACC/SCAI 仍建议 DES 用于 ISR 治疗，无论初始支架是 BMS 还是 DES。

PACCOCATH ISR Ⅰ研究是首个 DCB（Paccocath DCB）用于 ISR 治疗的研究，2005 年完成，纳入 52 例 ISR 患者，随机接受紫杉醇 DCB 或常规球囊 PTCA 治疗，6 个月随访主要终点为晚期管腔丢失及"边界内"再狭窄。该研究发现，两项主要终点事件 DCB 组均显著低于常规球囊 PTCA 组：晚期管腔丢失 DCB 组为 0.13mm，常规球囊 PTCA 组为 0.82mm（P=0.002）；"边界内"再狭窄发生率 DCB 组为 8.7%，常规球囊 PTCA 组为 40.9%（P=0.017）；靶病变再血管化治疗率 DCB 组为 0，而常规球囊 PTCA 组为 24%。PACCOCATH ISR Ⅰ研究结果公布后继续纳入 54 例患者，随访 2 年时间，公布了 PACCOCATH ISR Ⅰ/Ⅱ研究汇总结果，6 个月时 DCB 组与普通球囊 PTCA 组相比，晚期管腔丢失显著降低［（0.1 ± 0.5）mm $vs.$（0.8 ± 0.8）mm，P<0.01］；"边界内"再狭

窄发生率分别为 6% 和 49%；MACEs 发生率分别为 11% 和 46%；2 年随访期间未发生靶病变血栓事件，显示出良好的安全性和有效性。2011 年公布的 PACCOCATH ISR Ⅰ/Ⅱ长期（平均 5.5 年）随访结果：DCB 组较普通球囊 PTCA 组 TLR 发生率显著降低（9.3% vs. 38.9%，P<0.01）；MACEs 发生率在普通球囊组为 59.3%，而 DCB 组为 27.8%（P=0.002）。

PEPCAD-Ⅲ研究，纳入 131 例 BMS 后 ISR 的患者，比较了 DCB（SeQuent Please paclitaxel-eluting balloon）及 DES（Taxus paclitaxel-eluting stent）治疗 BMS-ISR 的疗效。ISR 病变均是冠状动脉植入 BMS 后，病变长度小于 22mm，临床诊断为稳定型心绞痛或不稳定型心绞痛，心肌梗死患者排除。结果发现，术后即刻最小管腔直径 DES 组优于 DCB 组（2.56mm vs. 2.30mm，P<0.000 1），残余狭窄率 DES 组优于 DCB 组（11% vs. 20%，P<0.0001）；主要终点事件（6 个月晚期管腔丢失）DCB 组（0.20mm）显著优于 DES 组（0.45mm），DCB 治疗组的晚期管腔丢失较 DES 组降低了 50% 以上（P=0.02）。同时，基于初始的"意向治疗"（DCB 组 66 例，DES 组 65 例），"边界内"再狭窄发生率 DCB 组为 7%，DES 组为 20%（P=0.06）；靶病变再血管化治疗率 DCB 组为 6.3%，而常规球囊 PTCA 组 15.4%（P=0.10）。但是基于"真实治疗"（DCB 组 66 例，DES 组 60 例），DCB 组"边界内"再狭窄发生率、靶病变再血管化治疗率及 MACEs 发生率则显著降低，但这可能与初始治疗意向为 DES，术中因支架无法通过病变而"转移"到 DCB 组有关；晚期管腔丢失 DCB 组为 0.19mm，DES 组为 0.47mm；"边界内"再狭窄发生率 DCB 组为 3.4%，DES 组为 20.4%（P=0.007）；靶病变再血管化治疗率 DCB 组为 3.1%，而 DES 组为 16.2%（P=0.02）；MACEs 发生率 DCB 组为 4.7%，而 DES 组为 18.3%（P=0.02）。

PEPCAD Ⅲ研究是前瞻性随机对照、多中心临床研究，比较 DCB（SeQuent Please paclitaxel-eluting balloon）与 Cypher（西罗莫司洗脱支架）治疗植入 BMS 后 ISR 患者的疗效。2009 年公布该研究未达到预期结果，节段内晚期管腔丢失 DCB 组与 Cypher 组分别为 0.20mm 和 0.11mm（P=0.06），靶病变再血管化治疗率 DCB 组与 Cypher 组分别为 10.5% 和 4.7%。支架内血栓发生率在两组无显著差异，DCB 与 Cypher 支架的比较未达到预期结果，但 DCB 与目前的紫杉醇药物支架的晚期管腔丢失结果是相近的。

PEPCAD-DES 是一个随机、单盲、多中心研究，目的是比较 DCB（SeQuent Please paclitaxel-eluting balloon）和普通球囊 PTCA 治疗药物支架内再狭窄的疗效。110 例患者按 2:1 的比例随机分配到 DCB 组和普通球囊 PTCA 组，6 个月随访结果显示，晚期管腔丢失在普通球囊 PTCA 组为（1.03 ± 0.77）mm，DCB 组为（0.43 ± 0.61）mm（P<0.001）；"边界内"再狭窄发生率 DCB 组为 17.2%，普通球囊 PTCA 组为 58.1%（P<0.001）；靶病变再血管化治疗率 DCB

组为 15.3%,而普通球囊 PTCA 组为 36.8%(P=0.005);DCB 组 MACEs 发生率显著减少,DCB 组为 16.7%,而普通球囊 PTCA 组为 50%(P<0.001)。

DCB 在治疗 ISR 方面,因初始支架的区别而远期疗效区别较大。PEPPER (Paclitaxel Releasing Balloon in Patients Presenting With In-Stent Restenosis)研究评估了另外一种 DCB(Pantera Lux balloon)在 BMS 或 DES-ISR 中的效果,6 个月随访结果与先前的研究类似,尤其在治疗 BMS-ISR 方面优于 DES-ISR,晚期管腔丢失下降明显(–0.05mm *vs.* 0.19mm,P=0.001),使得 1 年随访再血管化治疗率显著下降(2.4% *vs.* 17.1%,P=0.001)。在西班牙 DIOR 研究及 SeQuent Please 注册研究中也得到了类似的结果。但是再细分 DES-ISR 的类型,紫杉醇 DES 与非紫杉醇 DES 合并 ISR,DCB 治疗后的效果类似,1 年随访再血管化治疗率相似(8.3% *vs.* 10.8%,P=0.46)。这种区别可能是由于 BMS-ISR 的冠状动脉是首次接受抗增殖药物,而 DES-ISR 可能是发生于"耐药"的冠状动脉。

2013 年一项关于 DCB 用于 ISR 治疗的研究荟萃分析得出结论:DCB 用于 ISR 治疗较第一代 DES 及普通球囊 PTCA 显著降低了主要终点事件。该研究纳入了过去的 5 个研究,共 801 例患者,其中 2 项研究入选患者为 BMS-ISR 患者,3 项研究中的入选患者是 DES(第一代)ISR 患者。患者分组接受 DCB 治疗、常规 PTCA 治疗或第一代 DES 治疗(Taxus Liberté)。荟萃分析将常规 PTCA 及第一代 DES 治疗患者设为对照组,随访时间从 1 年到 5 年,终点事件为主要心血管不良事件(MACEs)、目标病变再血管化治疗率、双侧"节段内"再狭窄、支架内血栓形成、心肌梗死及死亡。相较对照组,DCB 主要终点事件均显著降低:MACEs 发生率,DCB 较对照组的 RR 为 0.46(P<0.001);TLR 发生率,DCB 较对照组的 RR 为 0.34(P=0.006);冠状动脉造影双侧"节段内"再狭窄发生率,DCB 较对照组的 RR 为 0.28(P<0.001);DCB 组死亡率也显著下降,RR 为 0.48(P=0.034)。心肌梗死发生例数有所下降,但是未达到统计学差异(RR=0.68,P=0.337),支架内血栓事件组间差异也不显著,但是此类事件发生率极低,荟萃分析的病例数较少,可能难以比较出组间此类事件的真正差异。亚组分析发现,DCB 治疗 BMS-ISR 稍优于 DES-ISR,在治疗 DES-ISR 方面,DCB 与 DES 效果相当,不过 DCB 避免了多层支架植入体内。作者认为,下一代 DCB 将会进一步提高药物"输送"特性,从而可能取得优于目前 DCB 的临床效果。

ISAR-DESIRE 3(Intracoronary Stenting and Angiographic Results:Drug Eluting Stents for In-Stent Restenosis Three Treatment Approaches)研究纳入的是使用新一代莫司类(依维莫司、西罗莫司、佐他莫司)药物洗脱支架后发生 ISR 的患者,共纳入 402 例患者,纳入标准为支架内再狭窄大于 50% 并有缺血症状或检查结果,排除标准包括左主干病变、急性 ST 段抬高型心肌梗死(ST segment elevation myocardial infarction, STEMI) 及心源性休克。患者随机分为 DCB 组 (SeQuent Please paclitaxel-eluting balloon)、DES 组 (Taxus paclitaxel-eluting stent) 及常规球囊 PTCA 组，计划随访 5 年。术后 6~8 个月，患者进行冠状动脉造影，随访主要终点提示 DCB 组支架狭窄区域直径狭窄 38%，DES 组支架狭窄区域直径狭窄 37.4%（$P_{非劣效性}$=0.007）；常规球囊 PTCA 治疗后支架狭窄区域直径狭窄平均 54%，DCB 及 DES 治疗 ISR 显著优于常规球囊 PTCA（$P<0.001$）；研究的次要终点包括"节段内"再狭窄及靶病变再血管化治疗率，DCB 及 DES 治疗 ISR 显著优于常规球囊 PTCA，两者之间没有显著差异；再狭窄（$\geq$ 50%）发生率，DCB 组为 26.5%，DES 组为 24%（P=0.61），常规球囊 PTCA 组为 56.7%；靶病变再血管化治疗率，DCB 组为 22.1%，DES 组为 13.5%（P=0.09），常规球囊 PTCA 组为 43.5%。死亡及心肌梗死的复合终点事件及靶病变血栓事件率，三组间没有显著差异。

　　在 ISAR-DESIRE 3 研究后，进一步进行的 ISAR-DESIRE 4 研究着眼于"病变准备策略"对 DCB 效果的影响，旨在评估不同的 PCI 策略对 ISR 治疗预后的影响，其结果发布在 2015 年 TCT 大会上。该研究是一项前瞻性、随机、主动对照、多中心试验。从 2012 年 6 月至 2014 年 12 月期间，在德国 4 个医疗中心共入选了 252 例药物洗脱支架再狭窄患者，纳入标准为支架内再狭窄大于 50% 并有缺血症状或检查结果，排除标准包括左主干病变、急性 STEMI 及心源性休克。患者均接受 DCB（DIOR Ⅱ, Pantera Lux）治疗，主要终点为造影随访"节段内"直径再狭窄发生率。研究人员将患者随机分为两组，分别用积分球囊加紫杉醇药物涂层球囊（n=125）或紫杉醇药物涂层球囊（n=127）治疗。共有 203 例（80.4%）患者在 6~8 个月完成血管造影随访。随访时间为 12 个月。两组在基线、临床或人口学特征方面无显著性差异。这项研究的主要终点是血管造影随访时直径狭窄的百分比。次要终点包括再次支架内再狭窄、靶病变再血管化、死亡 / 心肌梗死和靶区血栓形成。积分球囊（Scoring balloon, SCB）加紫杉醇药物涂层球囊（drug-coated balloon, DCB）组狭窄率为（40.4 ± 21.4）%，单纯 DCB 组为（35.0 ± 16.8）%（P=0.047）。使用 SCB 加 DCB，患者的再次再狭窄发生率也比单纯 DCB 低（18.5% $vs.$ 32%，P=0.03）。SCB 加 DCB 组与单纯 DCB 组在靶病变血管重建中的相似率分别为 16.8% 和 22.6%。死亡 / 心肌梗死分别为 3.3% 和 3.4%（$P>0.99$）。

　　尽管 DCB 与 Paclitaxel-DES 相比获得了令人鼓舞的结果，2015 年发表的 RIBS-Ⅳ（药物洗脱支架内再狭窄：紫杉醇洗脱球囊 $vs.$ 依维莫司洗脱支架）试验结果显示，DES 的 ISR 治疗用 Everolimus-DES 优于 DCB。该实验比较了第二代依维莫司洗脱支架和 DCB 治疗 DES-ISR 的疗效。1 年随访，DES 组明显增大最小管腔直径获得，有更大的管腔净获得，更少的直径狭窄，且由于

Everolimus-DES 组更少的靶血管重建率,从而使不良临床结果发生率更低。在预扩张方面,由于研究者的谨慎操作,更好地避免了地理缺失现象。血管造影和临床结果都倾向于第二代 DES 而非 DCB,因此这表明在没有明确禁忌证的情况下重复植入支架,DES 策略可能是首选方案。然而,该研究把 DCB 组 <50% 的狭窄认为是可接受的结果,而在大多数中心 <30% 的狭窄才被认为是可接受的结果。

尽管大量已发表的数据描述了 ISR 的多种治疗方式,但大多数研究是将一种至多两种治疗方式与新的治疗方法进行比较,因此确定哪种治疗方案是黄金标准是相当具有挑战性的。

两项大型 meta 分析,试图明确哪种治疗的证据最充分。Siontis 等对 27 个试验进行了荟萃分析,共 5 923 个患者,主要终点是随访结束时(6 个月至 1 年)的直径狭窄百分比,次要终点包括双侧再狭窄(是否存在狭窄)、靶病变血管再狭窄发生率、心肌梗死或死亡。ISR 的治疗包括单纯球囊扩张(plain old balloon angioplasty,POBA)、消斑技术、近距离放射治疗、BMS、DES 和 DCB。在主要终点再次再狭窄发生率和靶病变血运重建方面,经依维莫司洗脱支架重复支架植入术均优于其他方法。DCB 似乎是第二理想的方法,但与西罗莫司和紫杉醇洗脱支架相比,DCB 没有达到显著差异。Giacoppo 等对包括 4 880 个患者的 24 个试验进行了荟萃分析,研究设定的主要终点包括了一个临床结果(靶病变血运重建)和一个造影结果(晚期管腔丢失)。纳入的 ISR 治疗方法与 Siontis 评估的方法类似,根据预先设定的临床结果,DCB 和 DES 均优于其他治疗方案,在头对头的比较中无显著差异。血管造影结果再次支持 DCB 或 DES 优于所有其他方法,但 DCB 组晚期管腔丢失似乎比 DES 组稍低。

PEPCAD CHINA ISR 研究是国内完成的前瞻性、多中心、随机对照研究,结果于 2013 年 EUROPCR 公布,研究比较 DCB(SeQuent Please paclitaxel-eluting balloon)和 DES(Taxus paclitaxel-eluting stent)治疗药物支架内再狭窄的疗效,国内 17 家中心纳入 220 例 DES-ISR,患者以 1∶1 的比例随机分配到 DCB 组和 DES 组,DCB 组糖尿病患者占 40.4%,5 例患者退出研究。9 个月造影随访率为 80%(DCB 组为 83.5%,DES 组为 76.4%),晚期管腔丢失在 DES 组为 (0.55 ± 0.61) mm,DCB 组为 (0.46 ± 0.51) mm$(P_{非劣效性}=0.000\ 5)$,"边界内"再狭窄发生率 DCB 组为 18.6%,DES 组为 23.8%$(P=0.507\ 8)$;12 个月临床随访率为 100%,结果显示,缺血驱动靶病变再血管化治疗率 DCB 组为 14.7%,而 DES 组为 10.4%$(P=0.34)$;24 个月临床随访率为 97%,ITT 缺血驱动靶病变再血管化治疗率 DCB 组为 15%,而 DES 组为 11.8%$(P=0.50)$;糖尿病亚组 DCB 组晚期管腔丢失为 (0.49 ± 0.48) mm,小血管亚组 DCB 组晚期管腔丢失为 (0.50 ± 0.55) mm;该研究第一次在中国人群中给出了 DCB(SeQuent Please paclitaxel-eluting balloon）治疗药物洗脱支架合并支架内再狭窄的安全性及有效性的数据。

RESTORE ISR China 试验（Compare the Efficacy and Safety of RESTORE DEB and SeQuent Please in Chinese Patients With Coronary In-stent Restenosis）是一项在中国的冠状动脉 ISR 患者中进行的比较新一代药物涂层球囊（Restore）与目前广泛应用于临床的 DCB（SeQuent Please）的疗效对比研究。它是第一个头对头采用现代介入技术治疗 ISR 的随机对照研究。该研究共纳入了我国国内 12 家介入中心的 240 例首次出现 DES-ISR 的患者，与其他 DCB 试验入选患者对比，这些患者的临床基线资料和病变情况相似。本试验中几乎所有病变均是单一、简单（60% 为 Mehran Ⅰ 型 ISR）且相对短（长度<16mm）的病变。主要终点为 9 个月造影随访结果。在 1 年中，尽管靶病变的血运重建率相似，但在新的 DCB 组中有更高靶血管重建率。研究的 DCB 含有新一代的涂层（虫胶铵盐辅料），有望改善涂层的安全性。控制装置为性能良好的以碘普罗胺为基础的 DCB。该研究中，研究人员对两种药物涂层球囊使用了相同含量 3μg/mm^2 的紫杉醇。

RESTORE ISR China 试验具有值得关注的重要价值。首先，在 PBC 时代初期，球囊在输送过程中发生的药物丢失被认为是临床疗效的决定因素。早期的研究，估计至少有 1/3 的药物在球囊输送过程中丢失，特别是通过小直径的导管输送器械。在这项研究中，90% 的患者使用了桡动脉路径，是首次验证了通过这种血管路径使用 DCB 的一项随机对照研究。其次，该研究假设了"积分/切割预扩张技术"可能在 DCB 使用过程中获得更大的管腔直径，并改善药物摄取。然而本研究中，与其他的 DCB 试验相比，50% 的患者在术后急性管腔获得和晚期血管造影结果中未见显著差异。第三，DCB 在膨胀时发生的远端涂层冲蚀，可能导致颗粒栓塞，仍然是一个重要的安全问题。在这项研究中，两组患者的围术期心肌梗死发生率都非常低（0.8%），这支持了该技术在这一冠状动脉应用中的安全性。最后，1 年的低支架血栓发生率继续支持了 DCB 在临床应用中的长期安全性。

PATENT-C（Gary Gershorry presented at ICI 2013:a Paclitaxel Coated Scoring Balloon Versus a Standard Scoring Balloon for Treatment of Coronary In-Stent Restenosis）研究是 2013 年公布的一项 DCB 用于 BMS-ISR 治疗的前瞻性、随机对照研究。与以往研究主要的不同点是研究中使用的是 "Scoring" 药物涂层球囊，该球囊外表面轴向均匀螺旋状分布有三条金属丝，再覆盖以紫杉醇，球囊释放时金属丝嵌入冠状动脉内膜，从而最大限度地避免了球囊滑动及远期导致的 "地理丢失" 现象，同时可以获得更好的即刻管腔扩张效果，从而减轻了即刻回缩程度并使初始植入的支架更充分地扩张。这种 DCB 由于金属丝的切割效应,使得药物进入血管壁更为有效,减少了夹层形成的风险,从而降低了"补救性"支架植入的风险。该研究纳入 61 例患者,28 例随机入非药物涂层"Scoring"球囊组,33 例随机入药物涂层"Scoring"球囊组,主要终点是 6 个月"边界内"晚期管腔丢失,次要终点为 24 个月靶病变再血管化治疗率、主要心血管不良事件发生率及支架血栓事件等。6 个月时随访发现晚期管腔丢失仅 0.07mm。

RIBS-Ⅴ研究比较 DCB 及第二代 DES(Xience Prime)治疗 BMS-ISR 的疗效。纳入 189 例植入 BMS 后 ISR 的患者,随机分入 DCB(SeQuent Please paclitaxel-eluting balloon)组及第二代 DES(Xience Prime)组,DCB 组 95 例,DES 组 94 例,9 个月造影随访率为 92%。结果发现,术后即刻最小管腔直径 DES 组优于 DCB 组("节段内"区域,2.36mm *vs.* 2.01mm,*P*<0.000 1;病变区域,2.44mm *vs.* 2.03mm,*P*<0.000 1);1 年时,DES 组无事件(心源性死亡、心肌梗死、靶病变再血管化治疗)生存率达到 94%,而 DCB 组无事件(心源性死亡、心肌梗死、靶病变再血管化治疗)生存率为 91%,没有显著差异(*P*=0.63)。

RIBS-Ⅳ研究是比较 DCB 及 DES 治疗 DES-ISR 的研究,但是该研究使用的是第二代 DES(Xience Prime)治疗 DES-ISR,既往无任何相关的研究资料。该研究纳入 309 例患者,随机分入 DCB(SeQuent Please paclitaxel-eluting balloon)组及第二代 DES(Xience Prime)组,DCB 组 155 例,DES 组 154 例,9 个月造影随访率为 90%。研究结果发现,8 个月主要终点("节段内"最小管腔直径)及 12 个月主要不良心血管事件,DES 组均优于紫杉醇 DCB 组,DCB 组"节段内"晚期管腔丢失显著高于 DES 治疗组,DCB 组 MACEs 发生率高于 DES 组 2 倍,主要是由于 DCB 组高于 DES 组 3 倍的靶病变再血管化治疗率所致;1 年时,DES 组无靶病变再血管化治疗率达到 96%,而 DCB 组无靶病变再血管化治疗率为 87%。

Hachinohe 等回顾性比较了 200 例接受 RA 治疗的 ISR 患者,因 RA 后采用不同的处理策略而分为 3 组:单纯球囊扩张组(90 例),再次植入 DES 组(55 例),DCB 组(55 例)。进而观察 3 组患者 12 个月的临床结果和 TLR。3 组患者的全因死亡、心血管死亡和因心力衰竭的再住院率都很低,3 组患者中均未观察到明确的血栓形成,TLR 发生率在 3 组分别为 40.7%、35.0% 和 27.3%。结果显示,单纯 RA 治疗 ISR 效果不佳,对于需要处理的 ISR 病变,RA 后应用 DCB 治疗为最佳的治疗策略。

对于支架内再狭窄的 PCI 研究不断增加,临床效果可期,但是药物涂层球囊用于治疗支架内再狭窄取得良好疗效的机制又是什么呢? Agostoni 等通过冠状动脉血流储备分数测定技术联合冠状动脉光学相干断层成像对这一机制进行了初步探讨,研究共纳入 25 例患者(22 例为裸金属支架植入后合并支架内再狭窄),所有患者在冠状动脉造影后对靶病变进行 QCA 分析、冠状动脉血流储备分数测定(支架近缘外及支架远缘外分别测定,以计算"支架冠状动脉血流储备"阶差)及冠状动脉光学相干断层成像,然后进行常规球囊 PTCA 完成病变准备,使用 In.Pact Falcon DCB 完成靶病变治疗(如合并靶病变边缘夹层形成,则植入"补救"裸金属支架),所有患者再次接受靶病变 QCA 分析、冠状动脉血流储备分数测定及冠状动脉光学相干断层成像;6 个月造影随访患者再次接受靶病变 QCA 分析、冠状动脉血流储备分数测定及冠状动脉光学相干断层成像。研究结果发现,2 例患者植入"补救"支架,6 个月晚期管腔丢失(0.01 ± 0.43)mm,"边界内"再狭窄发生率为 12%,"支架冠状动脉血流储备"阶差[(0.05 ± 0.05)mm]较术后即刻[(0.06 ± 0.04)mm]没有增加;研究者推测 DCB 治疗 ISR 的可能机制包括:①机械作用:破坏或压缩冠状动脉内膜及进一步扩张既往植入支架;②药物作用:抑制冠状动脉内皮增殖;③冠状动脉内膜重构:夹层愈合的同时内皮组织进一步减少,并使"支架冠状动脉血流储备"阶差进一步下降。

　　ISR 仍然是我们心血管医生必须要面对的临床挑战。虽然已经提出了许多不同的治疗方法,但很少有能带来持续的血管造影和临床改善。DES-ISR 再干预的较差预后与理想治疗间仍存在争议。目前的数据表明,在支架植入没有明确禁忌证的情况下,重复植入第二代 DES 仍然是可选方法。一些研究表明,与 DCB 治疗相比,使用第二代 DES 能带来更好的长期血管造影和临床结果。一些初期研究显示,使用 DCB 似乎会导致血管造影和临床结果略差,但 1 年内支架血栓率较低。DCB 领域的随机对照研究因人群样本较小、混合 / 简单的 ISR 病变(BMS 及 DES)、临床随访期短等而受限。未来还需要随机对照研究进一步明确 DCB 和 BVS 在 ISR 治疗中的作用。然而,多层支架的存在及其潜在的血栓形成效应是临床关注的问题。另外,如果需要避免额外的支架植入或减少出血可能等情况时,DCB 血管成形术是一个合理的替代选择。

(艾　辉　乔　岩　聂绍平)

参考文献

[1] MORICE M C,SERRUYS P W,SOUSA J E,et al.A randomized comparison of a sirolimus-eluting stent with a standard stent for coronary revascularization[J].N Engl J Med,2002,346(23):1773-1780.

[2] SERRUYS P W,RUYGROK P,NEUZNER J,et al.A randomised comparison of an everolimus-eluting coronary stent with a paclitaxel-eluting coronary stent:the SPIRIT Ⅱ trial[J].EuroIntervention,2006,2(3):286-294.

[3] ONUMA Y,MIQUEL-HEBERT K,SERRUYS P W.Five-year long-term clinical follow-

up of the XIENCE V everolimus-eluting coronary stent system in the treatment of patients with de novo coronary artery disease:the SPIRIT Ⅱ trial[J].EuroIntervention,2013,8(9):1047-1051.

［4］ GADA H,KIRTANE A J,NEWMAN W,et al.5-year results of a randomized comparison of XIENCE V everolimus-eluting and TAXUS paclitaxel-eluting stents:final results from the SPIRIT Ⅲ trial(clinical evaluation of the XIENCE V everolimus eluting coronary stent system in the treatment of patients with de novo native coronary artery lesions)[J].JACC Cardiovasc Interv,2013,6(12):1263-1266.

［5］ MEHRAN R,DANGAS G,ABIZAID A S,et al.Angiographic patterns of in-stent restenosis:classification and implications for long-term outcome[J].Circulation,1999,100(18):1872-1878.

［6］ ABIZAID A,KORNOWSKI R,MINTZ G S,et al.The influence of diabetes mellitus on acute and late clinical outcomes following coronary stent implantation[J].J Am Coll Cardiol,1998,32(3):584-589.

［7］ LEE S G,LEE C W,HONG M K,et al.Predictors of diffuse-type in-stent restenosis after coronary stent implantation[J].Catheter Cardiovasc Interv,1999,47(4):406-409.

［8］ KASTRATI A,ELEZI S,DIRSCHINGER J,et al.Influence of lesion length on restenosis after coronary stent placement[J].Am J Cardiol,1999,83(12):1617-1622.

［9］ KOBAYASHI Y,DE GREGORIO J,KOBAYASHI N,et al.Stented segment length as an independent predictor of restenosis[J].J Am Coll Cardiol,1999,34(3):651-659.

［10］ KASTRATI A,MEHILLI J,DIRSCHINGER J,et al.Intracoronary stenting and angiographic results:strut thickness effect on restenosis outcome(ISAR-STEREO)trial[J].Circulation,2001,103(23):2816-2821.

［11］ MINTZ G S,WEISSMAN N J.Intravascular ultrasound in the drug-eluting stent era[J].J Am Coll Cardiol,2006,48(3):421-429.

［12］ ESCANED J,GOICOLEA J,ALFONSO F,et al.Propensity and mechanisms of restenosis in different coronary stent designs:complementary value of the analysis of the luminal gain-loss relationship[J].J Am Coll Cardiol,1999,34(5):1490-1497.

［13］ HOFFMANN R,MINTZ G S,MEHRAN R,et al.Intravascular ultrasound predictors of angiographic restenosis in lesions treated with Palmaz-Schatz stents[J].J Am Coll Cardiol,1998,31(1):43-49.

［14］ SAHARA M,KIRIGAYA H,OIKAWA Y,et al.Soft plaque detected on intravascular ultrasound is the strongest predictor of in-stent restenosis:an intravascular ultrasound study[J].Eur Heart J,2004,25(22):2026-2033.

［15］ DANGAS G D,CLAESSEN B E,CAIXETA A,et al.In-stent restenosis in the drug-eluting stent era[J].J Am Coll Cardiol,2010,56(23):1897-1907.

［16］ MEHRAN R,MINTZ G S,POPMA J J,et al.Mechanisms and results of balloon angioplasty for the treatment of in-stent restenosis[J].Am J Cardiol,1996,78(6):618-622.

［17］ BAUTERS C,BANOS J L,VAN BELLE E,et al.Six-month angiographic outcome after successful repeat percutaneous intervention for in-stent restenosis [J].Circulation, 1998,97(4):318-321.

[18] ALBIERO R,SILBER S,DI MARIO C,et al.Cutting balloon versus conventional balloon angioplasty for the treatment of in-stent restenosis:results of the restenosis cutting balloon evaluation trial(RESCUT)[J].J Am Coll Cardiol,2004,43(6): 943-949.

[19] ELTCHANINOFF H,KONING R,TRON C,et al.Balloon angioplasty for the treatment of coronary in-stent restenosis:immediate results and 6-month angiographic recurrent restenosis rate [J].J Am Coll Cardiol,1998,32(4):980-984.

[20] SHIRAN A,MINTZ G S,WAKSMAN R,et al.Early lumen loss after treatment of in-stent restenosis:an intravascular ultrasound study [J].Circulation,1998,98(3): 200-203.

[21] SHARMA S K,KINI A,MEHRAN R,et al.Randomized trial of Rotational Atherectomy Versus Balloon Angioplasty for Diffuse In-stent Restenosis(ROSTER)[J].Am Heart J, 2004,147(1):16-22.

[22] MEHRAN R,DANGAS G,MINTZ G S,et al.Treatment of in-stent restenosis with excimer laser coronary angioplasty versus rotational atherectomy:comparative mechanisms and results [J].Circulation,2000,101(21):2484-2489.

[23] KÖSTER R,HAMM C W,SEABRA-GOMES R,et al.Laser angioplasty of restenosed coronary stents:results of a multicenter surveillance trial.The Laser Angioplasty of Restenosed Stents(LARS)Investigators [J].J Am Coll Cardiol,1999,34(1):25-32.

[24] ALFONSO F,CEQUIER A,ZUECO J,et al.Stenting the stent:initial results and long-term clinical and angiographic outcome of coronary stenting for patients with in-stent restenosis [J].Am J Cardiol,2000,85(3):327-332.

[25] MEHRAN R,DANGAS G,ABIZAID A,et al.Treatment of focal in-stent restenosis with balloon angioplasty alone versus stenting:Short-and long-term results [J].Am Heart J, 2001,141(4):610-614.

[26] ALFONSO F,ZUECO J,CEQUIER A,et al.A randomized comparison of repeat stenting with balloon angioplasty in patients with in-stent restenosis [J].J Am Coll Cardiol, 2003,42(5):796-805.

[27] SOUSA J E,COSTA M A,ABIZAID A,et al.Sirolimus-eluting stent for the treatment of in-stent restenosis:a quantitative coronary angiography and three-dimensional intravascular ultrasound study [J].Circulation,2003,107(1):24-27.

[28] DEGERTEKIN M,REGAR E,TANABE K,et al.Sirolimus-eluting stent for treatment of complex in-stent restenosis:the first clinical experience [J].J Am Coll Cardiol,2003,41 (2):184-189.

[29] SAIA F,LEMOS P A,SIANOS G,et al.Effectiveness of sirolimus-eluting stent implantation for recurrent in-stent restenosis after brachytherapy [J].Am J Cardiol, 2003,92(2):200-203.

[30] MÖLLMANN H,ELSÄSSER A,NEF H,et al.Treatment of in-stent restenosis with

sirolimus-eluting-stents:results from the prospective German Cypher stent registry [J].
Clin Res Cardiol,2008,97(7):432-440.

[31] LIISTRO F,FINESCHI M,GROTTI S,et al.Long-term effectiveness and safety of sirolimus stent implantation for coronary in-stent restenosis results of the TRUE(Tuscany Registry of sirolimus for unselected in-stent restenosis)registry at 4 years [J].J Am Coll Cardiol,2010,55(7):613-616.

[32] KASTRATI A,MEHILLI J,VON BECKERATH N,et al.Sirolimus-eluting stent or paclitaxel-eluting stent vs balloon angioplasty for prevention of recurrences in patients with coronary in-stent restenosis:a randomized controlled trial[J].JAMA,2005,293(2): 165-171.

[33] ALFONSO F,PÉREZ-VIZCAYNO M J,HERNANDEZ R,et al.A randomized comparison of sirolimus-eluting stent with balloon angioplasty in patients with in-stent restenosis:results of the Restenosis Intrastent:Balloon Angioplasty Versus Elective Sirolimus-Eluting Stenting(RIBS-II)trial [J].J Am Coll Cardiol,2006,47(11):2152-2160.

[34] SINGH I M,FILBY S J,SAKR F E,et al.Clinical outcomes of drug-eluting versus bare-metal in-stent restenosis [J].Catheter Cardiovasc Interv,2010,75(3):338-342.

[35] NEUMANN F J,DESMET W,GRUBE E,et al.Effectiveness and safety of sirolimus-eluting stents in the treatment of restenosis after coronary stent placement [J].Circulation,2005,111(16):2107-2111.

[36] SOUSA J E,SERRUYS P W,Costa M A.New frontiers in cardiology:drug-eluting stents:Part II[J].Circulation,2003,107(18):2383-2389.

[37] WAKSMAN R,WHITE R L,CHAN R C,et al.Intracoronary gamma-radiation therapy after angioplasty inhibits recurrence in patients with in-stent restenosis [J].Circulation, 2000,101(18):2165-2171.

[38] WAKSMAN R,AJANI A E,WHITE R L,et al.Intravascular gamma radiation for in-stent restenosis in saphenous-vein bypass grafts [J].N Engl J Med,2002,346(16): 1194-1199.

[39] WAKSMAN R,CHENEAU E,AJANI A E,et al.Intracoronary radiation therapy improves the clinical and angiographic outcomes of diffuse in-stent restenotic lesions: results of the Washington Radiation for In-Stent Restenosis Trial for Long Lesions(Long WRIST)Studies [J].Circulation,2003,107(13):1744-1749.

[40] LEON M B,TEIRSTEIN P S,MOSES J W,et al.Localized intracoronary gamma-radiation therapy to inhibit the recurrence of restenosis after stenting [J].N Engl J Med, 2001,344(4):250-256.

[41] WAKSMAN R,AJANI A E,WHITE R L,et al.Five-year follow-up after intracoronary gamma radiation therapy for in-stent restenosis [J].Circulation,2004,109(3):340-344.

[42] WAKSMAN R,BHARGAVA B,WHITE L,et al.Intracoronary beta-radiation therapy inhibits recurrence of in-stent restenosis [J].Circulation,2000,101(16):1895-1898.

[43] POPMA J J,SUNTHARALINGAM M,LANSKY A J,et al.Randomized trial of ^{90}Sr/^{90}Y

beta-radiation versus placebo control for treatment of in-stent restenosis [J].Circulation, 2002,106(9):1090-1096.

[44] WAKSMAN R,RAIZNER A E,YEUNG A C,et al.Use of localised intracoronary beta radiation in treatment of in-stent restenosis:the INHIBIT randomised controlled trial [J]. Lancet,2002,359(9306):551-557.

[45] HOLMES D R Jr,TEIRSTEIN P,SATLER L,et al.Sirolimus-eluting stents vs vascular brachytherapy for in-stent restenosis within bare-metal stents:the SISR randomized trial [J].JAMA,2006,295(11):1264-1273.

[46] STONE G W,ELLIS S G,O'SHAUGHNESSY C D,et al.Paclitaxel-eluting stents vs vascular brachytherapy for in-stent restenosis within bare-metal stents:the TAXUS V ISR randomized trial [J].JAMA,2006,295(11):1253-1263.

[47] ELLIS S G,O'SHAUGHNESSY C D,MARTIN S L,et al.Two-year clinical outcomes after paclitaxel-eluting stent or brachytherapy treatment for bare metal stent restenosis: the TAXUS V ISR trial [J].Eur Heart J,2008,29(13):1625-1634.

[48] DIBRA A,KASTRATI A,ALFONSO F,et al.Effectiveness of drug-eluting stents in patients with bare-metal in-stent restenosis:meta-analysis of randomized trials [J].J Am Coll Cardiol,2007,49(5):616-623.

[49] Acute platelet inhibition with abciximab does not reduce in-stent restenosis(ERASER study).The ERASER Investigators [J].Circulation,1999,100(8):799-806.

[50] STOJKOVIC S,OSTOJIC M,NEDELJKOVIC M,et al.Systemic rapamycin without loading dose for restenosis prevention after coronary bare metal stent implantation [J]. Catheter Cardiovasc Interv,2010,75(3):317-325.

[51] ALFONSO F,PÉREZ-VIZCAYNO M J,CÁRDENAS A,et al.A randomized comparison of drug-eluting balloon versus everolimus-eluting stent in patients with bare-metal stent-in-stent restenosis:the RIBS V Clinical Trial(Restenosis Intra-stent of Bare Metal Stents: paclitaxel-eluting balloon vs.everolimus-eluting stent) [J].J Am Coll Cardiol,2014,63 (14):1378-1386.

[52] XU B,GAO R,WANG J,et al.A prospective,multicenter,randomized trial of paclitaxel-coated balloon versus paclitaxel-eluting stent for the treatment of drug-eluting stent in-stent restenosis:results from the PEPCAD China ISR trial [J].JACC Cardiovasc Interv, 2014,7(2):204-211.

[53] AGOSTONI P,BELKACEMI A,VOSKUIL M,et al.Serial morphological and functional assessment of drug-eluting balloon for in-stent restenotic lesions:mechanisms of action evaluated with angiography,optical coherence tomography,and fractional flow reserve [J].JACC Cardiovasc Interv,2013,6(6):569-576.

[54] SCHELLER B,HEHRLEIN C,BOCKSCH W,et al.Treatment of coronary in-stent restenosis with a paclitaxel-coated balloon catheter [J].N Engl J Med,2006,355(20): 2113-2124.

[55] SCHELLER B,HEHRLEIN C,BOCKSCH W,et al.Two year follow-up after treatment of coronary in-stent restenosis with a paclitaxel-coated balloon catheter [J].Clin Res

Cardiol,2008,97(10):773-781.

[56] SCHELLER B,CLEVER Y P,KELSCH B,et al.Long-term follow-up after treatment of coronary in-stent restenosis with a paclitaxel-coated balloon catheter [J].JACC Cardiovasc Interv,2012,5(3):323-330.

[57] UNVERDORBEN M,VALLBRACHT C,CREMERS B,et al.Paclitaxel-coated balloon catheter versus paclitaxel-coated stent for the treatment of coronary in-stent restenosis[J]. Circulation,2009,119(23):2986-2994.

[58] RITTGER H,BRACHMANN J,SINHA A M,et al.A randomized,multicenter,single-blinded trial comparing paclitaxel-coated balloon angioplasty with plain balloon angioplasty in drug-eluting stent restenosis:the PEPCAD-DES study [J].J Am Coll Cardiol,2012,59(15):1377-1382.

[59] HABARA S,MITSUDO K,KADOTA K,et al.Effectiveness of paclitaxel-eluting balloon catheter in patients with sirolimus-eluting stent restenosis [J].JACC Cardiovasc Interv, 2011,4(2):149-154.

[60] BYRNE R A,NEUMANN F J,MEHILLI J,et al.Paclitaxel-eluting balloons,paclitaxel-eluting stents,and balloon angioplasty in patients with restenosis after implantation of a drug-eluting stent(ISAR-DESIRE 3):a randomised,open-label trial [J].Lancet,2013, 381(9865):461-467.

[61] WÖHRLE J,ZADURA M,MÖBIUS-WINKLER S,et al.SeQuent Please World Wide Registry:clinical results of SeQuent Please paclitaxel-coated balloon angioplasty in a large-scale,prospective registry study [J].J Am Coll Cardiol,2012,60(18):1733-1738.

[62] VAQUERIZO B,SERRA A,MIRANDA-GUARDIOLA F,et al.One-year outcomes with angiographic follow-up of paclitaxel-eluting balloon for the treatment of in-stent restenosis:insights from Spanish multicenter registry [J].J Interv Cardiol,2011,24(6): 518-528.

[63] STELLA P R,BELKACEMI A,WAKSMAN R,et al.The Valentines Trial:results of the first one week worldwide multicentre enrolment trial,evaluating the real world usage of the second generation DIOR paclitaxel drug-eluting balloon for in-stent restenosis treatment [J].EuroIntervention,2011,7(6):705-710.

[64] HEHRLEIN C,DIETZ U,KUBICA J,et al.Twelve-month results of a paclitaxel releasing balloon in patients presenting with in-stent restenosis First-in-Man(PEPPER) trial [J].Cardiovasc Revasc Med,2012,13(5):260-264.

[65] WAKSMAN R,PAKALA R.Drug-eluting balloon:the comeback kid? [J].Circ Cardiovasc Interv,2009,2(4):352-358.

[66] MEHILLI J,DIBRA A,KASTRATI A,et al.Randomized trial of paclitaxel-and sirolimus-eluting stents in small coronary vessels [J].Eur Heart J,2006,27(3):260-266.

[67] MAURI L,ORAV E J,KUNTZ R E.Late loss in lumen diameter and binary restenosis for drug-eluting stent comparison [J].Circulation,2005,111(25):3435-3442.

[68] BIONDI-ZOCCAI G,MORETTI C,ABBATE A,et al.Percutaneous coronary intervention for small vessel coronary artery disease [J].Cardiovasc Revasc Med,2010,

11(3):189-198.

[69] UNVERDORBEN M,KLEBER F X,HEUER H,et al.Treatment of small coronary arteries with a paclitaxel-coated balloon catheter [J].Clin Res Cardiol,2010,99(3): 165-174.

[70] CORTESE B,MICHELI A,PICCHI A,et al.Paclitaxel-coated balloon versus drug-eluting stent during PCI of small coronary vessels,a prospective randomised clinical trial. The PICCOLETO study [J].Heart,2010,96(16):1291-1296.

[71] DIBRA A,KASTRATI A,MEHILLI J,et al.Paclitaxel-eluting or sirolimus-eluting stents to prevent restenosis in diabetic patients [J].N Engl J Med,2005,353(7):663-670.

[72] HONG S J,KIM M H,AHN T H,et al.Multiple predictors of coronary restenosis after drug-eluting stent implantation in patients with diabetes [J].Heart,2006,92(8):1119-1124.

[73] KORNOWSKI R,MINTZ G S,KENT K M,et al.Increased restenosis in diabetes mellitus after coronary interventions is due to exaggerated intimal hyperplasia.A serial intravascular ultrasound study [J].Circulation,1997,95(6):1366-1369.

[74] ALI R M,DEGENHARDT R,ZAMBAHARI R,et al.Paclitaxel-eluting balloon angioplasty and cobalt-chromium stents versus conventional angioplasty and paclitaxel-eluting stents in the treatment of native coronary artery stenoses in patients with diabetes mellitus [J].EuroIntervention,2011,7 Suppl K:K83-K92.

[75] HILDICK-SMITH D,DE BELDER A J,COOTER N,et al.Randomized trial of simple versus complex drug-eluting stenting for bifurcation lesions:the British Bifurcation Coronary Study:old,new,and evolving strategies [J].Circulation,2010,121(10):1235-1243.

[76] BRAR S S,GRAY W A,DANGAS G,et al.Bifurcation stenting with drug-eluting stents: a systematic review and meta-analysis of randomized trials [J].EuroIntervention,2009, 5(4):475-484.

[77] FANGGIDAY J C,STELLA P R,GUYOMI S H,et al.Safety and efficacy of drug-eluting balloons in percutaneous treatment of bifurcation lesions:the DCBIUT(Drug-Eluting Balloon in Bifurcation Utrecht)registry [J].Catheter Cardiovasc Interv,2008,71(5): 629-635.

[78] STELLA P R,BELKACEMI A,DUBOIS C,et al.A multicenter randomized comparison of drug-eluting balloon plus bare-metal stent versus bare-metal stent versus drug-eluting stent in bifurcation lesions treated with a single-stenting technique:six-month angiographic and 12-month clinical results of the drug-eluting balloon in bifurcations trial [J].Catheter Cardiovasc Interv,2012,80(7):1138-1146.

[79] MATHEY D G,WENDIG I,BOXBERGER M,et al.Treatment of bifurcation lesions with a drug-eluting balloon:the PEPCAD V(Paclitaxel Eluting PTCA Balloon in Coronary Artery Disease)trial [J].EuroIntervention,2011,7 Suppl K:K61-K65.

[80] SGUEGLIA G A,TODARO D,BISCIGLIA A,et al.Kissing inflation is feasible with all second-generation drug-eluting balloons [J].Cardiovasc Revasc Med,2011,12(5):

280-285.

［81］ FINN A V,KOLODGIE F D,HARNEK J,et al.Differential response of delayed healing and persistent inflammation at sites of overlapping sirolimus-or paclitaxel-eluting stents ［J］.Circulation,2005,112(2):270-278.

［82］ LIM S Y,JEONG M H,HONG S J,et al.Inflammation and delayed endothelization with overlapping drug-eluting stents in a porcine model of in-stent restenosis［J］.Circ J, 2008,72(3):463-468.

［83］ HER S H,YOO K D,PARK C S,et al.Long-term clinical outcomes of overlapping heterogeneous drug-eluting stents compared with homogeneous drug-eluting stents［J］. Heart,2011,97(18):1501-1506.

［84］ KANG W C,OH K J,HAN S H,et al.Angiographic and intravascular ultrasound study of the effects of overlapping sirolimus-and paclitaxel-eluting stents:comparison with same drug-eluting overlapping stents［J］.Int J Cardiol,2007,123(1):12-17.

［85］ RÄBER L,JÜNI P,LÖFFEL L,et al.Impact of stent overlap on angiographic and long-term clinical outcome in patients undergoing drug-eluting stent implantation［J］.J Am Coll Cardiol,2010,55(12):1178-1188.

［86］ HERDEG C,GÖHRING-FRISCHHOLZ K,HAASE K K,et al.Catheter-based delivery of fluid　paclitaxel for prevention of restenosis in native coronary artery lesions after stent implantation［J］.Circ Cardiovasc Interv,2009,2(4):294-301.

［87］ BONAVENTURA K,LEBER A W,SOHNS C,et al.Cost-effectiveness of paclitaxel-coated balloon angioplasty and paclitaxel-eluting stent implantation for treatment of coronary in-stent restenosis in patients with stable coronary artery disease［J］.Clin Res Cardiol,2012,101(7):573-584.

［88］ CREMERS B,CLEVER Y,SCHAFFNER S,et al.Treatment of coronary in-stent restenosis with a novel paclitaxel urea coated balloon［J］.Minerva Cardioangiol,2010, 58(5):583-588.

［89］ KUFNER S,CASSESE S,VALESKINI M,et al.Long-term efficacy and safety of paclitaxel-eluting balloon for the treatment of drug-eluting stent restenosis:3-year results of a randomized controlled trial［J］.JACC Cardiovasc Interv,2015,8(7):877-884.

［90］ WINDECKER S,KOLH P,ALFONSO F,et al.2014 ESC/EACTS Guidelines on myocardial revascularization:the Task Force on Myocardial Revascularization of the European Society of Cardiology(ESC)and the European Association for Cardio-Thoracic Surgery(EACTS).Developed with the special contribution of the European Association of Percutaneous Cardiovascular Interventions(EAPCI)［J］.Eur Heart J,2014,35(37): 2541-2619.

［91］ ALFONSO F,PÉREZ-VIZCAYNO M J,CÁRDENAS A,et al.A prospective randomized trial of drug-eluting balloons versus everolimus-eluting stents in patients with in-stent restenosis of drug-eluting stents:the RIBS Ⅳ randomized clinical trial［J］.J Am Coll Cardiol,2015,66(1):23-33.

［92］ ALFONSO F,PÉREZ-VIZCAYNO M J,GÓMEZ-RECIO M,et al.Implications of the "watermelon seeding" phenomenon during coronary interventions for in-stent restenosis [J].Catheter Cardiovasc Interv,2005,66(4):521-527.

[93] ALFONSO F,ZUECO J,CEQUIER A,et al.A randomized comparison of repeat stenting with balloon angioplasty in patients with in-stent restenosis [J].J Am Coll Cardiol, 2003,42(5):796-805.

[94] ALFONSO F,MELGARES R,MAINAR V,et al.Therapeutic implications of in-stent restenosis located at the stent edge.Insights from the restenosis intra-stent balloon angioplasty versus elective stenting(RIBS)randomized trial [J].Eur Heart J,2004,25 (20):1829-1835.

[95] SIONTIS G C,STEFANINI G G,MAVRIDIS D,et al.Percutaneous coronary interventional strategies for treatment of in-stent restenosis:a network meta-analysis [J]. Lancet,2015,386(9994):655-664.

[96] GIACOPPO D,GARGIULO G,ARUTA P,et al.Treatment strategies for coronary in-stent restenosis:systematic review and hierarchical Bayesian network meta-analysis of 24 randomised trials and 4880 patients [J].BMJ,2015,351:h5392.

[97] GRANADA J F.Drug-Coated Balloons for In-Stent Restenosis:A Fierce Fight for a "Me-Too" Space [J].JACC Cardiovasc Interv,2018,11(23):2378-2380.

[98] CHEN Y,GAO L,QIN Q,et al.Comparison of 2 different drug-coated balloons in in-stent restenosis:the RESTORE ISR China randomized trial [J].JACC Cardiovasc Interv,2018,11(23):2368-2377.

[99] PALMERINI T,DELLA RIVA D,BIONDI-ZOCCAI G,et al.Mortality following nonemergent,uncomplicated target lesion revascularization after percutaneous coronary intervention:an individual patient data pooled analysis of 21 randomized trials and 32, 524 patients [J].JACC Cardiovasc Interv,2018,11(9):892-902.

[100] ALFONSO F,PÉREZ-VIZCAYNO M J,CUESTA J,et al.3-Year Clinical Follow-Up of the RIBS Ⅳ Clinical Trial:a prospective randomized study of drug-eluting balloons versus everolimus-eluting stents in patients with in-stent restenosis in coronary arteries previously treated with drug-eluting stents [J].JACC Cardiovasc Interv,2018,11(10): 981-991.

[101] HACHINOHE D,KASHIMA Y,HIRATA K,et al.Treatment for in-stent restenosis requiring rotational atherectomy [J].J Interv Cardiol,2018,31(6):747-754.

第五章

药物涂层球囊治疗冠状
动脉小血管病变

第一节　冠状动脉小血管病变的特殊性与
介入治疗概况

一、冠状动脉小血管病变的定义与特点

迄今为止,冠状动脉小血管病变尚无统一的定义,不同临床研究采用的定义有所不同。早期研究将定量冠状动脉造影(quantitative coronary angiography,QCA)测量的参照血管直径 <3mm 的病变定义为小血管病变。目前多数学者将参考血管直径 ≤ 2.8mm 的冠状动脉称为小血管,也有相当数量研究将其定义为直径 ≤ 2.75mm。众所周知,冠状动脉造影并不能完全反映血管的真实大小,例如伴有弥漫性狭窄的大血管病变有时可能在冠状动脉造影时被误判为小血管病变,此时可能需要冠状动脉腔内影像学,例如血管内超声(intravascular ultrasound,IVUS)或光学相干断层成像(optical coherence tomography,OCT)检查才能确定管腔的真实直径。

有学者提出,小血管的定义不应只局限于影像学的定义,还应该考虑到血管供血范围的大小和供血区域的重要性。例如,直径为 2.5mm 对角支虽然从影像学定义上是小血管,但如果该血管是前降支仅有的重要分支或分布范围很大,也应该将其按前降支的重要性来对待。同样,前降支中段病变,参考血管直径为 2.75mm,虽属小血管范畴,但对左心室供血的

重要性不言而喻。因此，小血管并不等于分支血管、末梢血管，要给予足够的重视。

在冠状动脉介入治疗中，小血管病变占30%~40%。由于小血管病变独特的解剖学特点，血管内径狭小，支架植入后即使轻度的新生内膜增生即可导致明显的管腔丢失，而且对内膜增殖的代偿作用（正性重构）有限。因此，小血管病变的支架介入治疗往往与主要心血管不良事件（major adverse cardiac events，MACEs），如支架内再狭窄（in-stent restenosis，ISR）、支架内血栓形成（stent thrombosis，ST）及再次血管重建等密切相关。此外，小血管病变多发生于女性、糖尿病或慢性肾功能不全等高危患者，且多与弥漫性病变、钙化病变等复杂病变共存，因此，对冠状动脉小血管病变介入治疗的风险与获益价值评估一直以来也在困扰着介入医生。

二、冠状动脉小血管病变的介入治疗概况

目前国内针对冠状动脉小血管病变的介入治疗主要包括POBA、药物洗脱支架（drug-eluting stent，DES）植入术或药物涂层球囊（drug-coated balloon，DCB）介入治疗。众所周知，多数临床试验证实，POBA治疗冠状动脉小血管病变的再狭窄发生率明显高于非小血管病变，可高达30%~50%，不推荐常规用于冠状动脉介入治疗。新一代DES在经过多次改进支架钢梁厚度（80~90μm）、多聚化合物涂层（polymer）和涂层药物后，在降低小血管病变再狭窄发生率方面取得了明显进步。在一项针对小血管病变而专门设计的比较DES和裸金属支架（bare mental stent，BMS）的临床研究中发现，在平均随访3年后，与BMS相比，DES显著降低小血管病变PCI后MACEs相对风险（达49%），显著减少靶血管血运重建（target vessel revascularization，TVR）相对风险（达56%）。而在安全性方面，两者无显著性差异。

由于小血管支架介入术后MACEs发生率较高，为避免不必要的治疗，PHANTOM研究对拟行介入术的小血管病变进行FFR功能评估，结果发现，在根据冠状动脉造影结果计划行PCI的小血管病变中只有35%具有功能学意义。由此看来，FFR指导的DES植入是PCI治疗冠状动脉小血管疾病的最佳策略。但即使应用此种"最佳治疗方案"，患者PCI术后5年随访的死亡率仍为5%左右，缺血驱动的TVR发生率为10%，MACEs发生率为14%。冠状动脉小血管病变依然是支架内再狭窄的独立预测因子。

药物涂层球囊"介入无植入"的治疗方式避免了DES植入后局部的多聚物涂层导致的炎症刺激，以及抗增殖药物的持续释放导致血管再内皮化延迟，

进而降低了支架内血栓形成和支架内再狭窄的风险。介入治疗后的炎症反应持续时间短,1~3 个月内即可完全内皮化,同时保留了血管对内膜增殖的代偿功能,因此,对于支架术后容易发生再狭窄的小血管病变可能是更好的介入治疗方法。

第二节　药物涂层球囊治疗冠状动脉小血管病变的主要循证医学证据

一、PEPCAD I研究

PEPCAD I(Paclitaxel Eluting PTCA Balloon in Coronary Artery Disease I)研究是关注 DCB 在冠状动脉小血管病变中的应用的第一项研究,是前瞻性非随机观察性研究,旨在评估 SeQuent Please DCB 二代紫杉醇药物涂层球囊在冠状动脉小血管疾病治疗中的应用,主要终点是 6 个月血管造影显示的节段内晚期管腔丢失(late lumen loss,LLL)。在 2006 年 1—12 月期间共纳入 118 例参考血管直径为(2.35 ± 0.19)mm 的患者,其中 82 名患者(70%)接受了单纯药物涂层球囊治疗,而 32 名患者需要额外植入支架,4 例未能成功送入 DCB。6 个月的冠状动脉造影随访(造影随访率为 89%)显示较好的结果:所有病变平均节段内 LLL 为(0.28 ± 0.53)mm。单纯 DCB 治疗患者节段内 LLL 为(0.16 ± 0.38)mm,DCB 联合补救性 BMS 植入患者的 LLL 为(0.62 ± 0.73)mm;节段内再狭窄发生率分别为 5.5% 和 44.8%,均具有显著的统计学差异。临床随访 12 个月时,MACEs 发生率分别为 6.1% 和 37.5%,靶病变血运重建(target lesion revascularization,TLR)发生率分别为 4.9% 和 28.1%。单纯 DCB 组的上述临床数据与当时的西罗莫斯洗脱支架的临床数据相当,相比之下,DCB 联合 BMS 患者的结果逊色很多:节段内再狭窄和 TLR 发生率分别是 DCB 组的 8 倍和 5 倍。其中 77% 支架内再狭窄多发生在支架边缘(in-segment),这个区域往往是 BMS 支架超出 DCB 覆盖区域的部分,即药物"地理丢失"区域。冠状动脉血栓形成在 DCB 联合补救性 BMS 组发生率为 6.3%,而在单独 DCB 组没有发生。PEPCAD I 试验初步显示出单纯 DCB 治疗冠状动脉小血管病变的效果不逊于当时的 DES,这促使人们设计药物涂层球囊和药物洗脱支架的随机对照试验,为这一结果提供更多循证医学证据。

二、PICCOLETTO 研究

PICCOLETTO（Paclitaxel-Coated Balloon Versus Drug-Eluting Stent During Percutaneous Coronary Intervention of Small Coronary Vessels）研究是第一个比较 DCB 和 DES 的随机对照研究。预计入选 80 例小血管病变（≤ 2.75mm）引起的心绞痛患者，随机分为两组，分别给予紫杉醇涂层的 DCB Dior Ⅰ 和紫杉醇 DES Taxus Libertè 治疗。该研究为非劣效性研究，主要终点为术后 6 个月冠状动脉造影随访的再狭窄和 9 个月临床随访的 MACEs（死亡、Q 波心肌梗死或 TLR）发生率。当患者入选达到 2/3 时（DCB 组 28 例，DES 组 29 例），因发现 DCB 组再狭窄发生率明显高于 DES 组（43.6% vs. 24.3%），并且术后 9 个月的 MACEs 发生率也有增多的趋势（分别为 35.7% 和 13.8%）而提前终止了该研究。后期分析发现，DCB 效果远逊于预期结果的主要原因是 Dior DCB 在冠状动脉血管壁组织中的药物渗透效果不佳；其次，手术操作上的区别也不利于 DCB 组，例如 DCB 组病变预扩张次数及压力均低于 DES 组。此外，DCB 组中有 36% 的病变补救性植入了 BMS，其中 DCB 与 BMS 间的"地理缺失"也是导致再狭窄发生率增加的可能原因。由此，2011 年德国 DCB 小组推出 DCB 应用专家共识，对使用 DCB 的手术操作进行规范化推荐，该共识于 2013 年进行了更新。共识文件指出，应用 DCB 治疗冠状动脉小血管病变（参照血管直径为 2.0~2.75mm）时，应该采用普通球囊（最好是高压球囊）对病变进行充分预扩张以确保良好的病变预处理。如果造影显示预扩张结果满意，随即应用 DCB。DCB 两端覆盖的范围应分别超过预扩张区域 2~3mm，DCB/ 血管的直径比以（0.8~1.0）：1 为宜，以命名压扩张 DCB 至少 30 秒，以利于药物的有效释放。病变预处理不充分可能会直接导致 DCB 失败。

三、BELLO 研究

BELLO（Balloon Elution and Late Loss Optimization）研究是一项多中心随机对照研究，比较紫杉醇涂层 DCB IN.PACT Falcon™ 与紫杉醇 DES Taxus Libertè 在小血管（直径 <2.8mm）PCI 中的安全性及疗效。研究共纳入 182 例患者，将其随机分至 DCB 治疗组（n=90）或 DES 组（n=92）。主要终点为术后 6 个月随访时冠状动脉造影测量的 LLL，次要终点为随访 6 个月时血管造影再狭窄、TLR 及 MACEs（包括死亡、MI 及 TVR）发生率。受试者的绝大多数（89%）病变参照血管直径小于 2.5mm。DCB 组参照血管直径显著小于 DES 组［(2.15 ± 0.27) mm vs. (2.25 ± 0.24) mm ］。与 PICCOLETTO 研究不同，97% 的 DCB 组患者接受了 DCB 之前的球囊预扩张。DCB 组 6 个月的

LLL 明显优于 DES 组[(0.08 ± 0.38) mm *vs.* (0.29 ± 0.44) mm, $P_{非劣效性}$<0.001, $P_{优效性}$<0.001],DCB 组与 DES 组 MACEs 发生率类似(10% *vs.* 16.3%,*P*=0.18)。对于糖尿病小血管病变,DCB 治疗后 LLL 显著优于 DES[(0.05 ± 0.41) mm *vs.* (0.32 ± 0.52) mm]。在极小血管病变(参照血管直径 ≤ 2.25mm)的患者中,DCB 组 LLL 也较 DES 组显示出明显的优势[(0.07 ± 0.35) mm *vs.* (0.29 ± 0.41) mm]。DCB 组中有 21.1% 患者需要补救性 BMS 植入,DCB 联合 BMS 组的 LLL 为 (0.37 ± 0.51) mm,与 DES 组类似(*P*=0.59),提示 DCB 联合补救性 BMS 与 DES 疗效相似。

BELLO 研究与 PICCOLETTO 研究结果差异较大的原因,主要考虑为两组 DCB 制作工艺有很大差别,预扩张也不同,以及在 DCB 扩张后需要植入 BMS 的病变时十分注意支架植入的部位,从而避免了地理缺失现象,这些都是术后再狭窄的原因。BELLO 研究也有一定的局限性,例如样本量较小,难以发现两组间临床结局的差别;试验应用的 DES 为第一代产品,并不能反映新一代 DES 的状况。尽管如此,BELLO 研究的结果显示,在小血管病变介入领域,DCB 作为 DES 的替代治疗是可以接受的。

四、SeQuent Please® 小血管注册研究

基于上述研究数据,似乎单纯 DCB 或联合必要 BMS 策略在小血管 PCI 中是合理并值得期待的,这一策略避免了支架结构进一步减少小血管管腔直径。为了进一步确定 DCB 在真实世界小血管病变中的有效性和安全性,由 PEPCAD 研究者发起了全球范围 DCB 治疗冠状动脉小血管病变的注册研究。

SeQuent Please® 小血管注册研究是一项国际性、前瞻性、多中心注册研究,共纳入 479 例患者[平均年龄为(66.1 ± 10.9)岁,36.7% 为糖尿病患者],这些患者的冠状动脉原发(de novo)病变均属于"小血管"(≥ 2.0mm 且 ≤ 2.75mm)。研究的主要终点是 9 个月临床驱动 TVR 发生率,次要终点包括手术成功率、院内事件率、9 个月 MACEs(死亡、心肌梗死及 TLR)发生率及确诊病变血管血栓事件。入组患者中 105 例(23.5%)患者诊断急性冠脉综合征,41 例(9.2%)患者诊断 ST 段抬高型心肌梗死,60 例(14.8%)患者诊断非 ST 段抬高型心肌梗死;靶血管参考直径为(2.14 ± 0.35)mm,其中 DCB 组靶血管参考直径为(2.13 ± 0.34)mm,略低于 DCB 联合补救 BMS 组[(2.27 ± 0.45)mm,*P*=0.058]。471 处靶病变共使用了 478 个 DCB,DCB 平均直径为(2.33 ± 0.31)mm,长度为(19.2 ± 4.5)mm,病变预扩张球囊的平均直径为(2.02 ± 0.25)mm,长度为(15.6 ± 4.5)mm。手术

即刻成功率达到99%,27例(6%)患者需要植入BMS,其中57.6%由于靶病变夹层形成,41.2%由于非靶病变狭窄。随访(9.4±1.7)个月,临床驱动TVR发生率为3.6%(14例),0.6%(3例)患者发生了非靶血管血栓事件,但是没有心源性死亡及冠状动脉旁路移植术事件,MACEs发生率为4.7%。该研究纳入的是非选择性患者,除了对抗血小板药物禁忌的患者,均可纳入研究。手术经股动脉或桡动脉途径完成,需要应用至少5F以上的导引导管;术后需要联合服用阿司匹林及氯吡格雷(75mg/d,1个月)、普拉格雷(10mg/d,3~6个月)或替格瑞洛(180mg/d,12个月)。该研究反映了"真实世界"的现实,单纯DCB治疗冠状动脉小血管病变具有优越的安全性和有效性,将会成为冠状动脉小血管de novo病变的合理治疗策略之一。

五、BASKET-SMALL 2研究

BASKET-SMALL 2(Drug-Coated Balloons for Small Coronary Artery Disease)是一项前瞻性、随机、对照、开放标签的多中心(瑞典、德国、澳大利亚)非劣效性研究,患者入选时间为2012年4月至2017年2月,入选标准为接受PCI治疗的直径<3.0mm的冠状动脉原发病变,在预扩张后没有出现影响血流的夹层(TIMI血流≤2级)或残余狭窄≥30%并需要植入支架。主要排除标准包括:支架内再狭窄、同时行较大血管介入术、口服抗凝药和计划在12个月内接受外科手术。在对小血管病变成功预扩张后,758例患者按1:1的比例随机分入DES组和DCB组,最终共有729例资料完整的患者纳入分析,其中370例DCB组,329例DES组。主要终点为12个月时MACEs发生率,包括心源性死亡、非致死性心肌梗死和TVR。

在2018年的ESC会议上公布了该试验的研究结果:DCB组和DES组主要终点事件发生率无显著性差异(7.5% vs. 7.3%,HR=0.97,95%CI 0.58~1.64,P=0.918)。单个主要终点事件,如心源性死亡,DES组5例(1.3%),DCB组12例(3.1%),无统计学差异;致死性心肌梗死(DCB组、DES组分别为1.6%、3.5%,P=0.112 3)和TVR(DCB组、DES组分别为3.4%和4.5%,P=0.437 5)亦无统计学差异。

可疑或确定的支架内血栓(DCB组、DES组分别为0.8%、1.1%,HR=0.73,95%CI 0.16~3.26)以及严重出血事件(BARC≥3型出血,DCB组、DES组分别为1.1%、2.4%,HR=0.45,95%CI 0.14~1.46,P=0.183 4)均无统计学差异。该研究证实,DCB在12个月的MACEs发生率不高于DES,达到非劣效性终点,为冠状动脉小血管病变患者提供一种重要的介入

治疗选择。

在解读该试验结果时应注意:①该研究将小血管定义为参考血管直径<3.0mm,这与目前DCB研究常用的"参考血管直径<2.8mm为小血管"的定义有差异,因此,DES在小血管病变中容易出现的MACEs(例如再狭窄驱动的TLR、支架内血栓等)发生率有可能被低估;②该研究入选患者时间长达5年,DES组在入选25%患者后,由于TAXUS Element支架事件率较高而将之后的DES更换为Xience支架,这种选择偏倚(selection bias)也是该试验的一个瑕疵,可能会影响DES组的事件率;③DCB的突出优势在于冠状动脉内不植入永久性材料,这可能会减少远期不良事件的发生,因此需要更长的随访时间来证实。尽管如此,BASKET-SMALL 2的研究结果为DCB治疗冠状动脉小血管病变提供了有力的支持证据,并为将来开展"真正的"小血管病变(<2.5mm)研究搭建了很好的平台。

六、其他DCB治疗冠状动脉小血管的临床试验

在一项西班牙多中心注册研究中,共纳入104例冠状动脉小血管病变(<2.5mm)患者,接受DIOR™紫杉醇药物涂层球囊治疗。手术即刻成功率为93%(7%因冠状动脉夹层导致紧急BMS植入)。12个月时MACEs发生率为4.8%(心源性死亡占1.9%,心肌梗死占1.0%,TLR占2.9%)。7个月时的LLL为(0.31 ± 0.20)mm,紧急使用BMS补救是MACEs和TLR的强力预测因子。一例紧急BMS植入的患者6个月时发生明确的支架血栓。

SeQuent Please®国际注册研究是一项国际性、多中心、前瞻性、大规模注册研究,目的是评价紫杉醇药物涂层球囊SeQuent Please®在所有接受治疗的冠心病患者中的安全性和有效性。主要终点为9个月时的TLR发生率。次要终点为MACEs发生率,包括心源性死亡、心肌梗死、TLR和TVR。2008年2月至2011年11月期间,在8个国家的75个中心总共入选了2 095例患者,其中1 523例(72.7%)是DES或BMS再狭窄的患者,572例(27.3%)是冠状动脉原发病变。在453处仅用DCB治疗的小血管病变[(2.5 ± 0.5)mm]的TLR发生率较低,与106处补救性植入BMS的病变[(2.8 ± 0.5)mm]相比无差异(1.0% vs. 2.4%,P=0.31)。两组在MACEs、TVR、心肌梗死(myocardial infarction,MI)和心源性死亡的发生率方面也无明显差异。这部分数据为DCB治疗小血管病变的小规模随机试验添加了新的重要观点(表5-1)。

表 5-1 DCB 治疗冠状动脉小血管病变的主要临床试验汇总

研究名称	样本数	治疗器械	主要终点(随访时间)	TLR/TVR(随访时间)	补救 BMS 植入率	MACEs 发生率
PEPCAD I	118	SeQuent Please®	单纯 DCB 的 LLL 为 0.16mm;DCB+BMS 的 LLL 为 0.62mm(6 个月)	单纯 DCB 的 TLR 发生率为 4.9%;DCB+BMS 的 TLR 发生率为 28.1%(12 个月)	28%	单纯 DCB 为 6.1%;DCB+BMS 为 37.5%
PICCOLETTO	57	DIOR I vs.PES	再狭窄发生率:43.6% vs. 24.3%(6 个月),未达到非劣效性终点	TLR:32.1% vs. 10.3%(9 个月)	36%	35.7% vs. 13.8%,P=0.18
西班牙 DIOR 注册研究	104	DIOR I 或 DIOR II	LLL 为 0.34mm(6 个月)	3%(12 个月)	7%	4.8%
BELLO	182	INPACT Falcon vs.PES	LLL:0.09mm vs.0.30mm(6 个月),DCB 达到优效性	TLR:4.4% vs. 7.7%(6 个月)	21%	10% vs. 16.3%,P=0.18
SeQuent Please® 小血管注册研究	447	SeQuent Please®		单纯 DCB 的 TVR 发生率为 3.6%;DCB+BMS 的 TVR 发生率为 4.0%(9 个月)	7%	4.7%
SeQuent Please® 国际注册研究	491	SeQuent Please®	单纯 DCB 的 TLR 发生率为 1.0%;DCB+BMS 的 TLR 发生率为 2.4%,P=0.31(9 个月)	单纯 DCB 的 TVR 发生率为 1.0%;DCB+BMS 的 TVR 发生率为 3.6%,P=0.09(9 个月)	19%	2.6% vs. 2.4%,P=0.91
BASKET-SMALL 2	729	SeQuent Please® vs.TAXUS Element/Xience	MACEs:7.5% vs. 7.3%,HR=0.97,P=0.918,DCB 非劣于 DES(12 个月)	TVR:3.4% vs.4.5%,P=0.44(12 个月)	—	7.5% vs. 7.3%,P=0.918

第三节　药物涂层球囊治疗特殊人群冠状动脉小血管病变的研究现状

一、DCB 治疗糖尿病小血管病变的研究

小血管病变在糖尿病中十分常见,然而糖尿病患者 PCI 的临床预后比非糖尿病者差,这主要归因于治疗血管的管径小、血管炎症反应的程度更高、血栓形成风险以及相关心血管危险因素(如慢性肾衰竭)的发生率更高。斑块负荷大和内膜增生明显也增加了冠状动脉支架植入后再狭窄的风险。尽管药物洗脱支架(drug-eluting stent,DES)与裸金属支架(bare mental stent,BMS)相比可减少临床再狭窄发生率,但糖尿病的存在仍然是不良结果的重要预测因素。

Colombo 等评价了 BELLO 试验中糖尿病对 DCB 和 PES 疗效的影响。BELLO 试验中共有 74 位糖尿病患者(DCB 组 39 位,PES 组 35 位),非糖尿病组 108 位患者(DCB 组 51 位,PES 组 57 位)。DCB 组 6 个月的 LLL 不管是在糖尿病组[(0.05 ± 0.41) mm $vs.$ (0.30 ± 0.51) mm,$P=0.033$]还是非糖尿病组[(0.10 ± 0.36) mm $vs.$ (0.29 ± 0.40) mm,$P=0.015$]都显然低于 PES 组。糖尿病患者中,DCB 组的血管造影再狭窄发生率(6.3% $vs.$ 25.0%,$P=0.039$)和 LLL[(-0.013 ± 0.39) mm $vs.$ (0.25 ± 0.53) mm,$P=0.023$]都显然低于 PES 组;在非糖尿病患者中,DCB 组和 PES 组基本没有差别。DCB 组和 PES 组 1 年时的 MACEs 发生率在糖尿病患者(13.2%$vs.$25%,$P=0.194$)和非糖尿病患者(11.8% $vs.$ 14.3%,$P=0.699$)均无差别。由此可见,糖尿病对 DCB 治疗小血管病变的疗效似乎没有负面影响,且在这个复杂的亚组中 DCB 组造影和临床效果更佳。

二、DCB 治疗急性冠脉综合征小血管病变的研究

Mahmood Zuhdi 等分析来自国际性、前瞻性、多中心的注册研究 SeQuent Please Small Vessel "PCB only" Registry 的数据,注册病变均为直径 ≥ 2.0mm 且 ≤ 2.75mm)的原发病变。共纳入 447 例患者,其中 105 例(23.5%)为急性冠脉综合征(acute coronary syndrome,ACS),与非 ACS 组(342 例)进行比较。主要终点是 9 个月时临床驱动的靶病变血运重建(target lesion revascularization,TLR)。次要终点为即刻操作成功、30 天和 9 个月的 MACEs(死亡、心肌梗死或 TLR)以及病变闭塞和血管血栓形成。结果显示,9.3% 的急性 ACS 患者和 6.5% 的非 ACS 患者需要额外植入支架($P=0.308$)。额外植入支架的原因是靶病变相关夹层(57.6%)或非靶病变狭窄(41.2%)。30 天时,ACS 组和非 ACS

组 MACEs 发生率分别为 0 和 0.3%（P=0.599）。在 9 个月时,两组 TLR 发生率分别为 1.2% 和 4.3%（P=0.180）;MACEs 发生率分别为 3.6% 和 5.0%（P=0.601）。由此可见,DCB 治疗 ACS 小血管病变与非 ACS 患者比较 30 天和 9 个月的 TLR/MACEs 发生率相当低,可以考虑作为支架植入的替代方法。

三、DCB 治疗小血管病变在亚洲人群中的研究现状

来自新加坡陈笃生医院（Tan Tock Seng Hospital,TTSH）（DCB 植入占每年介入术的 20%）的 Sinaga 等回顾了 2011—2013 年间植入 DCB 或 DES 在直径 ≤ 2.5mm 的小血管病变患者 335 例,其中 172 位患者应用单纯 DCB 血管成形术,163 位患者使用二代 DES。结果显示,DCB 组患者与 DES 组患者相比,参考血管直径更小 [（2.22 ± 0.30）mm $vs.$（2.44 ± 0.19）mm,P<0.001],并且治疗器械直径更小（中位值:2.25mm $vs.$ 2.50mm,P<0.001）。DES 组患者的即刻管腔获得 [（1.71 ± 0.48）mm]较 DCB 组 [（1.00 ± 0.53）mm,P<0.001]更大。虽然 DCB 组急性冠脉综合征（acute coronary syndrome,ACS）患者的比例较 DES 组高（77.9% $vs.$ 62.2%,P=0.013）,但 DCB 组的 DAPT 疗程更短 [（7.4 ± 4.7）个月 $vs.$（11.8 ± 1.0）个月,P<0.001]。DCB 组 1 年的复合 MACEs 发生率为 11.6%,DES 组为 11.7%（P=1.000）,TLR 发生率分别为 5.2% 和 3.7%（P=0.601）。结论:对于这些高危患者来说,单纯 DCB 血管成形术 1 年的临床疗效较好,与 DES 组患者疗效相当,同时可缩短 DAPT 的疗程。

日本一项多中心前瞻性随机对照研究纳入 135 例原发性冠状动脉小血管病变患者,按 2∶1 的比例随机采用 PCB 或 POBA 治疗,对比两者的有效性。主要终点为 24 周后 TVR,次要终点为 TLR 及 LLL。结果显示,两组 TVF（3.4% $vs.$ 10.3%,P=0.20）、TLR（2.3% $vs.$ 10.3%,P=0.07）没有显著差异,但 PCB 组 LLL [（0.01 ± 0.31）mm $vs.$（0.32 ± 0.34）mm,P<0.01]明显更低,晚期管腔增大更常见（48% $vs.$ 15%,P<0.01）。两组均未见死亡、MI、血栓事件。该研究未能证实 PCB 在小血管病变治疗的优效性,可能与样本量小、随访时间较短、POBA 组 DAPT 时间较长等有关,但可以看到 DCB 组 TLR 发生率有明显低于 POBA 组的趋势,而且 LLL 显著低于 POBA 组,与欧美试验结果相似。

北京医院是国内最早开始使用 DCB 治疗冠状动脉原发病变的中心之一。我们回顾分析了自 2014 年 5 月至 2017 年 6 月在北京医院应用紫杉醇 DCB（SeQuent Please®）行冠状动脉原发病变介入治疗的冠心病患者 527 例,共 595 处病变;其中小血管病变组 327 例患者,373 处病变。结果显示,小血管病变患者中,糖尿病比例较高,占 58.5%,参考血管平均直径为（2.43 ± 0.33）mm,即刻手术成功率为 99.7%。在平均 10.1 个月的临床随访中,MACEs 发生率为 1.4%（4/281）,TLR/TVR 为 1.1%（3/281）,死亡率为 0。68 例患者共 91 处病变在术

后平均 10 个月的时候进行了冠状动脉造影随访,其中小血管病变为 46 例。QCA 分析显示小血管病变患者随访期最小管腔直径(minimal lumen diameter,MLD)[(1.75±0.48)mm]与术后即刻 MLD[(1.58±0.31)mm]相比明显增加(P=0.008),LLL 为(−0.17±0.43)mm,提示 DCB 治疗后可有晚期管腔正性重构(管腔追赶)趋势,部分患者的冠状动脉造影结果可以见到"支架样效果",这与 Kleber 等研究结果一致。

第四节　药物涂层球囊治疗冠状动脉小血管病变的其他问题

一、DCB 治疗冠状动脉小血管病变的长期效果

有关 DCB 治疗小血管病变的长期(1 年以上)临床效果的临床试验并不多,但大多表现出 DCB 不劣于甚至优于 DES(多为第一代 PES)的趋势。

PEPCAD Ⅰ研究对患者随访至 3 年时,发现两组患者的 MACEs 发生率没有任何变化,12 个月和 36 个月的主要心血管不良事件发生率仅 DCB 为5/82(6.1%),DCB+BMS 为 12/32(37.5%),总体 MACEs 发生率仍为 15%。主要是由于两组 TLR 发生率差异比较大(4.9% $vs.$ 28.1%,P<0.001)。由此可见,应用 SeQuent Please® 药物涂层球囊治疗冠状动脉小血管病变显示出良好的 6个月血管造影和 1 年临床数据,并在 3 年随访期间持续存在,表明 DCB 对小血管病变的疗效优异并且持久。

BELLO 试验随访 2 年时,DCB 组与 PES 组相比,MACEs 发生率较低(14.8% $vs.$ 25.3%,P=0.08)。DCB 组在 6 个月、1 年和 2 年时的 TLR 发生率与 PES 组没有显著差异(分别为 4.4% $vs.$ 7.6%,P=0.37;6.7% $vs.$ 12.1%,P=0.23;6.8% $vs.$ 12.1%,P=0.25)。3 年随访结果仍可以看到上述趋势的延续,共有 173例患者(95.1%)纳入最终的数据分析,7 例死亡(DCB 组 2 例,PES 组 5 例),DCB 组和 PES 组(各 83 例)的 MACEs 发生率差异更明显(14.4% $vs.$ 30.4%,P=0.015);TLR 分别为 6.7% 和 13%(P=0.14)。两组均没有靶病变支架内(或血管内)血栓形成事件。糖尿病亚组患者 MACEs 发生率在 DCB 组显著低于PES 组(15.4% $vs.$ 38.9%,P=0.02);而两组间 TVR 和 TLR 无明显差异。

Zivelonghi 等回顾性分析了 4 年间三个临床中心连续纳入的接受 DCB治疗的 143 例患者[167 处病变,其中 41 处为小血管病变(<2.5mm),126 处为ISR 病变],评估 DCB 长期随访(平均 1 046 天)的临床结局。手术成功率为94.6%。主要终点为心脏死亡、MI、TLR 及复合 MACEs 发生率。所有患者 12

个月随访时无 MACEs 总体生存率为 91.6%,48 个月时为 75.3%(心脏死亡 3 例,MI 8 例,TLR 27 例)。小血管病变患者 12 个月随访时无 MACEs 总体生存率为 91.4%,48 个月时为 75.6%(心脏死亡 2 例,MI 2 例,TLR 4 例),没有发生血栓事件。小血管病变与 ISR 病变的 MACEs 发生率没有差异。多变量分析显示,ACS、MI 史、血运重建史、外周动脉疾病和糖尿病是长期随访 MACEs 发生的独立预测因子。由此可见,DCB 治疗小血管病变及 ISR 长期临床结局良好。

二、DCB 治疗小血管病变与新一代 DES 的疗效比较

前述治疗小血管病变的试验中与 DCB 比较的 DES 多为第一代 DES,后者与当代广泛应用的第二代 DES 相比在支架结构工艺、多聚物涂层及涂层药物等方面都有很大改良,那么 DCB 治疗小血管病变与新一代 DES 比较效果如何? Giannini 等从 BELLO 试验的 DCB 治疗组(IN.PACT Falcon DCB)中纳入了 90 例冠状动脉小血管病变患者,应用倾向评分匹配方法调整基线临床和血管造影特征的差异后,纳入 91 例接受 EES(Xience V DES 或 Promus DES)治疗的小血管病变患者。DCB 组 1 年累积 MACEs 发生率为 12.2%,EES 组为 15.4%(P=0.538),DCB 组患者的 TLR 率与 EES 组相似(4.4% *vs.* 5.6%,P=0.720)。两组均没有明确或可能的支架内(或血管内原位)血栓形成。上述可以看出,DCB 和二代 DES 在治疗冠状动脉小血管病变时疗效相当。当然,由于该研究样本量较小、设计局限,还需要大规模随机对照试验加以验证。

(于 雪　季福绥)

参考文献

[1] WÖHRLE J,ZADURA M,MÖBIUS-WINKLER S,et al.SeQuent Please World Wide Registry:clinical results of SeQuent Please paclitaxel-coated balloon angioplasty in a large-scale,prospective registry study [J].J Am Coll Cardiol,2012,60(18):1733-1738.

[2] WAKSMAN R,PAKALA R.Drug-eluting balloon:the comeback kid? [J].Circ Cardiovasc Interv,2009,2(4):352-358.

[3] MEHILLI J,DIBRA A,KASTRATI A,et al.Randomized trial of paclitaxel-and sirolimus-eluting stents in small coronary vessels [J].Eur Heart J,2006,27(3):260-266.

[4] MAURI L,ORAV E J,KUNTZ R E.Late loss in lumen diameter and binary restenosis for drug-eluting stent comparison [J].Circulation,2005,111(25):3435-3442.

[5] BIONDI-ZOCCAI G,MORETTI C,ABBATE A,et al.Percutaneous coronary intervention for small vessel coronary artery disease [J].Cardiovasc Revasc Med,2010,11(3):189-198.

[6] UNVERDORBEN M,KLEBER F X,HEUER H,et al.Treatment of small coronary arteries with a paclitaxel-coated balloon catheter [J].Clin Res Cardiol,2010,99(3):165-174.

［7］ CORTESE B,MICHELI A,PICCHI A,et al.Paclitaxel-coated balloon versus drug-eluting stent during PCI of small coronary vessels,a prospective randomised clinical trial.The PICCOLETO study［J］.Heart,2010,96(16):1291-1296.

［8］ DIBRA A,KASTRATI A,MEHILLI J,et al.Paclitaxel-eluting or sirolimus-eluting stents to prevent restenosis in diabetic patients［J］.N Engl J Med,2005,353(7):663-670.

［9］ HONG S J,KIM M H,AHN T H,et al.Multiple predictors of coronary restenosis after drug-eluting stent implantation in patients with diabetes［J］.Heart,2006,92(8):1119-1124.

［10］ KORNOWSKI R,MINTZ G S,KENT K M,et al.Increased restenosis in diabetes mellitus after coronary interventions is due to exaggerated intimal hyperplasia.A serial intravascular ultrasound study［J］.Circulation,1997,95(6):1366-1369.

［11］ ALI R M,DEGENHARDT R,ZAMBAHARI R,et al.Paclitaxel-eluting balloon angioplasty and cobalt-chromium stents versus conventional angioplasty and paclitaxel-eluting stents in the treatment of native coronary artery stenoses in patients with diabetes mellitus［J］.EuroIntervention,2011,7 Suppl K:K83-K92.

［12］ SGUEGLIA G A,TODARO D,BISCIGLIA A,et al.Kissing inflation is feasible with all second-generation drug-eluting balloons［J］.Cardiovasc Revasc Med,2011,12(5):280-285.

［13］ HER S H,YOO K D,PARK C S,et al.Long-term clinical outcomes of overlapping heterogeneous drug-eluting stents compared with homogeneous drug-eluting stents［J］.Heart,2011,97(18):1501-1506.

［14］ KANG W C,OH K J,HAN S H,et al.Angiographic and intravascular ultrasound study of the effects of overlapping sirolimus-and paclitaxel-eluting stents:comparison with same drug-eluting overlapping stents［J］.Int J Cardiol,2007,123(1):12-17.

［15］ RÄBER L,JÜNI P,LÖFFEL L,et al.Impact of stent overlap on angiographic and long-term clinical outcome in patients undergoing drug-eluting stent implantation［J］.J Am Coll Cardiol,2010,55(12):1178-1188.

［16］ HERDEG C,GÖHRING-FRISCHHOLZ K,HAASE K K,et al.Catheter-based delivery of fluid paclitaxel for prevention of restenosis in native coronary artery lesions after stent implantation［J］.Circ Cardiovasc Interv,2009,2(4):294-301.

［17］ WÖHRLE J,BIRKEMEYER R,MARKOVIC S,et al.Prospective randomised trial evaluating a paclitaxel-coated balloon in patients treated with endothelial progenitor cell capturing stents for De novo coronary artery disease［J］.Heart,2011,97(16):1338-1342.

［18］ LIISTRO R,ANGIOLI P,GROTTI S,et al.TCT-17:Predilatation with drug eluting balloon followed by bare metal stent implantation versus drug eluting stent in the treatment of simple de-novo native coronary stenosis［J］.J Am Coll Cardiol,2011,58 Suppl B:B5.

［19］ POERNER T C,OTTO S,JANIAK F,et al.A prospective randomized study using optical coherence tomography to assess endothelial coverage and neointimal proliferation at 6 months after implantation of a coronary everolimus-eluting stent compared with a bare metal stent postdilated with a paclitaxel-eluting balloon(OCTOPUS trial)[J].J Am Coll Cardiol,2012,59(13):E281.

[20] KAUL U,UNVERDORBEN M,DEGENHARDT R.The paclitaxel-eluting PTCA-balloon in combination with a cobalt-chromium stent in two different sequences to treat de novo coronary artery lesions:an angiographic follow up study[J].Indian Heart J, 2013,65(5):510-517.

[21] WÖHRLE J,WERNER G S.Paclitaxel-coated balloon with bare-metal stenting in patients with chronic total occlusions in native coronary arteries[J].Catheter Cardiovasc Interv,2013,81(5):793-799.

[22] WÖHRLE J,MOTZ W,MOEBIUS-WINKLER S,et al.Sequent please worldwide registry:results of paclitaxel coated balloon angioplasty for treatment of drug-eluting stent restenosis compared with bare-metal stent restenosis[J].J Am Coll Cardiol,2012, 59(13):E331.

[23] PASTORMERLO L E,CIARDETTI M,TRIANNI G,et al.Drug eluting balloon:a multipurpose tool for coronary revascularization with optimal long-term follow-up results [J].J Interv Cardiol,2014,27(6):574-579.

[24] VAQUERIZO B,MIRANDA-GUARDIOLA B,FERNANDEZ E,et al.Treatment of Small Vessel Disease With the Paclitaxel Drug-Eluting Balloon:6-Month Angiographic and 1-Year Clinical Outcomes of the Spanish Multicenter Registry[J].J Interv Cardiol, 2015,28(5):430-438.

[25] GIANNINI F,LATIB A,JABBOUR R J,et al.Comparison of paclitaxel drug-eluting balloon and paclitaxel-eluting stent in small coronary vessels in diabetic and nondiabetic patients-results from the BELLO(balloon elution and late loss optimization)trial[J]. Cardiovasc Revasc Med,2017,18(1):4-9.

[26] MAHMOOD ZUHDI A S,ZEYMER U,WALISZEWSK M,et al.The use of paclitaxel coated balloon(PCB)in acute coronary syndrome of small vessel de novo lesions:an analysis of a prospective 'real world' registry[J].Springerplus,2016,5:373.

[27] SINAGA D A,HO H H,WATSON T J,et al.Drug-coated balloons:A safe and effective alternative to drug-eluting stents in small vessel coronary artery disease[J].J Interve Cardiol,2016,29(5):454-460.

[28] FUNATSU A,NAKAMURA S,INOUE N,et al.A multicenter randomized comparison of paclitaxel-coated balloon with plain balloon angioplasty in patients with small vessel disease[J].Clin Res Cardiol,2017,106(10):824-832.

[29] Yu X,JI F S,XU F,et al.Treatment of large de novo coronary lesions with paclitaxel-coated balloon only:results from a Chinese institute[J].Clin Res Cardiol,2019,108(3): 234-243.

[30] UNVERDORBEN M,KLEBER F X,HEUER H,et al.Treatment of small coronary arteries with a paclitaxel-coated balloon catheter in the PEPCAD I study:are lesions clinically stable from 12 to 36 months?[J].EuroIntervention,2013,9(5):620-628.

［31］ NAGANUMA T,LATIB A,SGUEGLIA G A,et al.A 2-year follow-up of a randomized multicenter study comparing a paclitaxel drug-eluting balloon with a paclitaxel-eluting stent in small coronary vessels the BELLO study［J］.Int J Cardiol,2015,184：17-21.

［32］ LATIB A,RUPARELIA N,MENOZZI A,et al.3-Year Follow-Up of the Balloon Elution and Late Loss Optimization Study（BELLO）［J］.JACC Cardiovasc Interv,2015,8（8）：1132-1134.

［33］ ZIVELONGHI C,GHIONE M,BENFARI G,et al.Drug-coated balloon：Long-term outcome from a real world three-center experience［J］.J Interve Cardiol,2017,30（4）：318-324.

［34］ GIANNINI F,LATIB A,ANCONA M B,et al.A propensity score matched comparative study between paclitaxel-coated balloon and everolimus-eluting stents for the treatment of small coronary vessels［J］.Catheter Cardiovasc Interv,2017,90（3）：380-386.

第六章

药物涂层球囊治疗冠状
动脉原发病变

第一节　冠状动脉原发病变的范畴与介入治疗现状

原发病变一词译自"de novo lesion"，"de novo"来源于拉丁文，原意是指从头开始、重新，在介入学中引申为既往未经过干预的狭窄病变。这里的干预包括球囊扩张、支架植入以及旋磨、旋切、激光消融、放射治疗等斑块减容（debulk）操作。在药物涂层球囊的研究中，原发病变多指除支架内再狭窄、部分小血管病变和特殊的复杂病变［真分叉病变、慢性完全闭塞（chronic total occlusion，CTO）病变、钙化病变、血栓病变、桥血管病变等］外的病变，也就是我们日常介入工作中常见的简单病变。上述特殊的复杂病变的DCB治疗将在以后的章节中进行详细讨论。

药物洗脱支架（drug-eluting stent，DES）植入术目前仍是治疗冠状动脉原发病变最主要的非药物治疗方法。尽管近年来DES的支架制作工艺和新型抗血小板药物的应用使得新一代DES的近期和远期并发症明显下降，但支架内再狭窄、晚期支架内血栓形成、长期双联抗血小板治疗的出血风险、支架断裂和金属过敏等并发症仍不容忽视。

药物涂层球囊（drug-coated balloon，DCB）可以使抗增生药物快速、均一地释放到整个病变部位，抑制新生内膜过度增生，而对血管内皮的长期愈合影响很小，避免了金属异物带来的不良后果，而且可以缩短双抗时间，降低出血风险。但由于缺乏支架支撑，对于直径较大的血管，球囊扩张后的急性弹性回缩是介入医生最担心的问题。因此，早期DCB治疗冠状动脉原发病变的临床研究多采用DCB+裸金属支架（bare metal stent，BMS）的方案，既可以解决弹性回缩的问题，又避免了长期双抗带来的出血风险。但之后越来越多的证据显示，单纯 DCB 策略治疗原发病变比 DCB+BMS 联合治疗的 LLL 更低，紧急补救支架术的比例很低。因此，现阶段国内外越来越多的术者开始了单用 DCB 治疗冠状动脉原发病变的研究。

第二节　药物涂层球囊治疗冠状动脉原发病变的主要循证医学证据

一、DCB+BMS 治疗冠状动脉原发病变的研究

LOCAL TAX 研究（支架植入术后局部冠状动脉内释放紫杉醇药物预防再狭窄与单纯植入裸金属支架或植入紫杉醇药物洗脱支架对比研究）中使用了一种特殊设计的球囊导管。球囊扩张后两头可以堵塞血管近端和远端，紫杉醇药液通过中间部分释放到局部血管壁。理论上，这种球囊的方便之处在于可以向病变处输送不同的药物，还可以用于更长或更复杂的病变而避免了器械损伤。与单纯植入 BMS 患者相比，随机接受 BMS+ 局部紫杉醇治疗的患者冠状动脉造影结果更好，与紫杉醇药物洗脱支架相比显示非劣效性。相应的，BMS+ 局部紫杉醇患者再血管化治疗率与紫杉醇 DES 相似（6 个月 TLR 分别为 13.4% 和 11.9%），但与单纯 BMS 组（22.1%，三组间 $P=0.203$）相比降低一半。该研究在冠状动脉原发病变中取得令人振奋的结果，促使研究者开始对支架内再狭窄、慢性完全闭塞（chronic total occlusion，CTO）病变和分叉病变患者进行后续的研究。

PEPCAD Ⅲ 是第一个比较 Coroflex DCB 系统（将 BMS 预装在 SeQuent Please 药物涂层球囊上的“杂交体”）和 DES（Cypher 西罗莫司洗脱支架）治疗冠状动脉原发病变的大型随机临床试验。研究者入选了 637 例单发 de novo 病变，血管直径在 2.5~3.5mm，长度 <24mm。9 个月冠状动脉造影初级终点显示，DES 在支架内的 LLL 明显低于 DCB/BMS 组[（0.16 ± 0.39）mm *vs.* （0.41 ± 0.51）mm，$P=0.001$]，由此导致 DCB/BMS 组血运重建率明显升高。但两组节段内（in-segment）LLL 相似[（0.11 ± 0.40）mm *vs.* （0.20 ± 0.11）mm，$P=0.07$]。研究者认为，与 PEPCAD Ⅰ 试验结果相比，DCB 在支架边缘的效果令人满意，所有患者均未发现“地理丢失”（geography missing），与西罗莫司 DES 效果相似。尽管 Coroflex DCB 组的 LLL 与既往紫杉醇 DES 的结果相似，但与 Cypher 支架相比仍未达到非劣效终点。另外，虽然 6 个月时两组服用双抗的时间是一样的，但 Coroflex DCB 组支架内血栓形成（stent thrombosis，ST）

的发生率比 DES 组高(2.0% *vs.* 0.3%,*P*<0.05);9 个月临床终点在 TLR 和 TVR 方面显示 DES 更优,但总体 MACEs 发生率两组没有区别(15% *vs.* 18%)。

在 PERfECT Stent(在内皮祖细胞支架治疗 de novo 冠状动脉病变中评价紫杉醇药物涂层球囊疗效的前瞻随机临床研究)研究中,SeQuent Please DCB 与内皮祖细胞(endothelial progenitor,EPC)支架联合使用。理论上讲,这种联合可以通过促进内皮化而降低新生内膜增殖和支架内血栓风险。患者随机分至 EPC 支架 +DCB 后扩张组和单纯 EPC 支架组。结果 EPC 支架 +DCB 后扩张组 LLL 更少,再狭窄发生率从单纯 EPC 支架组的 23.2% 降至 5.1% (*P*=0.006)。两组均未发生支架内血栓事件。

PERfECT Stent 研究结果与 PEPCAD Ⅲ 大相径庭,可能与操作技术不同有关。在 PEPCAD Ⅲ 中,将 BMS 预装在 DCB 上本身对紫杉醇剂量、分布和在血管壁上存留的能力就有负面影响,而在 PERfECT 研究中,EPC 支架和 DCB 是两个分开的装置。其次,PERfECT 研究强制性要求对病变进行预扩张,而 PEPCAD Ⅲ 中半数患者采用直接植入支架术。再者,尽管双重抗血小板的时间减半了,EPC 支架及其促进内皮化的作用可能从根本上解决了 ST 风险的问题。

DCB+BMS 策略治疗 de novo 病变也和新一代 DES 进行了比较研究,但都未得到有说服力的结果。Liistro 等设计了单中心随机对照研究,计划招募 366 名稳定型心绞痛患者,对紫杉醇 DCB+BMS(Elutax DCB)和 DES (Xience DES)两种介入策略进行非劣效性比较。主要终点是 9 个月的血管造影再狭窄发生率。但入组 125 名患者后(DCB+BMS 组 59 名,DES 组 66 名),因 DCB+BMS 组缺血驱动的靶病变血运重建过高而提前终止了研究。所有入选患者完成随访后,DCB+BMS 组的 IDTLR 发生率为 14%,DES 组为 2% (*P*=0.001)。与 DES 组相比,PEB+BMS 组的再狭窄发生率(无论是支架内还是段内)明显更高(分别为 17% *vs.* 3%,*P*=0.01;25% *vs.* 4%,*P*=0.009)。OCT 影像显示 DCB+BMS 组有明显的新生内膜增殖,类似于以往的 BMS 数据。由此可见,DCB+BMS 对 de novo 病变的疗效与依维莫司洗脱支架相比明显处于劣势,9 个月的再血管化治疗率明显增高。

在 OCTPUS 研究中,用光学相干断层成像(optical coherence tomography, OCT)显示植入 BMS 后用 SeQuent Please DCB 扩张与植入 Xience 支架相比,抑制内膜增生的作用明显不如后者。我国学者于 2013 年发表了一项 DCB 在冠状动脉原发病变中应用的荟萃分析,文章共纳入 7 项随机对照试验,其中涉及小血管病变(BELLO 研究、PICCOLETO 研究)、分叉病变(DEBIUT 研究)、简单病变(PEPCAD Ⅲ 研究、Liistro 等的研究)、合并糖尿病(PEPCAD Ⅳ 研究) 及 STEMI(DEB-AMI 研究),冠状动脉造影主要终点为病变节段内直径狭窄,主要临床终点为 MACEs 发生率。结果显示,对于所有冠状动脉原发病变,DCB 联合 BMS 策略不优于单纯 BMS;亚组分析显示,DCB+BMS 组与单用 DES 比较,显著增加了 MACEs 发生率(RR=1.87,95%CI 1.33~2.63)。

有学者认为,DCB+BMS 在不同研究中显示的不同效果可能受 DCB 使用顺序的影响,如先植入 BMS,影响 DCB 药物释放,抗增殖效果差;如先植入 DCB,可能使后植入的 BMS 位置不匹配,出现"地理丢失"现象,增加支架内再狭窄及支架内血栓的风险。究竟在 BMS 前用 DCB 预扩张,还是 BMS 后用 DCB 后扩张? 为此,学者们设计了以下研究来回答这个问题。

Kaul 等在印度 7 个中心开展了一项随机对照试验,共纳入 9 例冠状动脉原发病变患者,血管直径为 2.5~4.0mm,病变长度 ≤ 25mm,随机分为 DCB+BMS 组(先 DCB 后 BMS)或 BMS+DCB 组(先 BMS 后 DC8),观察植入顺序对患者预后的影响。结果发现,先 DCB(SeQuent® Please)组和先 BMS(Coroflex® Blue)组在节段内 LLL[(0.51 ± 0.56)mm *vs.*(0.36 ± 0.55)mm,*P*=0.23]、支架内 LLL[(0.52 ± 0.55)mm *vs.*(0.46 ± 0.52)mm,*P*=0.65]和 MACEs 发生率(10.2% *vs.* 4.2%,*P*=0.44)上均无显著差别。"De Novo Pilot"研究同样证实,无论 DCB(Moxy DCB)+BMS。无论 BMS 植入顺序如何,LLL、MACEs 和 OCT 下支架新生内膜增生的情况都是相似的,植入顺序对结果并无明显影响。IN-PACT CORO 试验是用 OCT 评价 DCB 和 BMS 治疗冠状动脉 de novo 病变(3.0~3.5mm)的内膜增生的单中心随机对照试验,分为单独 BMS 组和 BMS+DCB 组,后者又按 1∶1 的比例随机分为 DCB 先扩张和 DCB 后扩张组,以上三组各 10 例患者。初级终点为 6 个月 OCT 观察的新生内膜增生情况。结果显示,无论 DCB 在 BMS 之前还是之后使用,两组新生内膜的情况相似,均比单用 BMS 更能减少内膜新生。这些研究结果均提示,DCB 和 BMS 使用的先后顺序与其治疗效果无关;而另一个临床意义在于,如果 DCB 扩张后造影结果不满意(弹性回缩、夹层等),BMS 可以作为必要的补救措施。

2017 年发表的两篇荟萃分析,均为比较 DCB+BMS 与单用 DES 或 BMS 治疗冠状动脉原发病变的结果。Qiu 等共纳入 11 项随机对照临床研究 (randomized controlled trial,RCT),共 2 196 位患者,DCB+BMS 与单用 DES 相比,主要终点 LLL[平均差值(mean deviation,MD)=0.19mm,95%CI 0.06~0.32,*P*=0.004 2]、MACEs 发生率(RR=1.88,95%CI 1.44~2.45,*P*<0.000 1)的结果更差;DCB+BMS 与单用 BMS 相比,LLL 较低但无显著差异(MD=–0.14mm,95%CI –0.33~0.04,*P*=0.24),MACEs 发生率显著降低(RR=0.67,95%CI 0.45~0.99,*P*=0.05)。Lyu 等纳入 14 项 RCT 共 2 281 例患者进行荟萃分析,DCB+BMS 与 BMS 相比,MACEs 发生率(OR=0.67,95%CI 0.45~0.99,*P*=0.04)及 LLL (MD=–0.30mm,95%CI –0.48~–0.11mm,*P*=0.001)显著更低。但 DCB+BMS

在 MACEs 发生率（OR=1.94，95%CI 1.24~3.05，P=0.004）、LLL（MD=0.20mm，95%CI 0.07~0.33mm，P=0.003）、TLR（OR=2.53，95%CI 1.36~4.72，P=0.003）和 MLD（MD=–0.25mm，95%CI –0.42~–0.09mm，P=0.003）方面均劣于 DES。两项荟萃分析结论显示，DCB+BMS 方案不能替代 DES 用于冠状动脉原发病变治疗，DES 尤其是新一代 DES 在原发病变治疗中更值得推荐。

此外，使用 DCB+BMS 策略治疗 de novo 病变的初衷是为了缩短双抗时间，而研究结果显示，这种联合治疗与目前新一代的 DES 相比，LLL 和 MACEs 发生率较高，可能与支架梁嵌入血管壁较深以及 DCB 释放的抗增殖药物深度不够，造成的炎症反应比较明显有关，因此，现有结果还不足以保证能缩短双抗时间。另外，DCB 联合 BMS 治疗的费用比 DES 更高。综合以上的研究结果，DCB+BMS 的应用前景受到了质疑。

二、单纯 DCB 治疗冠状动脉原发病变的疗效和安全性

近期越来越多的证据显示，单纯 DCB 策略治疗 de novo 病变比 DCB+BMS 联合治疗的 LLL 更低，挽救性（bail out）支架植入率并不高。这种"介入无植入"的操作有希望真正缩短双抗的时间。

Valentines Ⅱ 研究是一个前瞻性的多中心、多国家、以网络为基础的注册研究，评估单纯 DCB（DIOR™ Ⅱ）治疗 de novo 冠状动脉病变的有效性和安全性。纳入患者为稳定／不稳定型心绞痛，运动负荷试验有缺血表现的狭窄超过 50% 的 de novo 病变。患者在使用 POBA 后应用 DCB 治疗。主要终点是 6 个月的 MACEs。共纳入 103 位患者共 109 处病变，平均年龄为（2.6 ± 10.2）岁，79.6% 为男性。基线和治疗后的病变狭窄分别为（83.3 ± 9.5）% 和（10.4 ± 10.6）%，手术成功率为 99%，冠状动脉夹层发生率为 14.7%，后续需要 BMS 支架植入的患者为 13 位（11.9%）。中位随访时间为 7.5 个月，随访率为 99%，随访中 MACEs 累积发生率为 8.7%，全因死亡率为 1%，心肌梗死发生率为 1%，TVR 发生率为 6.9%，其中 2.9% 为 TLR；未见血栓形成事件。35 个血管造影随访亚组患者 LLL 为（0.38 ± 0.39）mm。非糖尿病组与糖尿病组比较，结果更突出，MACEs 发生率分别为 6.8% 和 13.8%，TVR 发生率分别为 4.1% 和 13.8%，TLR 发生率分别为 1.4% 和 6.9%。该研究结果与西班牙 DIOR 小血管注册研究相似。SeQuent Please® 全球注册研究的结果也与之类似，但挽救性支架植入率明显增加。额外植入 BMS 的患者与单纯 DCB 患者相比，10 个月的 TLR 和 MACEs 发生率都比较低。这一研究结果为不适合植入 DES 的患者提供了一个单独使用 DCB 的备选方案。

国内最早开始使用 DCB 治疗冠状动脉原发病变的中心——北京医院回顾分析了自 2014 年 5 月至 2017 年 6 月应用紫杉醇 DCB（SeQuent Please®）行

冠状动脉原发病变介入治疗的冠心病患者 527 例,共 595 处病变;其中参考直径 <2.8mm 的小血管病变(small vessel disease,SVD)组共 327 例患者、373 处病变,参考直径 ≥ 2.8mm 的大血管病变(large vessel disease,LVD)组共 200 例患者、222 处病变。结果显示,LVD 患者参考血管平均直径为(3.24 ± 0.39)mm,即刻手术成功率高达 99.5%,与 SVD 组相比具有同样操作成功率,夹层发生率并不高于小血管组,在平均 10.1 个月的临床随访中,MACEs 发生率与 SVD 组无明显差异,提示单用 DCB 治疗冠状动脉大血管原发病变与治疗小血管病变具有同样的安全性。68 例患者共 91 处病变在术后平均 10 个月的时候进行了冠状动脉造影随访,其中小血管病变为 46 处,大血管病变为 45 处。QCA 分析显示,小血管病变患者随访期最小管腔直径(minimal lumen diameter,MLD)与术后即刻 MLD 相比明显增加[(1.75 ± 0.48)mm vs.(1.58 ± 0.31)mm,P=0.008],LLL 为(−0.17 ± 0.43)mm;大血管病变患者随访期最小管腔 MLD 与术后即刻 MLD 相比也呈现增加趋势[(2.26 ± 0.66)mm vs.(2.09 ± 0.40)mm,P=0.067],LLL 为(−0.17 ± 0.62)mm,提示 DCB 治疗冠状动脉原发病变,无论大血管还是小血管,均有后晚期管腔正性重构(管腔追赶)趋势(图 6-1)。

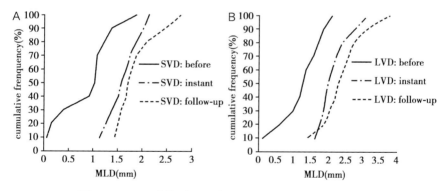

图 6-1　DCB 术前、术后即刻和随访期 MLD 的累计频数

A. SVD 组;B. LVD 组

　OCTOPUS Ⅱ 为一项研究者发起的前瞻性、单中心、单臂研究,在择期 PCI 治疗的稳定性冠心病患者中,评价 FFR 引导下的冠状动脉原发病变 DCB 血管成形术的 6 个月疗效。患者首先接受 POBA 血管成形术,结果良好时再使用 DCB 扩张病变血管。使用 QCA 评价 6 个月时的 LLL 和管腔净获得,OCT 评价血管重塑情况。结果显示,狭窄病变处的管腔直径具有增加的趋势(LLL=−0.13mm,管腔净获得 =1.10mm,P<0.001),依据 FFR 的补救支架植入率比较低(6%)。研究结果提示,DCB-only PCI 策略治疗冠状动脉原发病变是安全、有效的,在 6 个月时具有血管正性重塑的趋势。Ann 等开展了一个前

瞻性单中心观察性试验,对冠状动脉原发病变应用DCB治疗。在POBA术前、术后和9个月随访时进行了冠状动脉造影、OCT、FFR系列检查。试验共纳入21位患者,参考血管直径为(2.68±0.34)mm,LLL为(0.01±0.21]mm。POBA术前与术后、POBA术后(DCB之前)和随访期最小管腔面积(minimal lumen area,MLA)的中位数分别增加了75.2%和50.0%。在所有POBA术后OCT中都发现了内膜夹层,而它们在后来的OCT随访中(平均278天)66.6%都愈合了。从远端至靶病变的FFR术前为(0.71±0.14)mm,POBA术后为(0.87±0.04)mm,随访时为(0.83±0.08)mm。DCB通过改善斑块从而恢复冠状动脉血流,获得最小管腔面积的增益,并在9个月随访时维持了冠状动脉血流的增益。管腔的通畅是局部药物抑制de novo冠状动脉病变管腔狭窄进展的结果。

DCB治疗弥漫性病变同样具有优势。支架长度是再狭窄和支架内血栓形成的独立危险因子。单纯DCB加点支架(spot-stenting)的优势就是减少血管壁内的金属结构,为将来行冠状动脉旁路移植术留有余地。"Pilot Long lesion"(长病变前期研究)纳入了12例弥漫性病变患者(平均病变长度为74mm),在理想的球囊扩张术后使用DCB,如果出现影响血流的夹层和/或严重的残余狭窄,就行点支架植入术。术中用血管内超声指导,使PCI结果更理想。6个月后冠状动脉造影随访结果显示LLL为0.48mm,16%的病变发生了需要TLR的再狭窄。这些令人鼓舞的前期分析结果促使学者们启动了STARDUST试验,该研究将单纯DCB与DES作对比。

三、单用DCB治疗冠状动脉原发病变与DES的比较

瑞典的一项单中心注册研究比较了单纯DCB和新一代DES治疗冠状动脉de novo病变的长期临床随访结果。患者来自2009—2016年间在该中心接受介入治疗的冠心病患者,DCB组和DES组分别有1 197例和6 458例患者,中位随访1 012天,最长5年。结果可见,临床驱动的TLR有259例(DCB组7.0%,DES组4.8%),明确的靶病变血栓事件有38例(DCB组0.2%,DES组0.8%)。与DES组相比,DCB组的TLR风险显著更高(HR=1.44,95%CI 1.07~1.94),但经多因素调整后差异无显著性;DCB组TLT风险相对更低,但差异不显著(HR=0.26,95%CI 0.06~1.10)。由此可见,单纯DCB和新一代DES治疗de novo病变都具有良好的长期临床结局。

Nishiyama等为评价DCB治疗冠状动脉原发病变的疗效,将60位2014年5月至2015年6月接受择期PCI治疗的患者随机分入DCB组和DES组,其中27位患者使用DCB治疗,33位患者使用DES治疗。8个月时评估TLR。结果显示,两组TLR发生率相似(DCB组0 vs. DES组6.1%,P=0.169)。QCA分

析显示,在 PCI 术后即刻,DCB 组的 MLD[(2.36 ± 0.46) mm *vs.* (2.64 ± 0.37) mm, $P=0.011$]和急性管腔获得[(1.63 ± 0.41) mm *vs.* (2.08 ± 0.37) mm, $P<0.000\ 1$]明显小于 DES 组,但 8 个月后两组的 MLD 和 LLL 无明显差距。由此提出,在 DES 时代,无支架植入的 DCB 也能发挥良好的疗效,且可以缩短术后 DAPT 的疗程。

四、DCB 联合 DES 治疗冠状动脉原发病变的研究

导致 DCB 治疗冠状动脉原发病变失败的原因多为出现限制血流的夹层或明显的弹性回缩,此时需要补救性地植入支架。从理论上讲,如果采用 DES 治疗,病变部位抑制细胞增殖作用的药物浓度成倍增加,可能会产生组织毒性,破坏血管壁组织。因此,早期更倾向于植入 BMS 作为补救治疗手段。

Ong 等采用猪的冠心病模型,研究单纯依维莫司药物洗脱支架(everolimus-eluting stent,EES)、DCB+EES、DCB+BMS 用于冠状动脉同一节段时不同的冠状动脉造影、OCT 和组织学改变。术后即刻和 28 天后分别进行 QCA 和 OCT 检查。结果显示,各组均没有明显血栓形成,1 个月时各治疗组的管腔丢失和再狭窄无明显差别,炎症评分和纤维蛋白沉积的结果相似,显示 DCB 联合 EES 是安全和有效的。Mok 等针对这个问题设计了一项临床研究,目的是比较 DCB+BMS 和 DCB+DES 两种联合治疗方法的安全性和有效性。共纳入 76 例患者,分为 PCB+BMS 治疗组(52 例)和 PCB+DES 治疗组(24 例)。结果显示,12 个月时 PCB+BMS 治疗组和 PCB+DES 治疗组 MACEs 发生率无统计学差异(12.2% *vs.* 9.5%,$P=1.00$),TLR 无统计学差异(6.1% *vs.* 4.8%, $P=1.00$),心肌梗死发生率无统计学差异(0 *vs.* 4.8%,$P=0.30$),12 个月时两者均无支架内血栓和大出血发生,轻微出血比例无统计学差异。由此看来,DCB 术后用 DES 代替 BMS 补救治疗是安全、有效的。

从最近不到十年的研究来看,有关 DCB 治疗冠状动脉原发病变的研究还很有限。虽然不断有研究表明,单用 DCB 治疗冠状动脉原发病变与目前的 DES 相比也是安全、有效的,但这些研究多为回顾性或观察性、小规模、单中心的经验,尚缺乏将 DCB 与新一代 DES 进行多中心随机对照的大规模研究的结果。而最初的 DCB+BMS 策略已被证实临床和造影随访效果均劣于新一代 DES,因此目前只作为 DCB 失败后的补救手段之一。目前 BMS 几乎很少用于冠状动脉介入术,多数情况下用 DES 作为 DCB 术失败后的补救措施,少数研究证明这样的策略也是安全、有效的。

(于 雪 季福绥)

参考文献

［1］ LIISTRO F,PORTO I,ANGIOLI P,et al.Elutax paclitaxel-eluting balloon followed by bare-metal stent compared with Xience V drug-eluting stent in the treatment of de novo coronary stenosis：a randomized trial［J］.Am Heart J,2013,166(5)：920-926.

［2］ POEMER T C,OTTO S,JANIAK F,et al.A prospective randomized study using optical coherence tomography to asses endothelial coverage and neointimal proliferation at 6 months after implantation of a coronary everolimus-eluting stent compared with a bare metal stent postdilated with a paclitaxel-eluting balloon(OCTOPUS trial)［J］.J Am Coll Cardiol,2012,59(13 Suppl)：E281.

［3］ KAUL U,UNVERDORBEN M,DEGENHARDT R.The paclitaxel-eluting PTCA-balloon in combination with a cobalt-chromium stent in two different sequences to treat de novo coronary artery lesions：an angiographic follow up study［J］.Indian Heart J,2013,65(5)：510-517.

［4］ GUTIÉRREZ-CHICO J L,VAN GEUNS R J,KOCH K T,et al.Paclitaxel-coated balloon in combination with bare metal stent for treatment of de novo coronary lesions：an optical coherence tomography first-in-human randomised trial,balloon first vs.stent first［J］.EuroIntervention,2011,7(6)：711-722.

［5］ BURZOTTA F,BRANCATI M F,TRANI C,et al.Impact of drug-eluting balloon(pre-or post-)dilation on neointima formation in de novo lesions treated by bare-metal stent：the IN-PACT CORO trial［J］.Heart Vessels,2016,31(5)：677-686.

［6］ LU W,ZHU Y,HAN Z,et al.Drug-coated balloon in combination with bare metal stent strategy for de novo coronary artery disease A PRISMA-compliant meta-analysis of randomized clinical trials［J］.Medicine(Baltimore),2017,96(12)：e6397.

［7］ CUI K,LYU S,SONG X,et al.Drug-eluting balloon versus bare-metal stent and drug-eluting stent for de novo coronary artery disease：A systematic review and meta analysis of 14 randomized controlled trials［J］.PLoS One,2017,12(4)：e0176365.

［8］ YU X,JI F S,XU F,et al.Treatment of large de novo coronary lesions with paclitaxel-coated balloon only：results from a Chinese institute［J］.Clin Res Cardiol,2019,108(3)：234-243.

［9］ POERNER T C,DUDERSTADT C,GOEBEL B,et al.Fractional flow reserve-guided coronary angioplasty using paclitaxel-coated balloons without stent implantation：feasibility,safety and 6-month results by angiography and optical coherence tomography［J］.Clin Res Cardiol,2017,106(1)：18-27.

［10］ ANN S H,HER A Y,SINGH G B,et al.Serial Morphological and Functional Assessment of the Paclitaxel-coated Balloon for de Novo Lesions［J］.Rev Esp Cardiol(Engl Ed),2016,69(11)：1026-1032.

［11］ NISHIYAMA N,KOMATSU T,KUROYANAGI T,et al.Clinical value of drug-coated balloon angioplasty for de novo lesions in patients with coronary artery disease［J］.Int J

Cardiol,2016,222：113-118.

[12] ONG P J L,KUBO T,WATSON T J,et al.Angiographic,optical coherence tomography and histology findings from combination of a drug-coated balloon with an everolimus-eluting stent in a porcine model[J].Int J Cardiol,2016,223：665-668.

[13] MOK K H,WICKRAMARACHCHI U,WATSON T,et al.Safety of bailout stenting after paclitaxel-coated balloon angioplasty[J].Herz,2017,42(7):684-689.

[14] SHIN E S,ANN S H,BALBIR SINGH G,et al.Fractional flow reserve-guided paclitaxel-coated balloon treatment for de novo coronary lesions[J].Catheter Cardiovasc Interv,2016,88(2):193-200.

第七章

药物涂层球囊治疗分叉病变

第一节 冠状动脉分叉病变介入治疗现状与存在的问题

一、冠状动脉分叉病变的定义及分型

根据 2016 年最新欧洲分叉病变俱乐部（European Bifurcation Club，EBC）关于分叉病变介入治疗共识的定义，冠状动脉分叉病变是指发生冠状动脉病变毗邻和 / 或累及重要分支血管的开口。"重要的"分支通常基于术者的主观判断定义。在临床实践中，这通常根据术者整体评估患者后不愿丢失的分支，包括患者症状、合并症、侧支的直径和长度、分叉区域斑块的负荷和分布、主分支间的角度、分支供血的心肌区域、缺血位置、供血心肌的存活性、侧支供应血管、左心室功能以及功能学评估的结果。

在临床实践中，冠状动脉分叉病变的发生率在 15%~20%。分叉病变的介入治疗会导致斑块移位、分支血管开口弹性回缩甚至闭塞等，从而增加并发症的发生及降低介入手术的操作成功率，具有更高的再狭窄发生率和远期不良心血管事件的发生率。冠状动脉分叉处的主支与分支之间存在一定的角度，易使局部血液流动由稳定层流变为湍流、涡流，存在血流震荡甚至停滞现象。Soulis 等通过冠状动脉模型计算流体力学发现，在分叉病变中，位于与分叉嵴相对区域的壁压力梯度较低，分叉的侧壁低壁面剪切力较低，易形成冠状动脉粥样硬化。因此，无论是分叉病变的解剖还是局部

血流动力学的特点,都是造成介入治疗操作复杂性增加及预后较差的必然因素。

分叉病变根据冠状动脉造影图像,展示分支开口最清楚的体位,为了指导治疗而进行分型。从临床角度,可以将分叉病变根据是否累及边支开口,分为真性分叉和非真性分叉。较早期将主支病变以分叉以近、分叉以远和分叉处3个位置,再根据分支血管有无病变分为2类,单纯分支开口病变1类这三个方面,提出了 Duke、Lefèvre、Safian、Medina 及 DEFINITION 复杂分叉分型。由于 Medina 分型简单、实用,在越来越多的文献中被使用。

二、分叉病变治疗策略

冠状动脉分叉病变在介入治疗过程中如何处理分支血管一直是比较棘手的问题,在裸金属支架(bare-metal stent,BMS)时代,处理分叉病变主要采用主支支架植入、分支球囊扩张的方法。在药物洗脱支架(drug-eluting stent,DES)时代,采用单支架技术还是双支架技术也颇有争议,根据当前的循证医学证据来看,单支架技术较双支架技术略具优势,包括较好的临床疗效、手术时间短、操作简单、并发症少和费用较低等。因此,最新欧洲心脏病学会(European Society of Cardiology,ESC)血运重建指南推荐 Provisional T 技术,即只在主支血管植入支架,必要时在边支血管行球囊扩张术,根据情况决定是否植入支架(推荐级别由原来的Ⅱa类升级为Ⅰ类,证据级别为A)。当然即使多数分叉单支架技术治疗简单、可行,但也确实存在一些分叉病变类型无法通过单支架技术获得较好的结果,如对于左主干真性分叉病变,DK-Crush 技术优于 Provisional T 技术(Ⅱb,B)。那么,什么样的情况下选择单支架策略或者双支架策略,单支架策略时边支是否球囊扩张,双支架时选择何种术式,则成了非常实际的问题。

1. **单支架策略**　单支架策略即仅在主支植入支架,适合大多分叉病变类型,尤其是分支开口狭窄较轻、急性闭塞风险较低和血管功能意义较小的病例。多项研究表明,无论分叉类型,单支架技术的效果不劣于双支架技术,甚至远期临床事件的发生率低于双支架策略。

2. **双支架策略**　研究表明,分叉病变主支支架植入后分支闭塞的发生率为 4.5%~26%,分支血管的闭塞可能导致供血区域的心肌梗死,若分支血管供血区域较大,则可能导致心功能恶化。对于功能意义较大且预测闭塞风险较高的边支,应事先采用双支架策略。

临床上,分叉病变的双支架策略主要包括 T 支架技术、Crush 技术、V 形支架或 SKS 支架技术、Culotte 技术及其演变延伸出的各种技术。

三、目前术式存在的问题

尽管必要时支架技术是当前分叉病变介入治疗中的主要策略,但仍缺乏大规模临床随机对照试验的肯定。当然还有较多的重要问题未能达成共识,例如何时分支需要保护,何时需要进行边支支架植入治疗,是否必要时将 T 支架技术作为首选技术,何种双支架技术最佳,最终球囊对吻扩张是否必要等。

目前共识指出,Provisional T 技术是多数分叉病变介入治疗的标准策略,然而何时对边支进行治疗,则无明确指征。在 NORDIC 试验中,边支支架的适应证是最为保守的(TIMI 0),SIRIUS 分叉研究中最为激进(边支残余狭窄 ≥ 50%),而更新的 CACTUS 试验则将残余狭窄 ≥ 50% 或 B 型以上夹层作为指征。后来设计的 SMART-STRATEGY 试验旨在回答这个问题。保守治疗组将非左主干分叉 TIMI 血流小于 3 级和左主干分叉直径狭窄 >50% 或夹层作为边支支架植入的指征;而激进治疗组采用非左主干分叉直径狭窄 >50% 或夹层,左主干分叉直径狭窄 >30% 或夹层作为适应证。保守治疗组有 7% 的边支血管进行了支架植入,而激进治疗组为 3%。两组间作为主要终点的靶血管失败率相似(9.4% $vs.$ 9.2%,P=0.97),而靶血管血运重建率保守治疗组在数值上更高(7.8% $vs.$ 5.4%,P=0.43),死亡率更低(0.8% $vs.$ 2.3%,P=0.62),但均无统计学差异;但保守治疗组围术期心肌梗死的发生率显著低于激进治疗组(5.5% $vs.$ 17.7%,P=0.002)。因此,保守地进行边支支架植入可能更好。

另外,较多的研究比较了各种双支架技术间的优劣。BBK Ⅱ 试验发现,就再狭窄发生率而言,Culotte 技术优于 T 支架技术;但在 NORDIC 研究中,Culotte 技术与 Crush 技术相当;而在 DK-CRUSH Ⅲ 试验中,Culotte 技术甚至劣于 DK-Crush 技术。笔者认为,最佳的双支架术式取决于分叉病变自身的解剖学特点等因素。

此外,Colombo 等在药物洗脱支架治疗分叉病变的研究中发现,采用双支架技术时,再狭窄主要发生于边支开口处支架未覆盖区域。为了解决这个问题,延伸出更多类型的双支架技术,也研发了各种专门用于分叉病变的分叉支架,包括 Frontier、AST petal、Axxess Plus 等。这些设计使得分支口部支架覆盖更加完全,但多处于临床研发阶段,尚需更多大样本临床试验的验证。

第二节　药物涂层球囊治疗分叉病变最新研究进展

血管分叉处由于血流涡流及切变力的增加,容易发生动脉粥样硬化,因此分叉病变一直以来都是冠状动脉介入治疗中的热点和难点。分叉病变的处理技术相当繁杂,除仅在分叉主支血管单支架技术外,目前有很多双支架技术,包括 T 支架技术、V 形支架技术、Crush 技术、Culotte 技术、Kissing 支架术等。然而,复杂的术式并未带来较好的临床结局,双支架术后的 ISR 发生率均较高。药物涂层球囊(drug-coated balloon,DCB)的应用减少了支架在介入治疗术中的应用,可能降低主支及边支的再次血运重建比例,更为重要的是,即使再次血运重建,手术方式也相对简单,再次发生再狭窄的比例也较低。根据 DCB 的特点,其理论上可能会成为治疗分叉病变的最佳选择,既往研究也证实了其有效性和安全性,但是目前尚无临床随机对照试验表明其优于药物洗脱支架治疗。下面将既往临床研究按手术策略进行讨论。

一、主支 DCB+BMS、边支 DCB 策略

2008 年荷兰的 Fanggiday 等设计了 DEBIUT 注册研究,这是全球首个 DCB 治疗分叉病变的注册研究,共入组 20 名 CCS 1~4 级心绞痛或有记录的无痛性心肌缺血患者,所有靶病变均为冠状动脉原位分叉病变,主支血管直径 ≥ 2.5mm,边支血管直径 ≥ 2.0mm 且直径狭窄程度 ≥ 50%;同时,不合并其他需要处理或可能引起心绞痛症状的冠状动脉病变。手术采用的是 Dior Ⅰ 紫杉醇 DCB,病变处理采用"必要时 T 支架"策略,手术成功标准定义为:TIMI 3 级血流,主支血管残余狭窄 <10%,边支血管残余狭窄 <40%。结果发现介入手术过程全部成功,未发生边支血管急性闭塞或影响血流的夹层而需要在边支血管植入支架的情况。所有患者均在术后 3 个月停用氯吡格雷。术后 1 个月和 4 个月进行临床随访,未进行造影随访。结果显示,所有患者在随访期内均未发生主要心血管不良事件(major adverse cardiovascular events,MACEs),无靶血管再次血运重建治疗,无支架内血栓事件。该研究初步证实了 Dior Ⅰ 紫杉醇 DCB 治疗原位分叉病变具有较好的安全性和有效性,但观察时间较短,且无造影随访,因此其长期的安全性和有效性仍未能证实。2012 年作为补充的 DEBIUT 试验,共入组 117 名稳定型和不稳定型心绞痛患者,随机分为 DCB+BMS 组、BMS+PTCA 组和 DES+PTCA 组,每组均采用主支支架植入,边支 bail-out 支架,最终对吻扩张的治疗。其中 DCB+BMS 组在支架植入前使用 DCB 分别扩张主支和边支,DCB 和 DES 涂层药物均为紫杉醇。主要终点为 6 个月造影随访的晚期管腔丢失(late lumen loss,LLL);次要终点为 6 个月支架内和 / 或节段内再狭窄及 12 个月 MACEs 发生率。结果显示,6 个月造影随访,DCB+BMS 组与 BMS 组间的主支血管无论是支架内还是节段内的 LLL 均无统计学差异;两组间累计 MACEs 无明显差异;两组的上述结果均不如 DES 组。

与之类似的 PEPCAD Ⅴ研究是 2011 年在德国两个中心进行的评价 SeQuent Please 紫杉醇 DCB 治疗分叉病变可行性的前瞻性临床试验,共纳

入 28 名患者,其中 20 例(71.4%)为真性分叉病变。手术策略为先使用 DCB 分别扩张主支和边支,再于主支植入 BMS,手术成功率为 100%,30 天内无 MACEs 发生。术后即刻主支及分支血管的残余狭窄率为(14.8±8.5)% 和(22.9±10.4)%;9 个月造影随访示主支及分支血管的 LLL 分别为(0.38±0.46)mm和(0.21±0.47)mm,直径狭窄率分别为(28.5±14.9)% 和(30.3±16.3)%;9 个月临床随访示靶病变血运重建率为 3.6%(1 例)。本研究分支血管的 LLL 较低,提示了单纯使用 DCB 治疗分叉病变边支血管的可行性。

BABILON 试验将 108 名患者随机分成两组,DCB 组(52 例)对主支/边支分别用普通球囊、DCB 顺序扩张后于主支植入 BMS,DES 组(56 例)采用普通球囊扩张后 DES 植入,由术者决定是否进行最终球囊对吻扩张。9 个月造影随访发现,两组间节段内 LLL 并无显著差异;24 个月临床随访发现,两组间 MACEs 并无差异(17.3% $vs.$ 7.1%,$P=0.105$),DCB 组 TLR 发生率高于 DES 组(15.4% $vs.$ 3.6%,$P=0.045$),究其原因可能为 DCB 组主支均植入了 BMS,导致主支支架(BMS)内再狭窄(in-stent restenosis,ISR)发生率高于 DES 组(13.5% $vs.$ 1.8%,$P=0.027$),但两组间分支 ISR 发生率无明显差异。

理论上讲,这种技术的优点是可以避免嵴部支架钢梁堆积,从而减少边支血管的再狭窄。然而,主支采用的 DCB 扩张后 BMS 植入的方式导致晚期管腔丢失显著增加,从而增加再狭窄发生率。因此,临床疗效并不优于单纯 DES 植入。但是,该种策略可以缩短双联抗血小板治疗(dual antiplatelet therapy,DAPT)的时间,因此,这种方法可能适用于不能耐受长时程 DAPT 治疗的患者群体。

二、DCB-only 策略

Schulz 等报道了 DCB-only 策略在原位分叉病变中应用的研究,纳入的 39 例患者均在非顺应性球囊扩张后单纯使用二代 DCB(SeQuent Please 或 In.Pact Falcon)扩张,其中 5 例患者由于严重夹层或弹性回缩而植入支架。4 个月造影随访显示,边支和主支的再狭窄发生率分别为 3.3% 和 6.7%,MACEs 发生率为 7.7%。值得注意的是,约 33% 的分叉为左主干分叉病变,而左主干分叉病变是介入治疗后靶病变血运重建(target lesion revascularization,TLR)的独立预测因素。以上表明,单纯 DCB 策略在分叉病变中应用是可行的。PEPCAD-BIF 是另外一项采用 DCB-only 策略治疗分叉病变的研究,主支/边支分别进行预扩张后,将患者随机分成两组,分支分别接受 DCB 扩张或普通球囊扩张。9 个月随访发现,DCB 组的再狭窄发生率显著低于普通球囊组(6% $vs.$ 26%,$P=0.045$);TLR 分别为 1 例和 3 例;LLL 分别为 0.13mm 和 0.51mm($P=0.013$)。本研究中,作者认为术后无显著嵴部偏移是该策略的潜在优势。

Bruch 等比较了 DCB-only 策略和 DCB+ 支架策略,9 个月随访发现 TLR 和 MACEs 发生率分别为 4.6% 和 6.2%,且 DCB-only 组无任何血栓事件。韩国 Ae-Young Her 等用 OCT 观察了主支 DCB 治疗对分叉病变分支开口的影响,此项单中心回顾性研究共观察 16 个主支血管所涉及的 26 个分支开口病变,其中 50% 为真性分叉病变,仅对主支行 DCB 治疗。分别于术前、术后即刻及 9 个月随访时进行造影及 OCT 检查,结果显示,分支开口面积与术后即刻相比,平均增加了 $(0.37 \pm 0.64)\,mm^2\,(52.1\%)$。上述提示 DCB 治疗分叉病变主支血管时,随访期内可见分支血管开口面积显著增加。

在所有相关技术及策略中,该种术式似乎是最完美的。基于现有的小样本循证证据,"介入无植入"能够真正在部分分叉病变介入过程中实现。但基于分叉病变的复杂性,在病变预处理后,能够符合 DCB-only 策略的病例有限,因此限制了此策略的实际应用。

三、主支 DES、边支 DCB 策略

2013 年美国经导管介入治疗年会(TCT 2013)发布的 BIOLUX-Ⅰ试验是一项前瞻性、多中心、单臂研究,旨在评估简单分叉病变中边支应用 Pantera Lux DCB 策略的可行性和安全性,澳大利亚 5 个中心在 2011 年 1 月至 2012 年 8 月共入组 35 例,边支采用 Pantera Lux DCB 扩张后,主支使用 DES(Xience 支架)植入。9 个月时造影及 IVUS 随访显示,边支 LLL 为 $(0.10 \pm 0.43)\,mm$,且无患者发生再狭窄;12 个月临床随访,共 5.9% 的患者发生 MACEs,2.9% 发生 TLR,无支架内血栓形成。DEBSIDE 研究则使用主支 DES+ 边支 DCB 策略治疗了 50 名分叉病变患者,12 个月随访显示,主支 / 边支 TLR 的发生率分别为 10% 和 2%。另外一项来自我国香港的 Sarpedon 研究评估了主支 DES 植入后,DCB 扩张边支开口,并最终行对吻扩张。造影随访发现,主支、边支的 LLL 分别为 $(0.21 \pm 0.35)\,mm$ 和 $(0.09 \pm 0.21)\,mm$,再狭窄发生率分别为 4.0% 和 6.0%(所有边支 ISR 均累及开口);1 年 MACEs 发生率为 19%(其中 3 例 TVR,2 例死亡)。

综合上述几种策略,从临床和技术角度来看,DCB 用于分叉病变的治疗主要选择主支 DES、边支 DCB 的技术策略,任何情况下均不推荐 BMS 的植入。大部分分叉病变可以仅在主支植入支架,简化手术操作,减少双支架的植入,在保证主支疗效的同时减少边支的再狭窄,从而提高远期临床疗效。DCB-only 的策略是一种理想的分叉病变介入治疗术式,是否能采用该术式,取决于分叉病变类型及预处理后的结果,而预处理结果除取决于分叉病变的复杂性以外,尚取决于主支及边支血管本身病变的复杂性。DCB 参与的分叉病变治疗,由于大大减少了双支架的植入,给后续治疗提供了更多便利性及更广阔的治疗空间。

四、相关专家共识

目前仍缺乏相关的国际性指南或者共识对药物涂层球囊治疗冠状动脉分叉病变进行正式的推荐。

2011 年英国国家健康与临床优化研究所的专家共识提出,越来越多的证据显示 DCB 治疗小血管病变和分叉病变等也有良好的效果。

2013 年德国共识小组推荐单纯 DCB 扩张分叉病变的分支,若预处理后严重夹层,则可考虑在主支行 DES 的基础上,边支 DCB+BMS 策略。此共识推荐分叉病变处理流程见图 7-1。

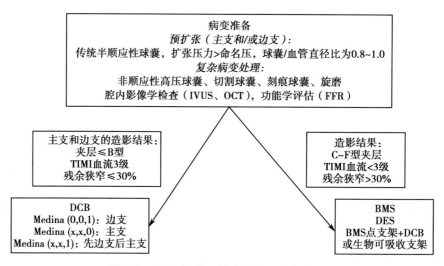

图 7-1　DCB 治疗冠状动脉分叉病变流程图

第一步:预扩张主支和 / 或边支。选择球囊 / 血管直径比为 0.8~1.0 的非顺应性球囊,采用命名压或高压(残余狭窄较重时,16~20ATM),根据病变长度选择球囊长度,避免尺寸过大。

第二步:评估预处理结果。若无夹层或 NHLBI A 型、B 型夹层;主支残余狭窄 <30%,边支 <75%;且 TIMI 血流 3 级,则采用方案一。否则,采用方案二

方案一:边支应用 DCB 扩张,延伸至主支中 4~5mm,远端超越预处理区域 2~3mm,球囊 / 血管直径比为 0.8~1.0,扩张 8~10ATM,至少 30 秒;然后采用同样的方式应用 DCB 扩张主支,长度覆盖预处理区域两端 2~3mm

方案二:若主支和边支的造影结果均不符合条件,主支 DES 治疗,边支采用必要时支架技术;如果仅边支不符合条件且必须采用支架治疗,通常主支也无法避免支架植入,但是如果边支支架未损伤主支,主支采用单纯 DCB 策略也是一种选择;如果仅主支不符合条件,主支采用 DES 治疗,边支采用标准流程,尽可能在主支植入支架前对边支进行 DCB 扩张。如果主支支架植入后,边支受到影响,则进行最终球囊对吻扩张结束手术;如果主支植入支架后,边支未受累,且结果符合第二步的标准,则并不一定需要进行边支扩张

2014 年意大利心脏病学会共识将主、边支均行 DCB 扩张后，主支植入 BMS 作为Ⅱb 类推荐，证据级别 C。若边支需行补救性支架，推荐采用 TAP 技术。

2016 年《药物涂层球囊临床应用中国专家共识》推荐，DCB 可应用于冠状动脉分叉病变，部分病例可使用单纯 DCB 策略处理分叉病变。

第三节　药物涂层球囊治疗分叉病变目前存在的问题及争议

DCB 在分叉病变中应用的研究正逐步深入，包括更加复杂的真性分叉及左主干分叉，BABILON 试验中有 57.4% 的病变为 Medina（1,1,1）。各项研究均证实了 DCB 用于边支治疗是安全、可行的。然而已发表的研究尚存在一些问题：所有研究均未涉及边支直径大于 2.75mm 的分叉，大边支分叉是否采用 DCB 处理的安全性证据尚缺乏；各项研究采用的术式也各不相同（包括主支 BMS+DCB、边支 DCB，DCB-only，主支 DES、边支 DCB 等），边支应用 DCB 前的预处理方式也并不一致，能否采用 DCB 处理边支的预处理条件也并不明确，主支及边支的处理孰先孰后，是否行对吻扩张及时机等均需要更进一步的临床试验去探索，当然随着各种 DCB 的研发和上市，各种 DCB 间的通过性、药物释放、疗效等的比较也尚待进行。

DCB 用于分叉病变治疗，目前的推荐多来源于单中心、小样本的非随机对照试验，尚缺乏临床及技术操作方面的大规模、多中心随机临床试验的循证医学证据。早期采用 DCB+BMS 的策略主要是基于安全因素的考虑，担心在 DCB 后叠加使用 DES 时，过高的抗增殖药物的毒性反应可能会使内皮化延迟，导致血栓风险增加，但随后的动物及临床试验均证实在 DCB 使用后，即使补救性使用 DES，在提高疗效的同时并未增加血栓及其他不良事件的发生。目前 DCB 应用于分叉病变的主流术式是主支 DES、边支 DCB，最终完成对吻扩张。但尚存在以下问题：①病变预处理后边支可以接受的残余狭窄程度：由于开口病变的特殊性及边支支配相对少的心肌供血范围，加上 DCB 后多有晚期管腔扩大，是否可以接受 ≤ 50% 的残余狭窄条件下使用 DCB？②当采用主支 DES、边支 DCB 策略时，孰先孰后？既往的指南与共识大多推荐先在边支使用 DCB，后在主支使用 DES，最后对吻扩张完成手术。德国专家共识中提到主要原因是担心主支支架后使用 DCB，会造成支架钢梁对药物涂层的破坏及 DCB 通过困难。我们应用 DCB 时的操作顺序是先完成主支支架植入，后进行边支预处理及 DCB 的使用，最后完成对吻扩张。我们中心初步的临床试验结果证实了该操作的安全性、极高的手术操作成功率及良好的长期临床效果。来自我国香港的 SARPEDON 分叉病变临床试验亦验证了此操作顺序的合理性。目前的临床及操作经验多来源于第一代药物涂层球囊(SeQuent Please)的使用,新一代 DCB 采用不同的涂层技术,其在体液内停留时间大大延长,通过性显著提高,部分产品由于涂层技术改善,其通过性已远好于支架。③何时采用 DCB-only 策略及是否行最终对吻扩张?这取决于主支及边支病变的复杂性。当主支病变准备完成后,如符合 DCB 使用条件,再对边支进行预处理,同样满足 DCB 使用条件后,依次对边支及主支使用 DCB 扩张,如残余狭窄 ≤ 30% 且夹层 ≤ B 型,可结束手术。因主支无金属支架的保护,对吻扩张会造成主支近端血管损伤,带来远期的不良预后。只有当主支近端血管直径远大于分支直径,且边支开口因斑块或嵴的偏移造成严重狭窄时才选择低压力(≤ 4 个大气压)对吻扩张。④如何对边支进行补救性支架植入?对于初始选择边支 DCB 策略的患者,补救性支架植入的比例通常小于 5%。作者认为,如需补救性支架,推荐选择 DES 进行点状支架植入,仅覆盖开口以远严重夹层部位,不推荐常规采用 TAP 技术,从而避免分叉部位双支架植入。

第四节　药物涂层球囊治疗分叉病变的病变准备与操作技巧

药物涂层球囊虽然采用的是普通预扩球囊的平台,但其使用并不同于普通球囊。因为其使用目的并非为了获得较大的管腔面积,而是为了达到局部药物释放,因此,其预处理及使用技巧具有一定的特殊性。

一、病变预处理

在药物涂层球囊使用前,病变预处理在介入操作过程中是必需且非常重要的,目的是获得最佳的管腔直径并减轻弹性回缩,处理原则与普通病变相似。预扩张常规使用半顺应性或非顺应性球囊,球囊 / 血管直径比例为 0.8~1.0,使用适当的压力(8~14ATM)缓慢充盈并维持 10 秒以上,以减少弹性回缩及严重夹层的发生。若病变扩张不充分,可考虑选择切割球囊、棘突球囊、双导丝球囊及血管刻痕球囊等进行充分预处理。推荐切割球囊用于累及分支开口的分叉病变,以减轻弹性回缩。若为真性分叉病变,则需对主支与边支血管分别进行预处理,主支与分支血管预处理的顺序可能会对手术结果产生一定影响。因此,分叉病变预处理后使用 DCB 需满足的条件与其他病变相同,即残余狭窄 ≤ 30%,夹层 ≤ B 型。但对于分支血管是否可以接受预处理后 ≤ 50% 的狭窄尚无临床依据。预处理后产生的轻微夹层有利于组织对药物的摄取,无血流限制的夹层并不影响远期预后,但预处理后残余狭窄程度与远期预后密切相关。预处理结果除应用常规造影观察外,必要时应用冠状动脉腔内影像技术(血管内超声或光学相干断层成像)或功能性检查(血流储备分数)进行评估。

病变充分预处理后,如拟行 DCB-only 策略治疗,需主 / 边支同时满足以下条件:C 型(NHLBI)以下夹层;TIMI 血流 3 级;主支残余狭窄 <30%,边支残余狭窄 <50%。若主支不能满足以上条件、边支满足,则推荐主支 DES、边支 DCB 策略。既往研究发现,分叉病变仅对主支行药物涂层球囊治疗后,可见晚期边支开口面积增加的现象。因此,对于边支直径小于 2mm 的分叉病变,若主支预处理条件满足,可考虑仅对主支行 DCB 扩张。

然而,专家共识中分叉病变治疗流程图并未明确术式顺序及具体策略。根据北京医院心脏中心的实践经验,笔者认为大多数分叉病变可以采用主支 DES、边支 DCB 策略。

二、DCB 在分叉病变中的应用技巧

DCB 直径的选择需根据血管直径匹配,一般建议球囊 / 血管直径比例为 0.8~1.0。DCB 长度选择:DCB 扩张部位需充分覆盖预处理部位,DCB 两端超出预处理区域两端各 2mm 以上,以避免地理缺失,该因素是术后发生再狭窄的重要原因。DCB 药物释放的过程依赖于浓度梯度被动释放进入血管壁,因此 DCB 需要与血管壁充分接触且达到足够的时间,才能保证药物的有效释放,DCB 治疗时通常维持 8 个大气压 30~60 秒。由于 DCB 基础平台为非顺应性球囊,径向直径随着压力增大而变化较大,因此,推荐使用命名压进行扩张。第一代 DCB 因其通过性较差,尤其是应用于扭曲钙化的右冠状动脉及左冠状动脉回旋支远端分叉病变时要特别注意,必要时使用延长导管辅助 DCB 的输送,以提高操作成功率。新一代 DCB 由于输送系统及涂层的改良,其通过性已大大提高。

对于真性分叉病变(Medina 分型:1,1,1/1,0,1/0,1,1),建议先对主支病变进行预处理,在主支支架(DES)植入后再对边支预处理,然后边支使用 DCB 治疗,最后完成对吻扩张。对主支病变预处理结果理想时,可顺序处理边支病变,两者均符合标准时,可采用 DCB-only 策略。如先对边支进行预处理及 DCB 的使用,若需对吻扩张,在导丝重进边支时,导丝会有较大的进入内膜下夹层及导致边支闭塞的风险。北京医院心脏中心采用了不同的使用顺序,即先对主支预处理,然后主支植入支架,边支拘禁导丝(必要时拘禁球囊),在主

支后扩张完成后导丝重进边支,对边支进行预处理后使用DCB,最大限度地减少导丝进入内膜下导致边支闭塞的风险。重进导丝时,尽可能从支架远端网孔重进边支,以减少分叉嵴部的金属负荷,同时利于DCB的通过。保证DCB顺利通过支架网眼的关键是避免导丝缠绕、使用等直径的非顺应性球囊高压后扩张及非顺应性球囊"通过实验",但对于严重成角的分叉病变除外。DCB对边支治疗后,分别用非顺应性球囊完成对吻扩张,必要时行支架近端优化(proximal optimization technique,POT)。若分叉角度较大,边支导丝不易进入,则推荐边支先行药物涂层球囊扩张,再行主支支架植入,若边支TIMI血流3级,残余狭窄小于50%,则不常规进行边支导丝再进入和对吻扩张。如需补救性支架植入,推荐选择DES进行点状支架植入,仅覆盖开口以远严重夹层部位,不推荐常规采用TAP技术,从而避免分叉部位双支架植入。

当分叉病变仅累及分支开口(Medina分型:0,0,1)时,DCB治疗具有显著优势,大多可以采用DCB-only策略,手术操作简单。此类为分支开口病变,建议选择切割球囊,以减轻弹性回缩,特别在使用普通球囊预扩张不满意时。

三、DCB使用后评估

经DCB扩张后,血管造影至少采用两个垂直投照体位进行观察,若发生以下情况,则建议行补救性药物洗脱支架(drug-eluting stent,DES)植入:血管夹层为NHLBI C~F级,TIMI血流<3级,分支血管残余狭窄≥50%,推荐使用DES。

DCB扩张后如常规造影结果模糊不清时,可进行腔内影像学检查,以排除内膜下血肿,因其是术后血管急性闭塞的最主要原因之一。影像学检查推荐使用血管内超声,谨慎使用OCT检查,特别是病变在大血管近端时,较大压力的造影剂推注,可能造成较夹层加重。对于分叉病变边支预处理后,使用FFR进行功能性评估的临床指导价值尚不明确。

第五节　药物涂层球囊治疗分叉病变术后管理

目前,关于用DCB治疗冠状动脉分叉病变术后急性期及长期抗血小板治疗的种类和最佳持续时间的证据很少且没有一致的共识。术后使用双联抗血小板治疗(dual antiplatelet therapy,DAPT),常规剂量阿司匹林联合氯吡格雷或新型P2Y$_{12}$抑制剂(替格瑞洛),无特殊情况不建议联合使用血小板膜糖蛋白IIb/IIIa受体拮抗剂和抗凝治疗。在回顾既往研究时,DAPT的时程通常兼顾了急性冠状动脉事件的类型和术中同时使用的支架类型。采用DCB-only策略或 DCB+BMS 策略的患者,DAPT 可持续较短的时间(3~6 个月);相反,如果植入了 DES,那么 DAPT 持续的时间与单纯植入 DES 相同。遗憾的是,目前尚无一项研究比较 DCB 治疗分叉病变术后 DAPT 时长对结果的影响,所以有限的数据均来自一些间接证据。早期和晚期支架内血栓形成可通过不同的试验进行评估,但由于入组患者数量有限,无法得出有效结论。根据现有证据,DCB-only 策略治疗分叉病变术后进行 1 个月的 DAPT,靶病变血栓形成风险是最低的。当然需要更多直接的、大样本的证据来证实术后 DAPT 的类型和时长是否安全、有效。

除了术后 DAPT 治疗以外,建议对 DCB 治疗分叉病变的患者进行长期的造影及临床随访。DCB-only 策略的造影随访时间可于术后 4~6 个月,而杂交策略由于支架内皮化的时间较长,随访时间以术后 9~12 个月为宜。

(邱春光　潘　亮　卢文杰)

参考文献

[1] LASSEN J F,HOLM N R,BANNING A,et al.Percutaneous coronary intervention for coronary bifurcation disease:11th consensus document from the European Bifurcation Club [J].EuroIntervention,2016,12(1):38-46.

[2] MEIER B,GRUENTZIG A R,KING S B 3rd,et al.Risk of side branch occlusion during coronary angioplasty [J].Am J Cardiol,1984,53(1):10-14.

[3] SOULIS J V,FARMAKIS T M,GIANNOGLOU G D,et al.Wall shear stress in normal left coronary artery tree [J].J Biomech,2006,39(4):742-749.

[4] SOULIS J V,GIANNOGLOU G D,CHATZIZISIS Y S,et al.Spatial and phasic oscillation of non-Newtonian wall shear stress in human left coronary artery bifurcation:an insight to atherogenesis [J].Coron Artery Dis,2006,17(4):351-358.

[5] IAKOVOU I,GE L,COLOMBO A.Contemporary stent treatment of coronary bifurcations [J].J Am Coll Cardiol,2005,46(8):1446-1455.

[6] LEFÈVRE T,LOUVARD Y,MORICE M C,et al.Stenting of bifurcation lesions:classification,treatments,and results [J].Catheter Cardiovasc Interv,2000,49(3):274-283.

[7] LOUVARD Y,LEFÈVRE T,MORICE M C.Percutaneous coronary intervention for bifurcation coronary disease [J].Heart,2004,90(6):713-722.

[8] POPMA J J,LEON M B,TOPOL E J.Atlas of interventional cardiology [M].Philadelphia:WB Saunders Company,1994.

[9] MEDINA A,SUÁREZ DE LEZO J,PAN M.A new classification of coronary bifurcation lesions [J].Rev Esp Cardiol,2006,59(2):183.

[10] CHEN S L,SHEIBAN I,XU B,et al.Impact of the complexity of bifurcation lesions treated with drug-eluting stents:the DEFINITION study(Definitions and impact

of complEx biFurcation lesIons on clinical outcomes after percutaNeous coronary IntervenTIOn using drug-eluting steNts）［J］.JACC Cardiovasc Interv,2014,7（11）: 1266-1276.

［11］ NEUMANN F J,SOUSA-UVA M,AHLSSON A,et al.2018 ESC/EACTS Guidelines on myocardial revascularization ［J］.Eur Heart J,2019,40（2）:87-165.

［12］ BHARGAVA B,WAKSMAN R,LANSKY A J,et al.Clinical outcomes of compromised side branch（stent jail）after coronary stenting with the NIR stent ［J］.Catheter Cardiovasc Interv,2001,54（3）:295-300.

［13］ PAN M,DE LEZO J S,MEDINA A,et al.Rapamycin-eluting stents for the treatment of bifurcated coronary lesions:a randomized comparison of a simple versus complex strategy ［J］.Am Heart J,2004,148（5）:857-864.

［14］ COLOMBO A,MOSES J W,MORICE M C,et al.Randomized study to evaluate sirolimus-eluting stents implanted at coronary bifurcation lesions ［J］.Circulation,2004, 109（10）:1244-1249.

［15］ LOUVARD Y,MEDINA A.Definitions and classifications of bifurcation lesions and treatment ［J］.EuroIntervention,2015,11 Suppl V:V23-V26.

［16］ STEIGEN T K,MAENG M,WISETH R,et al.Randomized study on simple versus complex stenting of coronary artery bifurcation lesions:the Nordic bifurcation study ［J］. Circulation,2006,114（18）:1955-1961.

［17］ COLOMBO A,BRAMUCCI E,SACCÁ S,et al.Randomized study of the crush technique versus provisional side-branch stenting in true coronary bifurcations: the CACTUS（Coronary Bifurcations:Application of the Crushing Technique Using Sirolimus-Eluting Stents）Study ［J］.Circulation,2009,119（1）:71-78.

［18］ NIEMELÄ M,KERVINEN K,ERGLIS A,et al.Randomized comparison of final kissing balloon dilatation versus no final kissing balloon dilatation in patients with coronary bifurcation lesions treated with main vessel stenting:the Nordic-Baltic Bifurcation Study Ⅲ［J］.Circulation,2011,123（1）:79-86.

［19］ FERENC M,GICK M,COMBERG T,et al.Culotte stenting vs.TAP stenting for treatment of de-novo coronary bifurcation lesions with the need for side-branch stenting: the Bifurcations Bad Krozingen（BBK）Ⅱ angiographic trial ［J］.Eur Heart J,2016,37（45）: 3399-3405.

［20］ ERGLIS A,KUMSARS I,NIEMELÄ M,et al.Randomized comparison of coronary bifurcation stenting with the crush versus the culotte technique using sirolimus eluting stents:the Nordic stent technique study ［J］.Circ Cardiovasc Interv,2009,2（1）:27-34.

［21］ CHEN S L,XU B,HAN Y L,et al.Comparison of double kissing crush versus Culotte stenting for unprotected distal left main bifurcation lesions:results from a multicenter, randomized,prospective DKCRUSH-Ⅲ study ［J］.J Am Coll Cardiol,2013,61（14）: 1482-1488.

［22］ COLOMBO A,GAGLIONE A,NAKAMURA S,et al. "Kissing" stents for bifurcational coronary lesion ［J］.Cathet Cardiovasc Diagn,1993,30（4）:327-330.

［23］ LOH J P,WAKSMAN R.Paclitaxel drug-coated balloons:a review of current status and emerging applications in native coronary artery de novo lesions［J］.JACC Cardiovasc Interv,2012,5(10):1001-1012.

［24］ JACKSON D,TONG D,LAYLAND J.A review of the coronary applications of the drug coated balloon［J］.Int J Cardiol,2017,226:77-86.

［25］ FANGGIDAY J C,STELLA P R,GUYOMI S H,et al.Safety and efficacy of drug-eluting balloons in percutaneous treatment of bifurcation lesions:the DEBIUT(drug-eluting balloon in bifurcation Utrecht)registry［J］.Catheter Cardiovasc Interv,2008,71(5):629-635.

［26］ STELLA P R,BELKACEMI A,DUBOIS C,et al.A multicenter randomized comparison of drug-eluting balloon plus bare-metal stent versus bare-metal stent versus drug-eluting stent in bifurcation lesions treated with a single-stenting technique:six-month angiographic and 12-month clinical results of the drug-eluting balloon in bifurcations trial［J］.Catheter Cardiovasc Interv,2012,80(7):1138-1146.

［27］ MATHEY D G,WENDIG I,BOXBERGER M,et al.Treatment of bifurcation lesions with a drug-eluting balloon:the PEPCAD V(Paclitaxel Eluting PTCA Balloon in Coronary Artery Disease)trial［J］.EuroIntervention,2011,7 Suppl K:K61-K65.

［28］ LÓPEZ MÍNGUEZ J R,NOGALES ASENSIO J M,DONCEL VECINO L J,et al.A prospective randomised study of the paclitaxel-coated balloon catheter in bifurcated coronary lesions(BABILON trial):24-month clinical and angiographic results［J］.EuroIntervention,2014,10(1):50-57.

［29］ SCHULZ A,HAUSCHILD T,KLEBER F X.Treatment of coronary de novo bifurcation lesions with DCB only strategy［J］.Clin Res Cardiol,2014,103(6):451-456.

［30］ KLEBER F X,RITTGER H,LUDWIG J,et al.Drug eluting balloons as stand alone procedure for coronary bifurcational lesions:results of the randomized multicenter PEPCAD-BIF trial［J］.Clin Res Cardiol,2016,105(7):613-621.

［31］ BRUCH L,ZADURA M,WALISZEWSKI M,et al.Results From the International Drug Coated Balloon Registry for the Treatment of Bifurcations.Can a Bifurcation Be Treated Without Stents?［J］.J Interv Cardiol,2016,29(4):348-356.

［32］ WORTHLEY S,HENDRIKS R,WORTHLEY M,et al.Paclitaxel-eluting balloon and everolimus-eluting stent for provisional stenting of coronary bifurcations:12-month results of the multicenter BIOLUX- I study［J］.Cardiovasc Revasc Med,2015,16(7):413-417.

［33］ BERLAND J,LEFÈVRE T,BRENOT P,et al.DANUBIO-a new drug-eluting balloon for the treatment of side branches in bifurcation lesions:six-month angiographic follow-up results of the DEBSIDE trial［J］.EuroIntervention,2015,11(8):868-876.

［34］ JIM M H,LEE M K,FUNG R C,et al.Six month angiographic result of supplementary paclitaxel-eluting balloon deployment to treat side branch ostium narrowing (SARPEDON)［J］.Int J Cardiol,2015,187:594-597.

［35］ CAMPBELL B.The NICE Medical Technologies Advisory Committee and medical technologies guidance [J].Heart,2011,97(8):674-675.

[36] KLEBER F X,MATHEY D G,RITTGER H,et al.How to use the drug-eluting balloon: recommendations by the German consensus group [J].EuroIntervention,2011,7 Suppl K:K125-K128.

[37] KLEBER F X,RITTGER H,BONAVENTURA K,et al.Drug-coated balloons for treatment of coronary artery disease:updated recommendations from a consensus group [J].Clin Res Cardiol,2013,102(11):785-797.

[38] CORTESE B,BERTI S,BIONDI-ZOCCAI G,et al.Drug-coated balloon treatment of coronary artery disease:a position paper of the Italian Society of Interventional Cardiology [J].Catheter Cardiovasc Interv,2014,83(3):427-435.

[39]《药物涂层球囊临床应用中国专家共识》专家组.药物涂层球囊临床应用中国专家共识[J].中国介入心脏病学杂志,2016,24(2):61-67.

[40] HUBER M S,MOONEY J F,MADISON J,et al.Use of a morphologic classification to predict clinical outcome after dissection from coronary angioplasty [J].Am J Cardiol, 1991,68(5):467-471.

[41] HER A Y,ANN S H,SINGH G B,et al.Serial morphological changes of side-branch ostium after paclitaxel-coated balloon treatment of de novo coronary lesions of main vessels [J].Yonsei Med J,2016,57(3):606-613.

[42] LU W,ZHU Y,HAN Z,et al.Shot-term outcomes from drug-coated balloon for coronary de novo lesions in large vessels [J].J Cardiol,2019,73(2):151-155.

第八章

药物涂层球囊治疗急性心肌梗死、慢性完全闭塞病变与开口病变

第一节　药物涂层球囊在 ST 段抬高型心肌梗死患者中的应用

急诊经皮冠状动脉介入术（percutaneous coronary intervention，PCI）策略作为 ST 段抬高型心肌梗死（ST elevation myocardial infarction，STEMI）再灌注治疗的重要方式，与溶栓治疗相比，能够明显改善临床预后。无论是裸金属支架（bare-metal stents，BMS）植入术还是药物洗脱支架（drug-eluting stents，DES）植入术，与早期单纯普通球囊成形术相比，均能明显减少早期靶血管缺血、再狭窄和再闭塞的风险，故而在临床中应用广泛。然而，DES 可能会导致炎症反应，引起血管内皮化延迟和血管壁毒性反应，而 STEMI 的罪犯血管往往坏死中心较大且有大量血栓形成，这可能会使炎症反应、血管内皮化延迟和血管壁局部毒性反应更为严重。同时，DES 治疗 STEMI 所造成的晚期支架贴壁不良可能会使支架内血栓形成（stent thrombosis，ST）的风险提高，为 STEMI 患者留下潜在隐患。

药物涂层球囊（drug-coated balloon，DCB）是将抗血管内膜增生药物如紫杉醇等涂于球囊表面，当球囊到达病变血管壁并与血管壁内膜接触时，在病变处快速加压释放，通过撕裂血管内膜，使药物转移到局部血管壁内，药物在局部起到抑制血管内膜增生的作用，从而预防支架内再狭窄（in-stent restenosis，ISR）的发生；因其无金属网格及聚合物基质残留，理论上能够大幅减少内膜炎症反应，缩短血管内皮愈合时间，减少血栓形成的风险，并能够缩短双联抗血

小板治疗时间。众多大规模临床研究已证实,DCB 在 ISR 及小血管病变的治疗中并不劣于 DES。因此,对于 STEMI 患者,单纯药物涂层球囊扩张是一项很具有吸引力的选择。

一、DCB 在 STEMI 患者中的应用研究

Wei-Chieh Lee 等评价了 DCB 治疗因支架植入后 ISR 导致急性心肌梗死的疗效。该研究纳入了 2011 年 11 月至 2015 年 12 月,117 名患者因 ISR 而经历包括 ST 段抬高型心肌梗死和非 ST 段抬高型心肌梗死在内的急性心肌梗死并接受了经皮冠状动脉介入术(percutaneous coronary intervention,PCI)。研究对象分为两组:①进一步 DCB 的 PCI;②进一步药物洗脱支架(drug-eluting stent,DES)的 PCI。分析临床结果,如靶病变血管重建、靶血管重建、复发性心肌梗死、卒中、心血管死亡率和全因死亡率。患者平均年龄为 68.37~11.41 岁,男性占 69.2%。DCB 组 75 例,DES 组 42 例。两组基线特征相同,除性别外,无统计学差异。两组心肌生物标志物峰值水平、PCI 前后心功能相似。两组主要心脑血管不良事件发生率(34.0% vs. 35.7%,P=0.688)和心血管死亡率(11.7% vs. 12.8%,P =1.000)相似。该研究结果认为,DCB 是具有 ISR 的 AMI 的合理策略。与 DES 相比,DCB 是一种替代策略,可以产生可接受的短期结果和相似的 1 年临床结果。

DEB-AMI 是一项多中心随机试验,该研究将 149 例 STEMI 患者随机分为 3 组:50 例患者在血栓抽吸后植入 BMS;50 例患者在血栓抽吸后行 DCB(Dior Ⅱ)扩张后再行 BMS 植入;49 例患者在血栓抽吸后植入 DES。其中,DCB 及 DES 的包被药物均为紫杉醇。术后 6 个月造影随访并应用定量冠状动脉造影(quantitative coronary angiography,QCA)分析,BMS 组与 DCB+BMS 组相比,晚期管腔丢失(late-luminal loss,LLL)〔(0.74 ± 0.57)mm vs. (0.64 ± 0.56)mm 〕、再狭窄发生率(26.2% vs. 28.6%)及主要心血管不良事件(major adverse cardiovascular events,MACEs)发生率(23.5% vs. 20.0%)比较,差异均无统计学意义(均 P>0.05),提示 DCB+BMS 与单纯使用 BMS 在治疗 STEMI 方面并无太大的优势,且两组均劣于 DES 组〔LLL 为(0.21 ± 0.32)mm(P<0.01),再狭窄发生率为 4.7%(P=0.01),MACEs 发生率为 4.1%(P=0.02)〕。光学相干断层成像(optical coherence tomography,OCT)提示,DCB+BMS 组与 BMS 组相比,能够降低支架覆盖不良率及未覆盖率,但与 DES 组相比仍处于劣势。研究者认为,未出现预期结果与 Dior Ⅱ 球囊紫杉醇药物混合剂有关,该混合剂不能确保紫杉醇迅速渗透至血管壁的平滑肌细胞内;另外,DCB+BMS 组只有约 60% 患者经过普通球囊预扩张处理,这也是紫杉醇未被完全吸收的另一个重要原因。该研究作为首个 DCB 应用于 STEMI 患者的研究,因其

样本量较小、预处理不充分等,仅能够证明在急诊 PCI 中使用 DCB 是可行的。PAPPA 研究是第一个观察单纯 DCB 策略在急诊 PCI 中安全性和有效性的前瞻性临床试验。该研究入选 100 例 STEMI 患者,所有病变在血栓抽吸后均使用半顺应性球囊充分预扩张,然后使用 DCB 贴壁至少 60 秒,若出现 C 级以上夹层或扩张后残余狭窄 >50%,则补充植入 BMS;患者均应用比伐芦定治疗,但使用剂量及持续时间并未提及。该研究中 59 例患者采取单纯 DCB 策略,41 例患者植入支架。1 年后随访,有 5 例患者发生 MACEs,其中心源性死亡 2 例,靶血管再次血运重建 3 例。PAPPA 研究根据造影结果入选患者且术后随访无造影结果,仅能表明单纯 DCB 策略对特定的 STEMI 患者安全、有效。2015 年 Nijhoff 等在 DEB-AMI 试验的基础上入选 40 例患者采取单纯 DCB 策略,作为 DEB-AMI 试验的第四组,其中有 4 例患者因冠状动脉夹层影响血流而补充植入支架。术后 6 个月造影随访中,单纯 DCB 组的 LLL〔(0.51±0.59)mm〕与 BMS 组〔(0.74±0.57)mm〕、DCB+BMS 组的 LLL〔(0.64±0.56)mm〕比较,差异均无统计学意义,且单纯 DCB 组的 LLL 均劣于 DES 组的 LLL〔(0.21±0.32)mm〕。在 MACEs 及再狭窄发生率方面,单纯 DCB 组也表现出与 BMS 组、DCB+BMS 组相似的结果。该试验进一步证明,在 STEMI 患者中单纯 DCB 策略是安全、有效的。Ho 等报道了一项前瞻性观察研究,采用单纯 DCB 策略连续纳入 STEMI 患者 89 例,其中 50 例患者行血栓抽吸术,80% 患者使用血小板糖蛋白 Ⅱb/Ⅲa 受体拮抗剂,所有患者的病变均进行充分预扩张后使用 DCB(SeQuent Please),当发生 C 型及以上夹层时则补充植入支架,最终有 4 例患者接受支架植入。观察这些患者 30 天的临床事件,有 4 例患者死亡,其中 3 例心源性休克,1 例脓毒症,所有患者在 30 天内均未发生靶血管相关的急性闭塞,靶血管血运重建及靶血管血栓也未见报道。尽管该试验随访时间较短,且术后无血管造影随访,但该试验仍在一定程度上证明,在 STEMI 患者中行单纯 DCB 是安全、有效的。

Gobić 等报道了一项随机对照试验。该研究对 37 例应用 DES(Biomime)及 38 例单纯使用 DCB(Sequent Please)的 STEMI 患者进行了 6 个月的随访。入选标准为:① STEMI 症状出现不到 12 小时;② de novo 病变:冠状动脉闭塞或严重狭窄;③冠状动脉直径为 2.5~4.0mm。排除标准为:①过去 6 个月内的卒中;②存活低于 1 年的可能性;③妊娠或哺乳;④肾脏疾病(MDRD):eGFR<30ml/(min·1.73m^2);⑤支架再狭窄;⑥需要额外血运重建的广泛性冠状动脉疾病;⑦过去 6 个月内接受过 PCI 或冠状动脉旁路移植手术;⑧冠状动脉严重扭曲;⑨对阿司匹林、氯吡格雷、肝素、紫杉醇或依替非肽过敏及其他禁忌;⑩对含碘造影剂过敏;⑪白细胞计数 <3.5×10^9/L,

血小板计数 $<75 \times 10^9$/L 或 $>650 \times 10^9$/L。该研究未阐明是否常规使用了血栓抽吸装置术后 1 个月随访，DES 组发生 2 例 ST，而 DCB 组发生 2 例靶血管急性闭塞。术后 6 个月随访，DES 组有 2 例患者运动平板试验出现阳性结果，后造影证实为 ISR；DCB 组运动平板试验均呈现阴性结果。术后 6 个月造影随访显示，参考血管直径在 DES 组及 DCB 组分别为 (3.04 ± 0.46) mm 和 (2.61 ± 0.49) mm $(P<0.05)$，LLL 分别为 (0.10 ± 0.19) mm 和 (-0.09 ± 0.09) mm $(P<0.05)$，术后 6 个月两组均无死亡病例报道。该研究为第一个对比 DES 与单纯 DCB 在 STEMI 患者中应用的临床试验，与 Nijhoff 等的研究结果不同，但该试验研究人员并未对出现该结果的原因进行进一步分析。

表 8-1 总结了单用 DCB 治疗 AMI 患者的研究成果。在急诊 PCI（primary percutaneous coronary intervention，PPCI）中，由于支架植入后贴壁不良和延迟的内皮组织覆盖等因素，DES 发生支架内血栓的风险略高，使得仅 DCB 策略在 AMI 作用值得研究。在所有四个组中都看到了类似的临床结果，即 DCB 治疗的患者中显示出更好的 LLL，并显示了良好的 TLR 和 MACEs 发生率。单用 DCB 组的冠状动脉内皮功能障碍（用乙酰胆碱测试）也最不明显。DCB 单用策略后发生急性和晚期血栓明显降低，表明在具有长期 DAPT 禁忌证的 STEMI 患者中 DCB 单用策略是可行的。

表 8-1 单用 DCB 在急诊 PCI 治疗 de novo 病变中的应用

作者	实验设计	DCB 型号	造影随访结果（FU，%FU）	临床结局（FU，%FU）
Gobic 等（2017 年）	随机临床研究对比单用 DCB 和第三代 DES	SeQuent Please	LLL：DCB (-0.09 ± 0.09) mm vs. DES (0.1 ± 0.19) mm，$P<0.05$（6 个月，84%）	MACEs：DCB 5.3% vs. DES 5.4%，P NS TLR：DCB 0 vs. DES 5.4%，P NS（6 个月，100%）
Nijhoff 等（2015 年）	观察性比较研究单用 DCB vs. DCB+BMS vs. BMS vs. 1st-Gen DES	Dior Ⅱ	In Balloon/Stent LLL：DCB (0.51 ± 0.59) mm vs. DCB+BMS (0.64 ± 0.56) mm $(P=0.33)$ vs. BMS (0.74 ± 0.32) mm $(P=0.08)$ vs. DES (0.21 ± 0.32) mm，$(P<0.01)$（6 个月，90%）	MACEs：DCB 17.5% vs. DCB+BMS 23.9% vs. BMS 25.0% vs. DES 4.4%，P NS TLR：DCB 12.5% vs. DCB+BMS 23.9% vs. BMS 19.1% vs. DES 2.2%，P NS（12 个月，100%）

续表

作者	实验设计	DCB型号	造影随访结果(FU,%FU)	临床结局(FU,%FU)
Vos 等(2014 年)	单臂观察研究	Pantera Lux	不适用	MACEs:5% TLR:3%(12 个月,100%)
Ho 等(2015 年)	单臂观察研究	SeQuent Please	不适用	MACEs:4.5% TVR:0(1 个月,100%)

注:DCB:药物涂层球囊;DES:药物洗脱支架;BMS:裸金属支架;FU:随访;%FU:百分比随访;LLL:晚期管腔丢失;TLR:靶病变血管重建;MACEs:主要心血管不良事件;TVR:靶血管重建;NS:无显著性

二、DCB 在 STEMI 患者中的应用策略

目前尚无专家共识和指南推荐 DCB-only 策略作为 STEMI 患者的 PPCI 的治疗方式之一。但随着越来越多的临床研究发表,认为除了严格按照中国 DCB 应用指南的推荐进行病变预处理和实施细则外,STEMI 患者中血栓是影响患者急性期和远期预后的最大考量。由于负荷较大,球囊上附着的药物不能够充分和血管壁组织接触,进而不能渗透至细胞内发挥作用而影响治疗效果。EROSON 研究发现,STEMI 患者中有一部分患者并无明显的血栓负荷,无需植入支架。故本书作者认为,目前尚无充足的证据表明 DCB-only 策略在所有 STEMI 患者 PPCI 应用是可行的。但对于那些特殊的 STEMI 患者,例如不能长期 DAPT、肿瘤、支架金属过敏等患者,血栓负荷或经过血栓抽吸后通过造影复查或腔内影像学证实负荷不高时,充分知情同意后,有部分研究证实是可以考虑选择的。对于 STEMI 或非 ST 段抬高型心肌梗死(non-ST elevation myocardial infarction,NSTEMI)患者未能行 PPCI 的,DCB 对于那些特殊的 STEMI 患者,例如不能长期 DAPT、肿瘤、支架金属过敏等患者,血栓负荷或经过血栓抽吸后通过造影复查或腔内影像学证实负荷不高时,充分知情同意后,研究证实是可以考虑选择的。如果选择应用 DCB-only 策略治疗,造影可见血栓时,建议常规血栓抽吸并按照《药物涂层球囊临床应用中国专家共识》标准化操作进行病变预处理后,再决定是否应用。

(张闻多　季福绥)

参考文献

［1］FANG C Y，FANG H Y，CHEN C J，et al.Comparison of clinical outcomes after drug-eluting balloon and drug-eluting stent use for in-stent restenosis related acute myocardial infarction：a retrospective study［J］.PeerJ，2018，6：e4646.

［2］KEELEY E C，BOURA J A，GRINES C L.Primary angioplasty versus intravenous thrombolytic therapy for acute myocardial infarction：a quantitative review of 23 randomised trials［J］.Lancet，2003，361（9351）：13-20.

［3］ZIJLSTRA F，HOORNTJE J C，DE BOER M J，et al.Long-term benefit of primary angioplasty as compared with thrombolytic therapy for acute myocardial infarction［J］.N Engl J Med，1999，341（19）：1413-1419.

［4］ZIJLSTRA F，DE BOER M J，HOORNTJE J C，et al.A comparison of immediate coronary angioplasty with intravenous streptokinase in acute myocardial infarction［J］.N Engl J Med，1993，328（10）：680-684.

［5］STONE G W，GRINES C L，BROWNE K F，et al.Predictors of in hospital and 6-month outcome after acute myocardial infarction in the reperfusion era：the Primary Angioplasty in Myocardial Infarction（PAMI）trial［J］.J Am Coll Cardiol，1995，25（2）：370-377.

［6］GRINES C L，COX D A，STONE G W，et al.Coronary angioplasty with or without stent implantation for acute myocardial infarction.Stent Primary Angioplasty in Myocardial Infarction Study Group［J］.N Engl J Med，1999，341（26）：1949-1956.

［7］COX D A，STONE G W，GRINES C L，et al.Outcomes of optimal or "stent-like" balloon angioplasty in acute myocardial infarction：the CADILLAC trial［J］.J Am Coll Cardiol，2003，42（6）：971-977.

［8］SUH H S，SONG H J，CHOI J E，et al.Drug-eluting stents versus bare metal stents in acute myocardial infarction：A systematic review and meta-analysis［J］.Int J Technol Assess Health Care，2011，27（1）：11-22.

［9］STONE G W，GRINES C L，COX D A，et al.Comparison of angioplasty with stenting，with or without abciximab，in acute myocardial infarction［J］.N Engl J Med，2002，346（13）：957-966.

［10］BROTT B C，ANAYIOTOS A S，CHAPMAN G D，et al.Severe，diffuse coronary artery spasm after drug-eluting stent placement［J］.J Invasive Cardiol，2006，18（12）：584-592.

［11］NAKAMURA T，BROTT B C，BRANTS I，et al.Vasomotor function after paclitaxel-coated balloon post-dilation in porcine coronary stent model［J］.JACC Cardiovasc Interv，2011，4（2）：247-255.

［12］DEGERTEKIN M，SERRUYS P W，TANABE K.Long-term follow up of incomplete stent apposition in patients who received the sirolimus-eluting stent for de novo coronary lesions：An intravascular ultrasound analysis［J］.Circulation，2003，108（22）：2747-2750.

［13］MCFADDEN E P，STABILE E，REGAR E，et al.Late thrombosis in drug eluting

coronary stents after discontinuation of antiplatelet therapy [J].Lancet,2004,364(9444):
1519-1521.

[14] NAKAZAWA G,FINN A V,JONER M,et al.Delayed arterial healing and increased late
stent thrombosis at culprit sites after drug-eluting stent placement for acute myocardial
infarction patients:an autopsy study [J].Circulation,2008,118(11):1138-1145.

[15] STONE S G,SERRAO G W,MEHRAN R,et al.Incidence,predictors,and implications
of reinfarction after primary percutaneous coronary intervention in ST-segment-elevation
myocardial infarction:the harmonizing outcomes with revascularization and stents in
acute myocardial infarction trial [J].Circ Cardiovasc Interv,2014,7(4):543-551.

[16] VINK M A,DIRKSEN M T,SUTTORP M J,et al.5-year follow up after primary
percutaneous coronary intervention with a paclitaxel-eluting stent versus a bare-metal
stent in acute ST segment elevation myocardial infarction:a follow-up study of the
PASSION(Paclitaxel-Eluting Versus Conventional Stent in Myocardial Infarction with
ST-Segment Elevation)trial [J].JACC Cardiovasc Interv,2011,4(1):24-29.

[17] PÓSA A,NYOLCZAS N,HEMETSBERGER R,et al.Optimization of drug-eluting
balloon use for safety and efficacy:evaluation of the 2nd generation paclitaxel-eluting
DIOR-balloon in porcine coronary arteries [J].Catheter Cardiovasc Interv,2010,76(3):
395-403.

[18] SCHELLER B,HEHRLEIN C,BOCKSCH W,et al.Two year follow-up after treatment
of coronary in-stent restenosis with a paclitaxel-coated balloon catheter [J].Clin Res
Cardiol,2008,97(10):773-781.

[19] UNVERDORBEN M,VALLBRACHT C,CREMERS B,et al.Paclitaxel-coated balloon
catheter versus paclitaxel-coated stent for the treatment of coronary in-stent restenosis[J].
Circulation,2009,119(23):2986-2994.

[20] UNVERDORBEN M,KLEBER F X,HEUER H,et al.Treatment of small coronary
arteries with a paclitaxel-coated balloon catheter [J].Clin Res Cardiol,2010,99(23):
165-174.

[21] BELKACEMI A,AGOSTONI P,NATHOE H M,et al.First results of the DEB-AMI
(drug eluting balloon in acute ST-segment elevation myocardial infarction)trial:a
multicenter randomized comparison of drug-eluting balloon plus bare-metal stent versus
bare-metal stent versus drug-eluting stent in primary percutaneous coronary intervention
with 6-month angiographic,intravascular,functional,and clinical outcomes [J].J Am
Coll Cardiol,2012,59(25):2327-2337.

[22] VOS N S,DIRKSEN M T,VINK M A,et al.Safety and feasibility of a PAclitaxel-
eluting balloon angioplasty in Primary Percutaneous coronary intervention in Amsterdam
(PAPPA):one-year clinical outcome of a pilot study [J].EuroIntervention,2014,10(5):
584-590.

[23] NIJHOFF F,AGOSTONI P,BELKACEMI A,et al.Primary percutaneous coronary
intervention by drug-eluting balloon angioplasty:the nonrandomized fourth arm of the
DEB-AMI(drug-eluting balloon in ST-segment elevation myocardial infarction)trial[J].

Catheter Cardiovasc Interv,2015,86 Suppl 1:S34-S44.

[24] HO H H,TAN J,OOI Y W,et al.Preliminary experience with drug coated balloon angioplasty in primary percutaneous coronary intervention[J].World J Cardiol,2015,7 (6):311-314.

[25] GOBIĆ D,TOMULIĆ V,LULIĆ D,et al.Drug Coated Balloon Versus Drug Eluting Stent in Primary Percutaneous Coronary Intervention:A Feasibility Study[J].Am J Med Sci,2017,354(6):553-560.

[26]《药物涂层球囊临床应用中国专家共识》专家组.药物涂层球囊临床应用中国专家共识[J].中国介入心脏病学杂志,2016,24(2):61-67.

第二节 药物涂层球囊在冠状动脉慢性完全闭塞病变中的应用

冠状动脉慢性完全闭塞(chronic total occlusion,CTO)仍是介入心脏病学家面临的最大挑战之一,尽管在过去几年中成功率和长期结果有所改善,但由于技术和操作经验的进步,CTO 经皮治疗中仍存在弥散性再狭窄、支架覆盖延迟和晚期支架内血栓形成(stent thrombosis,ST)等问题。如果成功进行,CTO 再通术后患者的临床短期和长期结果是有利的。与裸金属支架(bare mental stent,BMS)相比,药物洗脱支架(drug-eluting stent,DES)作为 CTO 的治疗选择。与 BMS 治疗相比,DES 作为 CTO 治疗方案的实施显著降低了再狭窄和再闭合的发生率,提高了无事件生存率。尽管如此,DES 的应用仍存在显著的风险,例如由于新内膜覆盖延迟导致的支架内血栓形成和促炎环境诱导的新动脉粥样硬化。接受 DES 经皮冠状动脉介入术(percutaneous coronary intervention,PCI)的患者还必须每天进行双联抗血小板治疗(dual antiplatelet therapy,DAPT),通常持续 6 个月,以防止血栓事件引起的并发症。DAPT 与出血率增加有关,因此在某些禁忌证和合并症患者中尤其高风险。DCB 于 2004 年首次问世,此后一直是心血管研究的焦点。有证据表明,与普 POBA 或额外支架植入 DES 相比,DCB 可降低支架内再狭窄(in-stent restenosis,ISR)的发生率,改善长期预后。DCB 治疗原发性病变(分叉、小血管)已被证实是安全、有效的。鉴于再狭窄或 ST 的高风险和 CTO 的相关患病率,研究仅 DCB 方法是否也是治疗这类病变的可行替代方法,理论上是合理的。这种新方法允许治疗血管的积极重塑,特别是对于有长期 DAPT 禁忌证的出血风险高的患者。目前文献中仅发现少数用 DCB 策略治疗 CTO 的病例。最近发表的一项研究调查了生物可吸收血管支架(bioresorbable scaffold,BRS)作为 CTO 的一种治疗选择,并证明永久性使用支架并不是防止 CTO 再狭窄的必要条件。

冠状动脉慢性完全闭塞(chronic total occlusion, CTO)病变是指正向TIMI血流0级且闭塞时间≥3个月的冠状动脉阻塞性病变,如果存在同侧桥侧支或同侧侧支血管,尽管闭塞远端血管TIMI血流>0级,仍视为完全闭塞病变。既往研究发现,高达20%的冠心病患者同时合并至少一处CTO病变,因其接受经皮冠状动脉介入术(percutaneous coronary intervention, PCI)手术成功率低、并发症发生率较高,被称为冠状动脉介入领域"最后的堡垒"。

一、CTO临床特点及病变病理

各中心CTO病变检出率有所不同,有资料显示为冠状动脉疾病患者的20%~40%,CTO患者平均年龄为(66±11)岁,CTO男、女比例约为4∶1。一些中心资料显示,通过冠状动脉造影发现CTO发生于右冠状动脉(right coronary artery, RCA)的比例约47%,发生于左冠状动脉(left coronary artery, LAD)的约20%,发生于左冠状动脉回旋支(left circumflex artery, LCX)的约16%,或多支(2支及以上)病变的约17%。

CTO形成是在冠状动脉严重狭窄或急性闭塞基础上血栓形成,纤维化和钙化逐渐演变过程。因内皮细胞坏死,炎症介质释放,胶原及钙盐沉积、血栓纤维化使闭塞段进一步延长及变得坚硬。局部的病理改变主要包括:炎性细胞浸润、钙盐沉积、纤维帽形成、侧支微血管形成。CTO病变的病理演变过程尚未完全清楚。普遍认为,冠状动脉闭塞后,血栓会很快形成并蔓延到边支血管的开口,之后血栓逐渐机化、变硬,形成富含胶原的纤维斑块,病变两端形成较硬的纤维帽。尸体解剖证实,闭塞时间短的CTO病变所含纤维斑块较软,而且斑块中含有较多直径在200μm的微孔道;相反,闭塞时间较长的病变所含斑块较硬,并且较少含有微孔道。理论上讲,CTO介入治疗导丝能否通过病变常与病变含有疏松纤维组织、斑块内存在微孔道有关。有些研究显示,CTO病变中的微孔道多位于血管内膜,继而通向血管外膜。Katsuragawa等报道,微孔道往往通向小的分支血管和滋养血管,另外,有些会沿着纵轴方向由血管腔近端通向远端。在兔闭塞股动脉的断层扫描发现,CTO早期微孔道多见于血管外,病变稍成熟后微孔道逐渐出现在血管内。一旦CTO病变完全成熟,血管内和血管外的微孔道相比其初期都要大大减少。大约在85%的CTO病变中会出现贯通整个病变的纵向微孔道。

二、DCB在冠状动脉慢性完全闭塞病变中的应用研究

目前针对原发的CTO病变,并没有较多的临床观察与结果证实其疗效,目前已有的PEPCAD CTO试验,也是评价药物涂层球囊联合裸金属支架治疗

慢性闭塞病变的有效性和安全性,而不是 DCB 与 DES 的头对头研究。该试验是 2008 年 4 月 29 日开始,至 2009 年 4 月 6 日共有 48 例患者入选,病变血管直径为 2.5~4.0mm,主要终点是 6 个月的晚期管腔丢失,次要终点是 6 个月的血管狭窄百分比、6 个月的二次血管造影再狭窄发生率,观察 30 天、6 个月、12 个月、24 个月的靶血管再次血管成形术及 MACEs,研究结果发布在 2012 年的 Publication CCI 上,显示 DCB+BMS 组与 DES 组 12 个月 TLR 发生率均为 14.6%,MACEs 发生率分别为 14.6% 和 18.8%,血管造影和临床结果两组无显著差异。

针对 de novo 早期多个个案报道,如 Bernardo Cortese 等对 3 例患者 CTO 病变应用了 DCB 治疗,经过 1 年的造影随访,结果显示未再发生再狭窄,效果十分满意。随后,Bruno Scheller 等对 34 例 CTO 患者实施了 DCB-only 策略治疗。该研究人群的平均年龄为 59 岁,大部分为男性,单支病变占 44.1%,双支病变占 41.2%,三支病变占 14.7%,相对来讲,患者的三支冠状动脉血管病变程度不是特别复杂,靶病变分别为 LAD(47.1%)、LCX(14.7%)、RCA(38.2%)。应用的是 SeQuent Please© 和 In.Pact Falcon© 两种药物涂层球囊。靶病变血管大小为 2.0~3.5mm,病变长度为 15~40mm。残余狭窄小于 30%,无 C 型及以上夹层,被认为预扩张满意。平均随访(8.62±9.33)个月,随访冠状动脉造影(进行 QCA 分析)、晚期管腔改变及心脏事件(死亡、心肌梗死、TLR、TVR)。结果发现:① CCS 心绞痛分级由术前的(2.45±1.02)mm 下降至随访期间的(1.39±0.92)mm(P<0.001);②晚期管腔增加占 67.6%,平均增加(0.11±0.49)mm;③总的 MACEs 发生率为 17.6%,扩张满意的亚组 MACEs 发生率为 7.4%,均为 TLR。无死亡及心肌梗死。研究提示,在预扩张满意的前提下,单纯 DCB 治疗 CTO 病变是可行选择。Takayuki Onishi 等报道了真实世界中的 CTO 应用 DCB 治疗的临床结果。该研究中纳入的均为小血管病变,其中 CTO 病变占 20%,血管直径 QCA 术前估测为(1.47±0.42)mm,直径狭窄率为(90.08±18.11)%,病变程度为(18.54±8.75)mm,手术即刻成功率达 100%。随访 8 个月后,一共 4 例患者出现了 TLR,2 例导致临床事件的发生,2 例是复查造影时发现 TLR,造影随访血管直径 QCA 测量为(2.18±0.53)mm,LLL 为(−0.13±0.61)mm。研究结果显示,在小血管 CTO 病变中应用 DCB 是合理的。

三、DCB 在冠状动脉慢性完全闭塞病变中的应用策略

在 CTO 导丝通过病变的过程中请参照《中国冠状动脉慢性完全闭塞病变介入治疗推荐路径》,病变预处理的过程中请参照《药物涂层球囊临床应用中国专家共识》的推荐进行病变预处理和实施,在病变的预处理过程中可以应用

切割球囊、旋磨技术和准分子激光技术等充分预扩张后，依据预扩张结果，建议应用腔内影像学辅助判断是否适合进行 DCB 治疗，并指导选择 DCB 直径和长度。如果同时满足以下三种情况，可以使用药物涂层球囊治疗：无夹层或者 A、B 型夹层；TIMI 血流 3 级；残余狭窄 ≤ 30%。如果充分预扩张后，以上三项任何一项不被满足，则植入支架治疗。

（张闻多　季福绥）

参考文献

［1］ RÅMUNDDAL T, HOEBERS L P, HENRIQUES J P, et al.Chronic total occlusions in Sweden—a report from the Swedish Coronary Angiography and Angioplasty Registry (SCAAR)［J］.PLoS One, 2014, 9(8): e103850.

［2］ CHRISTOFFERSON R D, LEHMANN K G, MARTIN G V, et al.Effect of chronic total coronary occlusion on treatment strategy［J］.Am J Cardiol, 2005, 95(9): 1088-1091.

［3］ STONE G W, KANDZARI D W, MEHRAN R, et al.Percutaneous recanalization of chronically occluded coronary arteries, a consensus document, part I［J］.Circulation, 2005, 112(15): 2364-2372.

［4］ PATEL V G, BRAYTON K M, TAMAYO A, et al.Angiographic success and procedural complications in patients undergoing percutaneous coronary chronic total occlusion interventions: a weighted meta-analysis of 18,061 patients from 65 studies［J］.JACC Cardiovasc Interv, 2013, 6(2): 128-136.

［5］ MICHAEL T T, KARMPALIOTIS D, BRILAKIS E S, et al.Temporal trends of fluoroscopy time and contrast utilization in coronary chronic total occlusion revascularization: insights from a multicenter United States registry［J］.Catheter Cardiovasc Interv, 2015, 85(3): 393-399.

［6］ LEE S P, SHIN D H, PARK K W, et al.Angiographic patterns of restenosis after percutaneous intervention of chronic total occlusive lesions with drug-eluting stents［J］. Int J Cardiol, 2012, 156(2): 180-185.

［7］ HEEGER C H, BUSJAHN A, HILDEBRAND L, et al.Delayed coverage of drug-eluting stents after interventional revascularisation of chronic total occlusions assessed by optical coherence tomography: the ALSTER-OCT-CTO registry［J］.EuroIntervention, 2016, 11 (9): 1004-1012.

［8］ LADWINIEC A, ALLGAR V, THACKRAY S, et al.Medical therapy, percutaneous coronary intervention and prognosis in patients with chronic total occlusions［J］.Heart, 2015, 101(23): 1907-1914.

［9］ JANG W J, YANG J H, CHOI S H, et al.Long-term survival benefit of revascularization compared with medical therapy in patients with coronary chronic total occlusion and well-developed collateral circulation［J］.JACC Cardiovasc Interv, 2015, 8(2): 271-279.

［10］ CARLINO M, MAGRI C J, URETSKY B F, et al.Treatment of the chronic total occlusion: a call to action for the interventional community [J].Catheter Cardiovasc Interv,2015,85 (5):771-778.

[11] SIANOS G,WERNER G S,GALASSI A R,et al.Recanalisation of chronic total coronary occlusions:2012 consensus document from the EuroCTO club [J].EuroIntervention, 2012,8(1):139-145.

[12] FEFER P,KNUDTSON M L,CHEEMA A N,et al.Current perspectives on coronary chronic total occlusions:the Canadian Multicenter Chronic Total Occlusions Registry [J]. J Am Coll Cardiol,2012,59(11):991-997.

[13] JEROUDI O M,ALOMAR M E,MICHAEL T T,et al.Prevalence and management of coronary chronic total occlusions in a tertiary Veterans Affairs hospital [J].Catheter Cardiovasc Interv,2014,84(4):637-643.

[14] ROSSELLO X,PUJADAS S,SERRA A,et al.Assessment of inducible myocardial ischemia,quality of life,and functional status after successful percutaneous revascularization in patients with chronic total coronary occlusion [J].Am J Cardiol, 2016,117(5):720-726.

[15] GEORGE S,COCKBURN J,CLAYTON T C,et al.Long-term follow-up of elective chronic total coronary occlusion angioplasty [J].J Am Coll Cardiol,2014,64(3): 235-243.

[16] YANG S S,TANG L,GE G G,et al.Efficacy of drug-eluting stent for chronic total coronary occlusions at different follow-up duration:a systematic review and meta analysis [J].Eur Rev Med Pharmacol Sci,2015,19(6):1101-1116.

[17] JONER M,FINN A V,FARB A,et al.Pathology of drug-eluting stents in humans: delayed healing and late thrombotic risk [J].J Am Coll Cardiol,2006,48(1): 193-202.

[18] NAKAZAWA G,VORPAHL M,FINN A V,et al.One step forward and two steps back with drug-eluting-stents:from preventing restenosis to causing late thrombosis and nouveau atherosclerosis [J].JACC Cardiovasc Imaging,2009,2(5):625-628.

[19] WINDECKER S,KOLH P,ALFONSO F,et al.2014 ESC/EACTS guidelines on myocardial revascularization:the task force on myocardial revascularization of the European Society of Cardiology(ESC) and the European Association for Cardio-Thoracic Surgery(EACTS) developed with the special contribution of the European Association of Percutaneous Cardiovascular Interventions(EAPCI) [J].Eur Heart J,2014,35(37): 2541-2619.

[20] VRIES M J,VAN DER MEIJDEN P E,HENSKENS Y M,et al.Assessment of bleeding risk in patients with coronary artery disease on dual antiplatelet therapy.A systematic review [J].Thromb Haemost,2016,115(1):7-24.

[21] COSTA F,TIJSSEN J G,ARIOTTI S.Incremental value of the CRUSADE,ACUITY, and HAS-BLED risk scores for the prediction of hemorrhagic events after coronary stent implantation in patients undergoing long or short duration of dual antiplatelet therapy[J]. J Am Heart Assoc,2015,4(12).pii:e002524.

［22］SCHELLER B,SPECK U,ABRAMJUK C,et al.Paclitaxel balloon coating,a novel method for prevention and therapy of restenosis［J］.Circulation,2004,110(7): 810-814.

［23］SCHELLER B,HEHRLEIN C,BOCKSCH W,et al.Treatment of coronary in-stent restenosis with a paclitaxel-coated balloon catheter［J］.N Engl J Med,2006,355(20): 2113-2124.

［24］SCHELLER B,HEHRLEIN C,BOCKSCH W,et al.Two year follow-up after treatment of coronary in-stent restenosis with a paclitaxel-coated balloon catheter［J］.Clin Res Cardiol,2008,97(10):773-781.

［25］UNVERDORBEN M,VALLBRACHT C,CREMERS B,et al.Paclitaxel-coated balloon catheter versus paclitaxel-coated stent for the treatment of coronary in-stent restenosis: the three-year results of the PEPCAD Ⅱ ISR study［J］.EuroIntervention,2015,11(8): 926-934.

［26］KLEBER F X,MATHEY D G,SCHELLER B,et al.How to use the drug-eluting balloon:recommendations by the German consensus group［J］.EuroIntervention,2011, 7 Suppl K:K125-K128.

［27］KLEBER F X,RITTGER H,BONAVENTURA K,et al.Drug-coated balloons for treatment of coronary artery disease:updated recommendations from a consensus group ［J］.Clin Res Cardiol,2013,102(11):785-797.

［28］SCHELLER B.Opportunities and limitations of drug-coated balloons in interventional therapies［J］.Herz,2011,36(3):232-239.

［29］CORTESE B,BUCCHERI D,PIRAINO D,et al.Drug-coated balloon angioplasty for coronary chronic total occlusions.An OCT analysis for a "new" intriguing strategy［J］. Int J Cardiol,2015,189：257-258.

［30］CORTESE B,BUCCHERI D,PIRAINO D,et al.Drug-coated balloon without stent implantation for chronic total occlusion of coronary arteries:description of a new strategy with an optical coherence tomography assistance［J］.Int J Cardiol,2015, 191：75-76.

［31］CORTESE B,BUCCHERI D,PIRAINO D,et al.Drug-coated balloon angioplasty:an intriguing alternative for the treatment of coronary chronic total occlusions［J］.Int J Cardiol,2015,187：238-239.

［32］CLAESSEN B E,CHIEFFO A,DANGAS G D,et al.Gender differences in long-term clinical outcomes after percutaneous coronary intervention of chronic total occlusions［J］. J Invasive Cardiol,2012,24(10):484-488.

［33］SRIVATSA S S,EDWARDS W D,BOOS C M,et al.Histologic correlates of angiographic chronic total coronary artery occlusions:influence of occlusion duration on neovascular channel patterns and intimal plaque composition［J］.J Am Coll Cardiol, 1997,29(5):955-963.

［34］中国冠状动脉慢性完全闭塞病变介入治疗俱乐部.中国冠状动脉慢性完全闭塞病变介入治疗推荐路径［J］.中国介入心脏病学杂志,2018,26(3):121-128.

第三节　药物涂层球囊在冠状动脉
开口病变中的应用

冠状动脉开口病变是指距主动脉或主支冠状动脉开口部 3mm 以内的严重的粥样硬化性病变,其冠状动脉造影的检出率为 0.13%~27.0%。基于介入治疗的目的以及根据病变所在的部位,通常对开口病变作如下分类:

1. **主动脉开口病变**　①原位血管主动脉开口病变,包括左主干口、右冠状动脉口病变;②移植血管主动脉开口病变,静脉桥血管吻合口病变。

2. **分支血管开口病变**　包括主要分支(前降支、回旋支)口部病变以及二级分支(对角支、钝缘支和右冠状动脉远端分支)口部病变。

尽管经皮冠状动脉介入术(percutaneous coronary intervention,PCI)器械和相关辅助药物治疗的进展已经改善了介入治疗后的即刻和长期结果,但是开口病变的处理依然存在很多问题,如处理开口病变的独特技术要求、较低的成功率和较高的随访再狭窄发生率等。由于开口病变的病理特征为存在致密的纤维细胞性和钙化性粥样斑块,使得开口处病变的僵硬度和弹性回缩明显增加,故而同非开口病变相比,开口病变介入治疗后残留狭窄较重,夹层也更常见。此类病变单纯球囊扩张的治疗结果各不相同,某些资料显示同其他类型的病变相比,开口病变介入治疗的成功率稍低,并发症则基本相同;而某些研究则显示成功率仅达 79%,而并发症率高达 9.4%。开口处病变的特征是病灶比较僵硬,球囊扩张后弹性回缩明显,球囊扩张术通常不能获得最佳的效果,对于血管直径 ≥ 3mm 的非钙化病变,可使用定向斑块旋切术,早期报道旋切术的手术成功率在 70%~87%,而严重并发症的发生率 <1%。对于静脉移植桥血管,一项 31 例患者 41 处病变的单纯旋切治疗结果显示,病变手术成功率为 94.1%,严重并发症率为 5.9%,12 个月随访时无事件生存率仅为 42%。尽管在高度选择的亚组患者即刻效果良好,但单纯旋切治疗的远期再狭窄发生率很高(60%)。支架的使用极大地改进了开口病变的治疗效果。目前支架植入的成功率已接近 100%,小样本临床观察研究显示支架植入后的再狭窄发生率为 16%~32%。

一、DCB 在冠状动脉开口病变中的应用研究

冠状动脉分支开口处病变由于解剖结构特殊,且多位于 3mm 直径以下的分支血管,植入支架的困难系数增高、稳定性较差,术后支架内再狭窄的发生率增高,治疗成功率大大减低。目前针对开口病变应用 DCB 治疗的研究不多,

下面一一介绍。

Lee 等针对支架内再狭窄的开口病变行 DCB 治疗进行了研究,该研究一共纳入了 93 处开口病变,其中包含 LAD 28 处,LCX 32 处,RCA 33 处,开口病变定义为距 LAD、LCX 及 RCA 开口 3mm 以内的病变,应用 SeQuent Please 药物涂层球囊治疗,平均年龄为(66.76 ± 9.85)岁,血管平均直径大小为(3.25 ± 0.40)mm,均为支架内再狭窄病变,既往支架植入 BMS、DES 的分别占 37.6%、62.4%,治疗后 1 年的随访结果显示,BMS 组 17.1% 发生了靶血管再狭窄,而 DES 组为 20.6%,前降支开口病变 1 年后随访结果要好于其他两组开口病变的情况。Scheller 等报道,支架内再狭窄的开口病变经 DCB 治疗后 4% 在 1 年之内发生靶血管再狭窄,6% 在 2 年之内发生靶血管再狭窄。虽然既往研究证实,DCB 在支架内再狭窄的治疗是国内外指南的 I 类推荐,但针对开口病变尤其是支架内再狭窄的开口病变优势并不明显。

张文广等选取了该医院行 PCI 术发现冠状动脉分支开口病变的 36 例患者,年龄平均为(56.8 ± 2.5)岁。其中合并高血压 22 例、糖尿病 14 例,既往行 PCI 术 14 例,既往心肌梗死 4 例。血管开口病变观察组前降支一对角支开口病变 11 例,回旋支一钝缘支开口病变 4 例,右冠状动脉一后降支开口病变 3 例;对照组前降支一对角支开口病变 12 例,回旋支一钝缘支开口病变 4 例,右冠状动脉一后降支开口病变 2 例。选取的原则为冠状动脉造影术判断分支开口狭窄达到重度(狭窄程度 >70%),并且相应主支血管狭窄程度 <70%,符合 Medina 分型 0,0,1 型病变。观察组应用 SeQuent Please 药物涂层球囊,对照组应用传统切割球囊,其中对照组 2 例患者出现分支血管夹层。两组患者术后即刻主、分支血管均较术前有效扩张。患者 6 个月后进行冠状动脉造影复查,结果显示,观察组术后 6 个月主、分支血管直径与术后即刻直径相比无明显差异;对照组术后6个月分支血管直径较术后即刻直径略变窄。本研究提示,DCB 治疗冠状动脉开口的 de novo 病变是可能有效的。

Vaquerizo 等应用第二代的 Dior balloon catheter(Dior™)针对 Medina 分型 0,0,1 型病变进行了治疗,一共 7 个中心纳入了 49 例患者,开口病变包括对角支、钝缘支和后降支。开口病变血管直径大于 2.0mm［平均为(2.93 ± 0.58)mm］,MLD 为(0.52 ± 0.28)mm,平均随访(8.3 ± 4.7)个月,仅有 1 例患者发生了非心源性死亡,1 例发生了非致死性心肌梗死,7 例发生了靶血管血运再次重建,未发生靶病变血栓事件。随访造影结果显示,LLL 为(0.32 ± 0.73)mm,MLD 为(1.18 ± 0.58)mm。

李惟铭等探讨了药物涂层球囊应用于冠状动脉回旋支开口病变的可行性。选择了经冠状动脉造影证实冠状动脉回旋支开口病变的患者 12 例,Medina 分型 0,0,1;行经皮冠状动脉介入术(percutaneous coronary intervention,PCI),应用药物涂层球囊处理病变,术后即刻行冠状动脉造影检查。术后 6 个月临床随访和复查冠状动脉造影,统计患者主要不良心血管事件。结果显示,12 例患者 PCI 成功率为 100%,血管最小管腔直径由术前的(0.31 ± 0.12)mm 增加至术后的(2.86 ± 0.43)mm(P<0.001)。术后 6 个月内患者未发生主要不良心血管事件;10 例患者复查冠状动脉造影,造影随访率为 83.3%,造影随访无再狭窄,管腔直径为(2.93 ± 0.39)mm。

以上研究说明,DCB 治疗开口病变仍是一个可选择的治疗策略,尤其是 de novo 病变。但由于研究的样本量较少,仍需更多临床随机对照研究来证实。

二、DCB 在冠状动脉开口病变中的应用策略

开口病变的指引导管尽量选择有强支撑的指引导管或 Cordis 大腔的指引导管,建议常规在开口病变的非靶血管留置导丝保护。开口病变的预处理建议尽量多应用切割球囊、棘突球囊和双导丝球囊等,这样更容易达到应用 DCB 的治疗标准,而且发生严重夹层的概率偏低。针对左主干开口和右冠状动脉开口病变,应用 DCB 时,应根据患者的耐受程度选择合适的球囊扩张持续时间,避免发生严重的并发症,持续时间的长短主要参考指标应以血压是否下降明显结合心电图变化而决定。

(张闻多　季福绥)

参考文献

［1］张文广,马立永,赵春勇,等.探讨药物涂层球囊在 PCI 分支开口病变的应用价值［J］.中国心血管病研究,2018,16(5):442-445.

［2］SCHELLER B,HEHRLEIN C,BOCKSCH W,et al.Two year follow-up after treatment of coronary in-stent restenosis with a paclitaxel-coated balloon catheter［J］.Clin Res Cardiol,2008,97(10):773-781.

［3］LEE W C,WU C J,CHEN Y L,et al.Associations Between Target Lesion Restenosis and Drug-Eluting Balloon Use:An Observational Study［J］.Medicine(Baltimore),2016,95(3):e2559.

［4］VAQUERIZO B,FERNÁNDEZ-NOFREIRAS E,OATEGUI I,et al.Second-Generation Drug-Eluting Balloon for Ostial Side Branch Lesions(001-Bifurcations):Mid-Term Clinical and Angiographic Results［J］.J Interv Cardiol,2016,29(3):285-292.

［5］李惟铭,王乐丰,王红石,等.药物涂层球囊在冠状动脉回旋支开口病变介入治疗中的临床应用［J］.中国心血管杂志,2018,23(3):229-231.

［6］ZAMPIERI P,COLOMBO A,ALMAGOR Y,et al.Results of coronary stenting of ostial lesions［J］.Am J Cardiol,1994,73(12):901-903.

［7］TOPOL E J,ELLIS S G,FISHMAN J,et al.Multicenter study of percutaneous transluminal

angioplasty for right coronary artery ostial stenosis［J］.J Am Coll Cardiol,1987,9(6):
1214-1218.

[8] RISSANEN V.Occurrence of coronary ostial stenosis in a necropsy series of myocardial
infarction,sudden death,and violent death［J］.Br Heart J,1975,37(2):182-191.

[9] PRITCHARD C L,MUDD J G,BARNER H B.Coronary ostial stenosis［J］.Circulation,
1975,52(1):46-48.

[10] THOMPSON R.Isolated coronary ostial stenosis in women［J］.J Am Coll Cardiol,
1986,7(5):997-1003.

[11] DARABIAN S,AMIRZADEGAN A R,SADEGHIAN H,et al.Ostial lesions of left main
and right coronary arteries:demographic and angiographic features［J］.Angiology,
2008,59(6):682-687.

[12] RATHORE S,TERASHIMA M,KATOH O,et al.Predictors of angiographic restenosis
after drug eluting stents in the coronary arteries:contemporary practice in real world
patients［J］.EuroIntervention,2009,5(3):349-354.

第九章

药物涂层球囊治疗钙化病变

冠状动脉钙化病变仍然是目前经皮冠状动脉介入术（percutaneous coronary intervention，PCI）的难点，器械通过困难和术后即刻支架膨胀不良增加了早期风险，随着器械不断进步以及冠状动脉旋磨术广泛应用提高 PCI 的操作成功率；但是药物洗脱支架广泛应用的今天，远期再狭窄风险仍然高于其他病变，大大影响了术后效果。

一、流行病学与病理

冠状动脉钙化病变是指钙质在冠状动脉管壁组织或粥样硬化斑块内沉积，冠状动脉造影或冠状动脉 CT 见不透 X 线的高密度影，走行与冠状动脉解剖位置一致，动态影像可见钙化影随心脏跳动。冠状动脉钙化的患病率随着年龄增加而升高，40~49 岁约为 50%，60~69 岁则高达 80%。有 14%~58% 冠心病患者 X 线透视可发现冠状动脉钙化，而病理检出率高达 79%。

钙化病变多分布于冠状动脉的近中段，远段较少。根据钙化病变与血管壁的关系，分为内膜钙化和外膜钙化两类。内膜钙化在造影表现为毛玻璃样改变，往往钙化影不显著，但会影响球囊和支架通过以及充分扩张，常常需要联合斑块消融术；外膜钙化造影表现为明显钙化，但对 PCI 操作的影响往往不明显。

二、临床评估

冠状动脉 CT，尤为电子束 CT，能迅速、准确、无创地定位血管树的钙化形式，可准确显示钙化病变的范围、程度以及与血管壁的关系；但预测血管狭窄的敏感性较高,特异性较低。冠状动脉造影为有创检查,简单、易行,诊断钙化病变的特异性高,可诊断钙化范围达 180° 以上钙化病变;但是敏感性偏低,钙化程度判断不够精确,难以判断钙化在管腔的分布,无法判断钙化与斑块的特征。

血管内超声(intravascular ultrasound,IVUS)诊断钙化病变的敏感性明显高于冠状动脉造影(72% *vs.* 38%),敏感性为 90%,特异性为 100%。IVUS 可以从各个角度研究钙化斑块的分布:沿冠状动脉内膜的环状面分布情况,沿冠状动脉纵轴方向的分布情况,以及在冠状动脉壁内的斑块分布情况。根据钙化在 IVUS 图像上的分布范围,可将冠状动脉钙化程度分为 0~ Ⅳ度:0 度,无钙化;Ⅰ 度,在 90° 弧度范围内;Ⅱ 度,在 91°~180° 弧度范围内;Ⅲ 度,在 181°~270° 弧度范围内;Ⅳ度,在 271°~360° 弧度范围内。IVUS 虚拟组织学成像(virtual histology,VH)可以将斑块内的不同组成成分以不同颜色显示出来(坏死组织和脂质显示为红色,纤维组织显示为绿色,钙化显示为白色),并可以进行定量分析。光学相干断层成像(optical coherence tomography,OCT)的分辨率更高,敏感性为 96%,特异性为 97%,可定量、准确地评估钙化程度,但对深层钙化不敏感。

三、钙化病变对 PCI 的影响

钙化病变增加操作的难度,增加术中与术后并发症:支架和球囊等器械通过困难;病变难于扩张,高压扩张导致严重夹层甚至冠状动脉穿孔;支架扩张不全或贴壁不良,导致急性或亚急性支架血栓。Boulmier 等发现,钙化病变与直接支架植入失败密切相关。1988 年,美国心脏病学会 / 美国心脏协会(American College of Cardiology/American Heart Association,ACC/AHA)心血管诊治技术评价的报道认为,中重度钙化(B 型)病变是导致 POBA 手术失败和血管急性闭塞的主要危险因素。药物洗脱支架植入术后,远期再狭窄发生率仍然较高,影响远期临床结果。

四、钙化病变的处理策略

1. **单纯球囊扩张** 单纯球囊扩张处理钙化病变往往需要高压扩张,可导致内膜夹层、血管急性闭塞,严重时甚至导致穿孔。钙化病变和非钙化病变的交界处动脉壁弹性发生明显变化,是夹层的易发部位。IVUS 研究发现,PTCA 术后严重冠状动脉夹层或斑块破裂的发生率高达 76%,钙化病变占到了 74%,其中约有 87% 冠状动脉夹层发生在交界部位。钙化病变坚硬难于扩张,因而 PTCA 术后的残余狭窄率较高。球囊扩张用于支架植入前的病变预处理,不作为钙化病变独立的处理策略。

2. 冠状动脉旋磨术联合支架植入　冠状动脉旋磨术(coronary trartsluminal rotational atherectomy, ROTA)是目前处理中重度钙化病变较为理想的方法,降低操作难度和风险,可将操作成功率提高至接近非钙化病变的水平。早期研究显示,ROTA 单独用于处理病变的远期再狭窄发生率和再次血运重建发生率较高,ROTA 用于难于扩张病变、中重度重钙化病变、器械通过困难或球囊预扩张不理想时,支架前的病变预处理。

Moussa 在 IVUS 指导下行 ROTA 和 BMS 植入,操作成功率可达 93.4%,但远期随访结果并不理想,4.6 个月造影再狭窄发生率为 22.5%,6 个月靶病变再次血运重建(target lesion revascularization, TLR)发生率为 18%。DES 的出现明显改善了临床结果,降低再狭窄的风险。Khattab 等研究发现,旋磨后植入 DES 晚期管腔丢失(late lumen loss, LLL)明显小于 BMS [(0.11 ± 0.70) mm *vs.* (1.11 ± 0.90) mm,*P*=0.001],9 个月时心源性死亡、MI 和 TLR 复合事件的发生率也明显降低(7.4% *vs.* 38.2%,*P*=0.004)。另一项注册研究显示,ROTA 后植入 DES 的 15 个月主要不良心血管事件(MACEs,死亡、MI 和 TVR)达 17.7%,TLR 发生率为 6.8%。

ROTAXUS 试验是一项比较 DES 植入前球囊预扩张常规治疗与 ROTA 预处理严重钙化病变随机临床试验。ROTA 预处理可获得更高操作成功率(92.5% *vs.* 83.3%,*P*=0.03)(图 9-1);但是远期造影和临床结果并未显出优势,并没有改善 9 个月 LLL [(0.44 ± 0.58) mm *vs.* (0.31 ± 0.52) mm,*P*=0.04]、TLR(11.7% *vs.* 12.5%,*P*=0.84)和 MACEs(24.2% *vs.* 28.3%,*P*=0.46)。2 年的随访结果也没有明显差异。可能与试验设计有关,常规球囊预扩组有 12.5% 患者因器械通过困难或预扩张不理想而交叉到 ROTA 组。

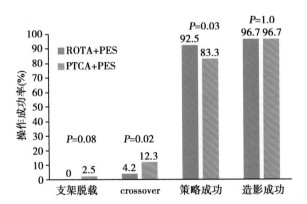

图 9-1　ROTAXUS 试验术后即刻临床结果
造影成功定义为残余狭窄 <20%,TIMI 3 级血流;策略成功
定义为造影成功,无 crossover 和支架脱载

目前研究显示,ROTA预处理可以明显提高操作成功率,降低支架脱载等严重并发症的风险,增加支架植入术后即刻管腔获得,获得较为满意的术后即刻效果,是目前理想的严重钙化病变预处理策略。由于钙化病变病理特殊性,DES植入术后的再狭窄发生率较BMS明显降低,但仍然高于非钙化病变。

经皮冠状动脉斑块旋切术(directional coronary atherectomy,DCA)主要机制为通过控制方向清除斑块组织,从而达到增大管腔直径的目的。IVUS研究提示,DCA治疗失败与钙化病变相关,因此在中重度钙化病变中应避免使用DCA。准分子激光冠状动脉成形术(excimer laser coronary angioplasty,ELCA)处理钙化病变的成功率为80%左右,比非钙化病变稍低。目前也有学者应用ELCA联合支架植入处理严重钙化病变,获得较为理想的效果。

3. 切割球囊联合支架植入 切割球囊成形术(cutting balloon angioplasty,CBA)是利用包裹在球囊折缝中的3~4个纵向刀片在球囊扩张时切割内膜钙化组织,主要用于普通球囊扩张效果不佳的轻度钙化病变,而中重度钙化病变并不是切割球囊适应证。但也有学者将切割球囊用于处理中重度钙化病变,取得了满意效果。

切割球囊预处理可增加钙化病变处获得面积,有利于估测支架的大小和支架的植入。Karvouni等入选了37例中重度钙化病变,结果显示,即使以较低的压力扩张,切割球囊处理钙化病变的效果也优于普通球囊成形术。与ROTA和普通球囊扩张相比,DES植入前切割球囊预处理在靶血管失败(target vessel failure,TVF)、MACEs和TLR方面并没有明显劣势。PREPARE-CALC随机试验结果显示,ROTA较切割球囊或Scoring球囊在操作成功率方面更有优势(98% *vs.* 81%,P=0.000 1),但是9个月LLL和TLR没有明显差异。

另外,与单纯普通球囊扩张相比,ROTA后普通球囊扩张不能增加术后即刻管腔获得。ROTA可以消融除掉表浅的钙质,减小钙质的容积,但是深层的钙化环仍然存在,影响支架的膨胀效果。有研究显示,ROTA联合切割球囊可以增加即刻管腔所得,可能与ROTA后深层的钙化环暴露,利于切割球囊发挥作用,切断钙化环有关。ROTA术后联合切割球囊预扩张较联合普通球囊预扩张相比,术后即刻管腔直径更大[(2.81 ± 0.41)mm *vs.*(2.60 ± 0.25)mm,P=0.039],最终管腔直径获得[(2.15 ± 0.48)mm *vs.*(1.95 ± 0.47)mm,P=0.132],明显降低了远期再狭窄的风险,改善了临床结果。ROTA术后联合切割球囊预扩张降低了钙化层厚度,切断钙化环和纤维环,从而降低球囊预扩张压力,减小血管壁损伤,改善远期临床结果,减少围术期并发症。

2018年ESC/EACTS血运重建指南建议,为获得理想的即刻术后效果,可用切割球囊和ROTA预处理严重钙化病变。

4. 药物涂层球囊 从理论上来讲,钙化病变部位具有增殖能力的平滑肌细胞相对少,术后的再狭窄发生率相对低。DES 较 BMS 明显降低钙化病变的再狭窄风险;ROTA 明显增加术后即刻管腔获得,改善支架贴壁,但是钙化病变支架术后晚期的不良心脏事件发生率仍然明显高于非钙化病变,主要与再狭窄相关。

药物涂层球囊(drug-coated balloon,DCB)已广泛应用处理支架内再狭窄病变,目前也已有大量研究显示,DCB 处理冠状动脉原位新生病变(de novo)也可获得较为理想的效果。但DCB用于钙化病变的临床研究较少。Ito 等纳入 81 例患者,其中钙化病变 46 例(82% 患者接受 ROTA)。随访 6个月结果显示,DCB 处理钙化病变和非钙化病变效果相当,两组的 LLL(0.03mm *vs.* –0.18mm,*P*=0.093)和 TLR(13.9% *vs.* 3.03%,*P*=0.095)没有明显差异。

有研究显示,与普通球囊相比,DCB 扩张前应用 Scoring 球囊预处理支架内再狭窄病变,可以明显减轻随访管腔直径狭窄[(35.0 ± 16.8)% *vs.* (40.4 ± 21.4)%,*P*=0.047],降低再狭窄风险(18.5% *vs.* 32.0%,*P*=0.026)。充分的斑块准备对于改善 DCB 的效果至关重要。充分预扩张可增加 DCB 的药物与血管内膜的接触面积,适度的局部组织损伤有助于抗增殖药物的输送和局部存留,发挥作用。钙化病变 ROTA 后,DCB 扩张前应用切割球囊或 Scoring 球囊再次处理病变可切断深层钙化环和纤维环,轻度损伤管壁,扩大管腔,增加血管内壁与 DCB 接触面积,利于药物在血管壁发挥抗增殖作用。DCB 扩张前联合 ROTA 和切割球囊或 Scoring 球囊充分预处理病变可作为钙化病变的处理策略之一,有望进一步改善临床结果。

五、DCB 处理钙化病变的技术操作要点

(一) 器械的选择

指引导管宜选择具有良好的支撑力长头指引导管,如处理 LAD 选择EBU、XB,LCX 可选择 EBU 或 AL,RCA 选择 AL、SAL 等。经股动脉可选择6~8F,经桡动脉可选择 6~7.5F 指引导管。对中、重度钙化病变,若预计需行ROTA 治疗,旋磨头直径为 1.25~1.75mm 的 6F Launcher 指引导管可满足要求,如旋磨头直径 >1.75mm 者,应选用 7F 以上的指引导管。

导丝的选择与术者的习惯有关,BMW、Runthrough 等 workhorse 导丝适用于大多数病变。对于重度钙化的严重狭窄病变可选用亲水涂层导丝,有利于导丝通过伴明显钙化的严重狭窄或次全闭塞病变,且支撑力较好,有助于球囊、支架等器械顺利通过病变。可选用的硅油涂层导丝 sion blue,也可选择亲水涂层导丝 Pilot 系列、Fielder 系列等,通过微导管更换旋磨导丝或 workhorse导丝。

（二）病变的预处理

DCB 处理钙化病变的关键在于对病变进行充分的预处理，获得较为理想的预处理后即刻管腔，利于 DCB 通过，减少球囊涂层损伤，增加 DCB 与血管壁接触面积，提高 DCB 的治疗效果。具体策略包括：

1. 轻度钙化应先切割球囊或 Scoring 球囊充分预处理；中重度钙化病变应先行 ROTA 术，根据血管直径选择合适大小的旋磨头，达到充分旋磨，再选择再予普通球囊、切割球囊或 Scoring 球囊充分预处理。

2. 充分预扩张后，依据预扩张结果，判断是否适合进行 DCB 治疗。如果同时满足以下三种情况，可以使用药物涂层球囊治疗：无夹层或者 A、B 型夹层；TIMI 血流 3 级；残余狭窄 ≤ 30%。如果充分预扩张后，以上三项任何一项不被满足，则植入支架治疗。

3. 必要时应用 IVUS 或 OCT 术前评估病变钙化程度和范围，指导制订策略；评估预处理效果。

（三）DCB 的操作

DCB 的主要作用是输送和释放药物作用到达血管壁，不要试图用其解除病变部位狭窄，在使用 DCB 时，为避免预处理部位或支架部位与药物涂层球囊之间的"地理缺失"，要确保 DCB 覆盖旋磨和球囊预处理部位长度并超出边缘各 2~3mm。

（乔　岩　聂绍平）

参考文献

［1］ WEXLER L，BRUNDAGE B，CROUSE J，et al.Coronary artery calcification：pathophysiology，epidemiology，imaging methods，and clinical implications.A statement for health professionals from the american heart association.Writing group ［J］.Circulation，1996，94（5）：1175-1192.

［2］ GIANROSSI R，DETRANO R，COLOMBO A，et al.Cardiac fluoroscopy for the diagnosis of coronary artery disease：a meta analytic review ［J］.Am Heart J，1990，120（5）：1179-1188.

［3］ WYKRZYKOWSKA J J，MINTZ G S，GARCIA-GARCIA H M，et al.Longitudinal distribution of plaque burden and necrotic core-rich plaques in nonculprit lesions of patients presenting with acute coronary syndromes ［J］.JACC Cardiovasc Imaging，2012，5（3 Suppl）：S10-S18.

［4］ BOULMIER D，BEDOSSA M，COMMEAU P，et al.Direct coronary stenting without balloon predilation of lesions requiring long stents：immediate and 6-month results of a multicenter prospective registry ［J］.Catheter Cardiovasc Interv，2003，58（1）：51-58.

［5］ FITZGERALD P J，PORTS T A，YOCK P G.Contribution of localized calcium deposits to dissection after angioplasty.An observational study using intravascular ultrasound [J]. Circulation,1992,86(1):64-70.

[6] MOUSSA I,DI MARIO C,MOSES J,et al.Coronary stenting after rotational atherectomy in calcified and complex lesions.Angiographic and clinical follow-up results [J]. Circulation,1997,96(1):128-136.

[7] KHATTAB A A,OTTO A,HOCHADEL M,et al.Drug-eluting stents versus bare metal stents following rotational atherectomy for heavily calcified coronary lesions:late angiographic and clinical follow-up results [J].J Interv Cardiol,2007,20(2):100-106.

[8] ABDEL-WAHAB M,BAEV R,DIEKER P,et al.Long-term clinical outcome of rotational atherectomy followed by drug-eluting stent implantation in complex calcified coronary lesions [J].Catheter Cardiovasc Interv,2013,81(2):285-291.

[9] ABDEL-WAHAB M,RICHARDT G,JOACHIM BÜTTNER H,et al.High-speed rotational atherectomy before paclitaxel-eluting stent implantation in complex calcified coronary lesions:the randomized ROTAXUS(Rotational Atherectomy Prior to Taxus Stent Treatment for Complex Native Coronary Artery Disease)trial [J].JACC Cardiovasc Interv,2013,6(1):10-19.

[10] DE WAHA S,ALLALI A,BUTTNER H J,et al.Rotational atherectomy before paclitaxel-eluting stent implantation in complex calcified coronary lesions:Two-year clinical outcome of the randomized ROTAXUS trial [J].Catheter Cardiovasc Interv, 2016,87(4):691-700.

[11] MANGIERI A,JABBOUR R J,TANAKA A,et al.Excimer laser facilitated coronary angioplasty of a heavy calcified lesion treated with bioresorbable scaffolds [J].J Cardiovasc Med(Hagerstown),2016,17 Suppl 2 :e149-e150.

[12] AMBROSINI V,SORROPAGO G,LAURENZANO E,et al.Early outcome of high energy Laser(Excimer)facilitated coronary angioplasty ON hARD and complex calcified and balloOn-resistant coronary lesions:LEONARDO Study [J].Cardiovasc Revasc Med,2015,16(3):141-146.

[13] KARVOUNI E,STANKOVIC G,ALBIERO R,et al.Cutting balloon angioplasty for treatment of calcified coronary lesions [J].Catheter Cardiovasc Interv,2001,54(4): 473-481.

[14] TIAN W,MAHMOUDI M,LHERMUSIER T,et al.Comparison of rotational atherectomy,plain old balloon angioplasty,and cutting-balloon angioplasty prior to drug-eluting stent implantation for the treatment of heavily calcified coronary lesions [J].J Invasive Cardiol,2015,27(9):387-391.

[15] ABDEL-WAHAB M,TOELG R,BYRNE R A,et al.High-speed rotational atherectomy versus modified balloons prior to drug-eluting stent implantation in severely calcified coronary lesions [J].Circ Cardiovasc Interv,2018,11(10):e007415.

[16] LI Q,HE Y,CHEN L,et al.Intensive plaque modification with rotational atherectomy and cutting balloon before drug-eluting stent implantation for patients with severely calcified coronary lesions:a pilot clinical study [J].BMC Cardiovasc Disord,2016,16 :112.

［17］ AI H,WANG X,SUO M,et al.Acute-and long-term outcomes of rotational atherectomy followed by cutting balloon versus plain balloon before drug-eluting stent implantation for calcified coronary lesions［J］.Chin Med J(Engl),2018,131(17):2025-2031.

［18］ NEUMANN F J,SOUSA-UVA M,AHLSSON A,et al.2018 ESC/EACTS guidelines on myocardial revascularization［J］.Eur Heart J,2019,40(2):87-165.

［19］ ITO R,UENO K,YOSHIDA T,et al.Outcomes after drug-coated balloon treatment for patients with calcified coronary lesions［J］.J Interv Cardiol,2018,31(4):436-441.

［20］ BYRNE R A,JONER M,ALFONSO F,et al.Drug-coated balloon therapy in coronary and peripheral artery disease［J］.Nat Rev Cardiol,2014,11(1):13-23.

［21］ JONER M,BYRNE R A,LAPOINTE J M,et al.Comparative assessment of drug-eluting balloons in an advanced porcine model of coronary restenosis［J］.Thromb Haemost,2011,105(5):864-872.

［22］ RADKE P W,JONER M,JOOST A,et al.Vascular effects of paclitaxel following drug-eluting balloon angioplasty in a porcine coronary model:the importance of excipients［J］.EuroIntervention,2011,7(6):730-737.

第十章

药物涂层球囊应用围术期药物治疗及双联抗血小板治疗方案

　　药物涂层球囊围术期药物治疗的主要策略与经典 PCI 术的围术期药物治疗是一致的,同样要按照指南要求进行规范的冠心病二级预防治疗;但同时 DCB 术后围术期药物治疗又有其鲜明特点,就是双联抗血小板治疗(dual antiplatelet therapy, DAPT)的疗程明显缩短。这一变化有着非常重要的临床意义,可以有效降低中高危出血风险患者的出血事件概率,如血友病、既往出血史、胃溃疡、严重肾衰竭患者、需要口服抗凝药(如心房纤颤、植入人工心脏瓣膜)或近期需要进行外科手术的患者以及有血管内皮功能障碍或既往有亚急性血栓史的患者。

　　药物涂层球囊在临床应用于 PCI 术仅十余年时间,相关的临床试验及循证医学证据有所积累但是尚不充分。根据尚不充分的临床试验结果,多个学术组织及政府机构,对于 DCB 的合理应用提出了指导意见,其中也包括 DCB 围术期药物治疗方案的建议。

　　2010 年的德国专家共识建议:BMS 术后 ISR 患者需要长期服用阿司匹林(100mg/d),并在 DCB 术后服用 4 周氯吡格雷(75mg/d);但是 DES 术后 ISR 患者则在 DCB 术后至少需要服用 4 周氯吡格雷(75mg/d);对于直径在 2~2.75mm 的冠状动脉小血管的原发病变,DCB 术后患者需要长期服用阿司匹林(100mg/d),并服用 4 周氯吡格雷(75mg/d),但是如 DCB 术后植入补救性 BMS,则需要服用 12 周氯吡格雷(75mg/d);治疗冠状动脉分叉病变时,如果单纯使用 DCB,建议术后服用 4 周氯吡格雷(75mg/d),但是无论 DCB 术前还是术后使用了支架,由于分叉病变发生支架内血栓风险较高,有必要进行 6~12 个月的氯吡格雷(75mg/d)治疗。对于急性冠脉综合征的患者,无论使用

BMS、DES 亦或 DCB,共识建议 DAPT 疗程为 12 个月,并且普拉格雷及替格瑞洛都可以替代氯吡格雷进行 DAPT 治疗。同年英国 NICE 建议:对于任何类型的支架内再狭窄,如果能够缩短 DAPT 的疗程,应用 SeQuent Please 药物涂层球囊进行治疗是合理的;针对 DCB 术后 DAPT 疗程的研究不多,一项研究将 DAPT 疗程设定 3 个月,两项研究将 DAPT 疗程设定 1 个月。

DCB 的临床获益很大程度上得益于较短时程 DAPT 治疗需要,缩短 DAPT 治疗时程可以提高 PCI 术后患者的临床净获益。双联抗血小板治疗的目的是在不增加出血风险的同时最大限度地降低血栓风险,进而给患者提供最大化的临床净获益,所有 PCI 手术都涉及这一治疗策略的合理应用;DCB 由于其独特的治疗机制,使其 DAPT 有别于其他 PCI 方式。根据 ESC 心肌再血管化治疗指南的建议:择期 PCI 手术前,无论术中行 DES 还是 DCB 治疗都需要给予氯吡格雷的预治疗,以降低血栓事件风险;氯吡格雷 300mg 负荷量应于 PCI 术前至少 6~16 小时给予患者服用,最好在计划手术的前一天让患者服用,从而保证氯吡格雷的抗血小板活性完全发挥出来;如果无法确保上述的预治疗,至少应于 PCI 术前 2 小时服用 600mg 氯吡格雷负荷量;对 ACS 患者,应当尽快给予负荷剂量的 ADP 受体拮抗剂(氯吡格雷 600mg、普拉格雷 60mg 或替格瑞洛 180mg)。

DCB 术后双联抗血小板治疗如单纯使用药物涂层球囊时,术后双联抗血小板治疗时间为 1~3 个月;如果联合支架治疗,按照所用支架的双联抗血小板治疗要求给予药物;药物洗脱支架植入术后要求 12 个月 DAPT,使用 SeQuent Please 药物涂层球囊治疗 de novo 病变要求 DAPT 治疗 3 个月。但是依照这种治疗方案,不同的临床研究观察到临床事件异质性显著,这与不同的实验随访时间差异较大、入组患者的基线特征差异、补救性支架植入比例差异以及术者经验等因素均有关;同时,对于临床事件缺乏统一的定义也使得对于结局的判断千差万变。

Gobic 等的随机对照研究证实,在急诊 PCI 术中,仅应用 DCB 的患者在短期疗效上不逊于第三代药物洗脱支架,不过进一步长程随访研究来确定 DCB 的优势;除此之外,对于分叉病变、钙化病变及 CTO 病变中都缺乏充分的循证医学证据来支持 DCB 的单独应用。因此,对于这些特殊类型的 PCI 中 DCB 术后 DAPT 方案的应用,还需要更多循证医学研究的支持。

DCB 应用于 PCI 治疗的临床有效性及安全性已经初步证实,除此之外,DCB 术后较短疗程的 DAPT 也使患者的出血风险进一步下降,尤其对于高危出血风险的患者。除此以外,基于卫生经济学研究,DAPT 的疗程很大程度上决定了接受 PCI 术的患者手术整体花费,虽然 DCB 的价格较高,导致初期的花费较高,但是 DCB 术后明显缩短的 DAPT 疗程,使得 DCB 手术相关的整体花费更加合算。

基于 DCB 独特的治疗机制,因为没有在血管内植入异物,正如预期单独 DCB 应用的 PCI 策略,术后仅需要 DAPT 疗程 1~3 个月,目前已经发表的大部分研究均证实,较短的 DAPT 疗程使得单独 DCB 应用策略具备更好的耐受性;这正是单独 DCB 策略的最大优势,尤其对于无法耐受长期 DAPT 治疗的患者。但是根据目前欧洲指南,在 ACS 患者中应用 DCB 术后仍然需要 12 个月 DAPT 治疗,因此,对于急诊 PCI 短疗程的 DAPT 治疗能否获益尚不明确。

(季福绥　刘　兵)

参考文献

[1] The Task Force on Myocardial Revascularization of the European Society of Cardiology (ESC) and the European Association for Cardio-Thoracic Surgery (EACTS), European Association for Percutaneous Cardiovascular Interventions (EAPCI), WIJNS W, et al.Guidelines on myocardial revascularization [J].Eur Heart J,2010,31 (20):2501-2555.

[2] BONAVENTURA K,LEBER A W,SOHNS C,et al.Cost-effectiveness of paclitaxel-coated balloon angioplasty and paclitaxel-eluting stent implantation for treatment of coronary in-stent restenosis in patients with stable coronary artery disease [J].Clin Res Cardiol,2012,101 (7):573-584.

[3] MOHIADDIN H,WONG T D F K,BURKE-GAFFNEY A,et al.Drug-Coated Balloon-Only Percutaneous Coronary Intervention for the Treatment of De Novo Coronary Artery Disease:A Systematic Review [J].Cardiol Ther,2018,7 (2):127-149.

[4] KLEBER F X,MATHEY D G,RITTGER H,et al.How to use the drug-eluting balloon: recommendations by the German consensus group [J].EuroIntervention,2011,7 Suppl K: K125-K128.

[5] KLEBER F X,RITTGER H,BONAVENTURA K,et al.Drug-coated balloons for treatment of coronary artery disease:updated recommendations from a consensus group [J].Clin Res Cardiol,2013,102 (11):785-797.

第十一章

FFR、IVUS 以及 OCT 在药物涂层球囊中的应用

近年来,药物涂层球囊(drug-coated balloon,DCB)在临床中的应用越来越广泛,DCB 目前除了应用在诸如支架内再狭窄(in-stent restenosis,ISR)和小血管病变(small vessel disease,SVD)以外,我们临床中还经常在一些更为复杂的诸如分叉病变(bifurcation disease)、慢性完全闭塞病变(chronic total occlusion,CTO)、急性冠脉综合征(acute coronary syndrome,ACS)等病变中应用 DCB,另外近年来所谓的"DCB-only"的介入治疗策略也逐渐被大家所关注。一方面 DCB 应用病变复杂程度的增加,另一方面由于"介入无植入"理念在真实世界病变处理中的认可,DCB 的应用得到大家的广泛关注。在面临这些现实世界相对复杂病变中应用 DCB 的情况下,通过生理学评价工具对病变严重程度进行评估,以及通过腔内影像学优化手术对于 DCB PCI 治疗的成功率和患者的近远期预后有着重要的影响。本文拟就 FFR、IVUS 以及 OCT 在 DCB 应用中的一些问题同大家作一探讨。

一、FFR、IVUS 以及 OCT 基本概念

1. FFR 检测技术　是基于血流动力学基本原理产生的,其代表的是狭窄病变以远血流的压力与狭窄病变以近血流压力的比值,该技术目前已经广泛应用于临床多年,既往的临床研究已经证实了在稳定性冠心病患者中应用 FFR 指导的 PCI 治疗效果优于造影指导的 PCI 治疗效果,目前一般认为 FFR 数值 <0.80,说明血管狭窄程度具有血流动力学意义,是进行 PCI 的适应证(图 11-1)。

2. IVUS　被称为介入心血管专家的第三只眼,通过将超声技术应用于冠状动脉介入治疗中,原理为血管中的不同成分对于超声的回声性质不同,从而可以使得我们能够对冠状动脉血管的各层面积、管腔形态、动脉粥样硬化斑

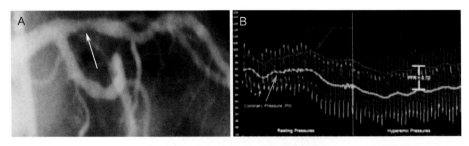

图 11-1 典型病变 FFR 测量示意图

A.造影提示冠状动脉病变(白色箭头);B.FFR 的压力导丝计算出了主动脉压力(Pa;红色箭头)以及远端冠状动脉压力(Pd;绿色箭头),计算出的 FFR 为 0.72

块的性质、是否存在血栓、夹层、血肿、组织脱垂、肌桥等作出较为精准的判断,对于病变的严重程度和复杂程度进行准确评估,进而指导我们的 PCI 治疗(图11-2,图 11-3)。

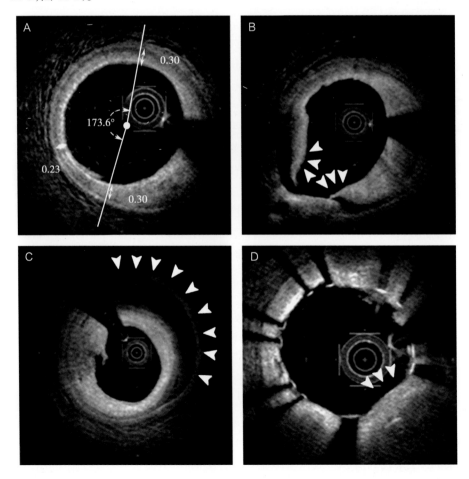

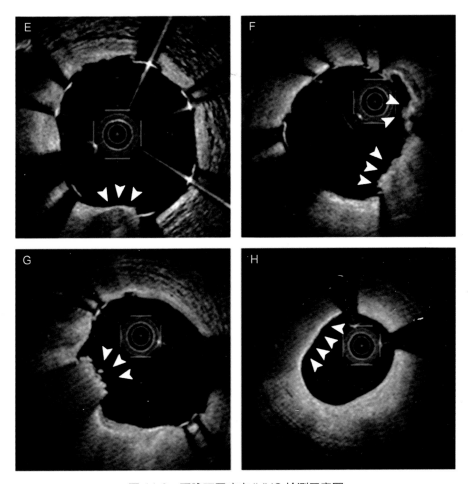

图 11-2　冠脉不同病变 IVUS 检测示意图

A. 最小的内中膜厚度以及无病变血管的角度；B. 支架边缘夹层；C. 血肿；D. 平滑肌脱垂；
E. 纤维组织脱垂；F. 不规则脱垂；G. 血栓；H. 薄纤维帽斑块

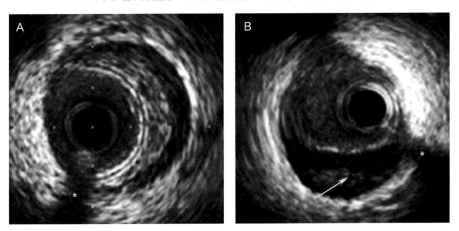

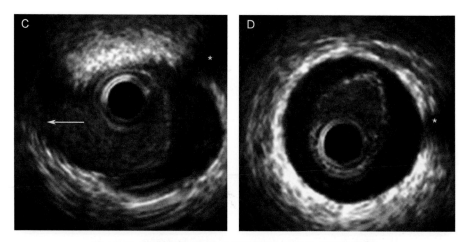

图 11-3　冠脉血肿、血栓、真假腔病变 IVUS 检测示意图

A. 新月形壁内血肿；B. 双重管腔，假腔中存在血栓（黄色箭头）；C. 双重管腔，边支血管从真
腔中发出（黄色箭头）；D. 椭圆形、等回声的真腔与血管外壁分开

3. **OCT**　是一种新型腔内影像学技术，同 IVUS 比较，OCT 的分辨率更
高（10μm），其在血管内膜结构、斑块性质、合并症识别方面更是优于 IVUS
（图 11-4，图 11-5）。

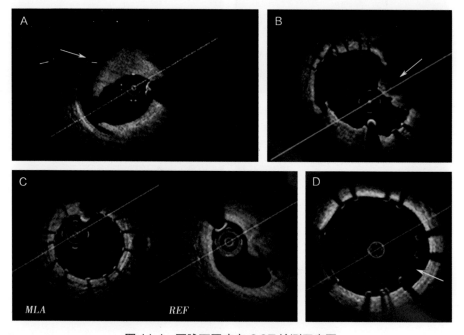

图 11-4　冠脉不同病变 OCT 检测示意图

A. 边缘夹层；B. 支架内斑块、血栓脱垂；C. 参考血管管腔狭窄；D. 支架贴壁不良

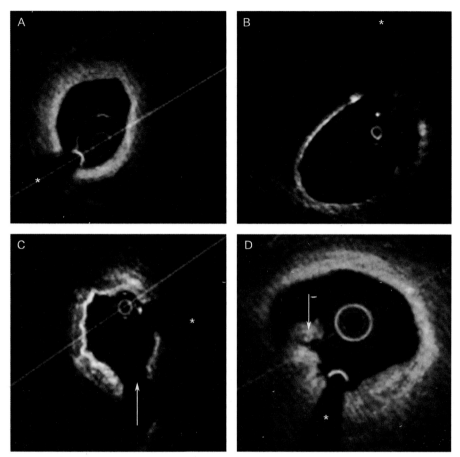

图 11-5 冠脉血栓、真假腔病变 OCT 检测示意图
A. 双重管腔,存在厚、薄两种内膜;B. 双重管腔,存在厚、薄两种内膜;
C. 内膜破裂(黄色箭头);D. 管腔内血栓进入真腔

二、FFR、IVUS 以及 OCT 在 DCB 治疗 ISR 的价值

临床研究发现 DCB 治疗 ISR 是不劣于 DES 甚至优于 DES 的,研究发现 DCB 能够取得与 DEB 治疗 ISR 类似的造影结果和临床效果,同时 DCB 不需要额外增加患者冠状动脉血管内金属丝,同时患者需要服用双联抗血小板药物的时程也缩短了。因此,诸多临床指南均将 ISR 作为 DCB 治疗的 I 类适应证。对于造影发现 ISR 的患者来说,使用 FFR 评估其支架内狭窄的严重程度是否具有血流动力学意义是治疗 ISR 的重要工作,如果 ISR 没有导致患者血流动力学的严重影响(FFR>0.80),那么也就没有必要再进行 DCB 治疗了。如果我们采用了 DCB 治疗 ISR,那么 DCB 型号的选择以及术后是否残存病变或者出现微血管夹层等均可以通过 IVUS 或者 OCT 等技术手段进行评估。

Agostoni 等通过 OCT 影像对接受 DCB 治疗的 ISR 患者进行了随访,结果提示 OCT 对于此类患者具有良好的应用价值和指导意义(图 11-6~ 图 11-8)。

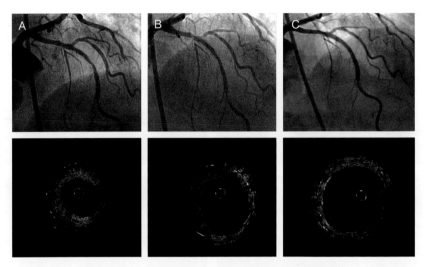

图 11-6 局灶性 ISR 治疗前、后以及随访影像比较

A. PCI 治疗前的造影图显示了一个局灶性 ISR,下图为对应的支架内 OCT 影像;B. DCB 治疗结束后,冠状动脉血流恢复,OCT 提示斑块内膜的夹层;C. 造影随访提示管腔增加,OCT 提示夹层愈合,平滑肌细胞覆盖于支架小梁上,同时有很少的新生内膜斑块

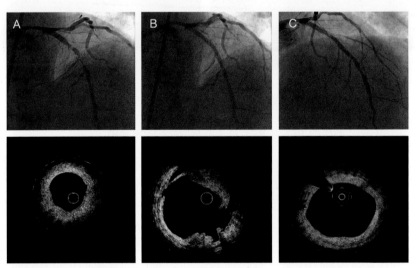

图 11-7 弥漫性 ISR 合并大的血管夹层术前、后以及随访影像比较

A. 术前造影提示弥漫性 ISR,下图为对应的支架内 OCT 影像;B. DCB 治疗术后血流恢复,OCT 提示新生内膜斑块存在一个较大的支架边缘夹层,值得注意的是造影并没有发现;C. 随访结果发现冠状动脉管腔稳定,夹层恢复的同时有很少的新生内膜斑块

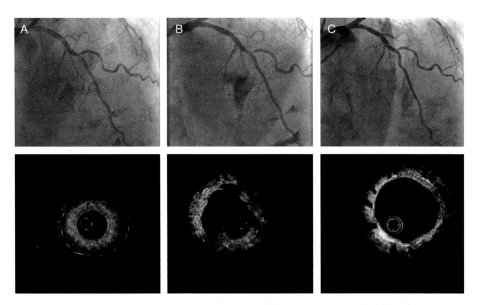

图 11-8　弥漫性 ISR 合并微夹层术前、后以及随访影像比较

A. 术前造影提示弥漫性 ISR，下图为对应的支架内 OCT 影像；B. DCB 治疗术后血流恢复，OCT 提示新生内膜斑块轴位存在微夹层；C. 造影随访提示管腔增加，OCT 提示夹层愈合，平滑肌细胞覆盖于支架小梁上，同时有很少的新生内膜斑块

三、FFR、IVUS 以及 OCT 在 DCB 治疗小血管病变的价值

小血管一般指的是直径 ≤ 2.25mm 的冠状动脉血管，随着 RESTORE SVD China 等研究结果的发布，DCB 在小血管治疗效果方面不劣于 DES，DCB 治疗 SVD 已经作为 DCB 的经典适应证了。但是，SVD 由于其本身血管直径小，在病变预处理或者 DCB 治疗后很难避免会发生血管夹层等并发症，此时 IVUS 等影像学检查手段能够有效指导我们 DCB 的选择和压力大小的选择，同时一旦发生血管夹层，腔内影像学可以有助于我们评估是否需要 DES 植入治疗。

四、FFR、IVUS 以及 OCT 在 DCB 治疗分叉病变的价值

分叉病变是 PCI 治疗的一个难点，主要原因在于边支血管有可能受到影响，既往的分叉病变技术对于边支血管主要采用必要时支架技术（provisional stent），随着 DCB 的引进，分叉病变的治疗出现了主支血管放支架（MV stent），边支血管用 DCB 的方法。BIOLUX-Ⅰ、DEBSIDE 等研究发现，这种 MV stent+SB-DCB 的治疗策略同既往的必要时支架技术比较，不管是在 TLR 还是支架血栓方面均不劣于后者。同样，这种治疗策略的成功与否也与边支血管能否避免严重的血管夹层等并发症的发生有关，因此腔内影像学技术同

样在此类患者中有着重要的临床价值。

五、FFR、IVUS 以及 OCT 在 DCB 治疗慢性完全闭塞病变的价值

慢性完全闭塞（chronic total occlusion，CTO）病变由于其特殊的病理学改变被认为是介入心脏病学的一个难点，同时由于 CTO 的发生率较高，开通 CTO 后对于某些患者能够改善其生活质量，减少缺血事件发生，进而避免外科搭桥手术，因此 CTO 的介入治疗也是介入心脏病学的一个热点。CTO 血管开通后绝大部分患者还是接受 DES 治疗，但是对于一些 ISR CTO、小血管 CTO 或者 CTO 存在分叉病变的患者，我们可以选择性应用 DCB 进行治疗。同时，近年来有学者开始完全使用 DCB 来治疗 CTO 病变，值得我们的关注，但是这些患者治疗后的效果如何，腔内影像学技术可能对于此类患者的治疗和随访有着重要价值（图 11-9）。

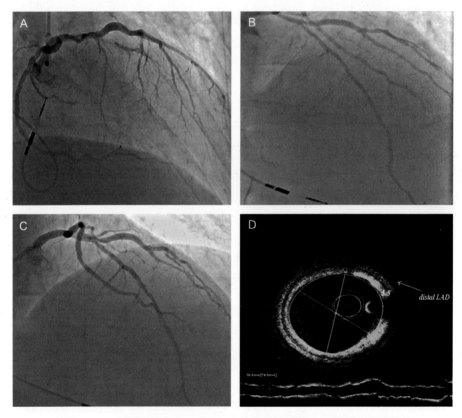

图 11-9　冠脉闭塞病变 DCB 治疗前后随访造影及腔内影像示意图

A. LAD 发出 D1 后完全闭塞的病变；B. DCB 治疗后的造影结果；C. 1 年造影随访提示管腔增大，血流通畅；D. OCT 结果提示 LAD 远端最小管腔面积为 5.5mm^2

六、FFR、IVUS 以及 OCT 在 DCB 治疗急性冠脉综合征的价值

由于急性冠脉综合征（acute coronary syndrome，ACS）患者存在微循环功能不全、血管痉挛等因素，FFR 在 ACS 患者中的应用准确性问题仍然值得探讨。Kurihara 等报道了一名 67 岁男性因为前壁心肌梗死行冠状动脉造影检查，LAD 植入支架，RCA 提示中等程度狭窄，FFR 为 0.96，未行 PCI。6 个月后患者再次因为心肌梗死就诊，造影提示 LAD 支架通畅，RCA 原病变进展。因此，FFR 指导 DCB 治疗 ACS 患者需要慎重（图 11-10）。同时，ACS 患者中 60%~80% 的患者造影结果提示血管狭窄 <70%，甚至 <50%。ACS 患者可能很多表现为斑块的破裂、糜烂、钙化结节等基础上血栓形成，指导 ACS 患者治疗意义更大的可能是对于罪犯血管的罪犯病变（易损斑块）的识别，从这个意义上来说，腔内影像学技术的作用可能更大（图 11-11）。PROSPECT 研究评估了 IVUS 指导下和造影指导下针对 ACS 患者的 PCI 治疗效果，结果提示，IVUS 较造影能够显著减少 MACEs 的发生。此外，近年来 VH-IVUS、NIRS 等超声影像学技术逐步发展，将易损斑块的识别准确性得到进一步的提高（图 11-12）。

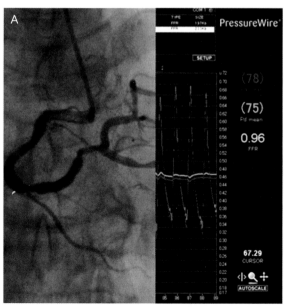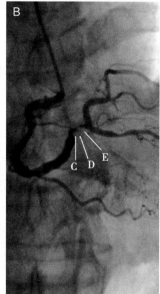

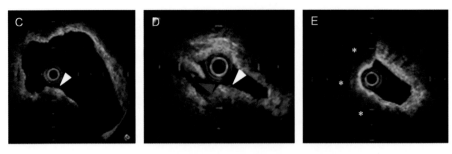

图 11-10　FFR 和 OCT 对易损斑块的识别

A. CAG 提示 RCA 远端中等程度狭窄,FFR 为 0.96;B. 6 个月后患者发生非 ST 段抬高型心肌梗死,CAG 提示罪犯病变为原 RCA 远端病变,造影可以发现血管管腔狭窄,狭窄病变形态不规则;C~E. OCT 发现凸出管腔的血栓(白色箭头)、斑块破裂(红色箭头)以及薄纤维帽的纤维斑块(*)

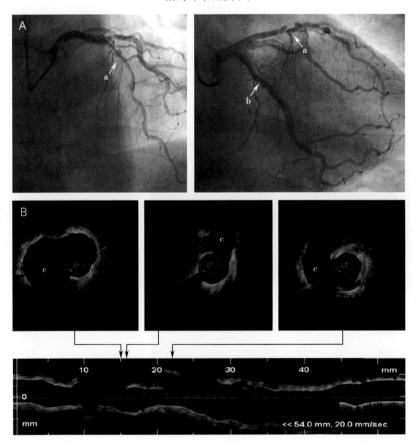

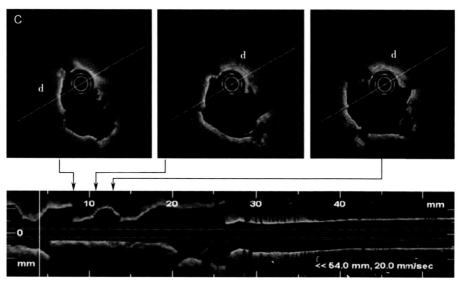

图 11-11　典型病例示意图

A. 造影提示 2 处可疑的罪犯病变：一处位于 LAD(a)，一处位于 LCX(b)；B. OCT 结果提示 LAD 病变处发生斑块破裂(c)，但是没有血栓形成；C. OCT 显示 LCX 病变处有血栓形成(d)，这说明 LCX 为罪犯病变，此处可能发生了斑块糜烂

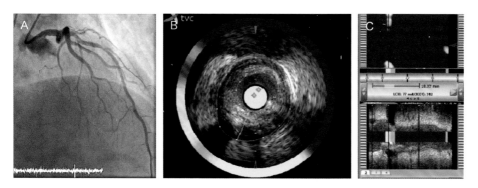

图 11-12　该患者因为 AMI 于 RCA 植入支架，此次因 LAD 重度狭窄行 CAG 以及
NIRS-IVUS 检查

A. CAG 显示的 LAD 严重狭窄；B. 传统 IVUS 影像基础上加用 NIRS(IVUS 图像周围的彩色圆环)，黄色提示病变中脂质成分，脂质成分中的长方形黄色部位为脂质核心，这个脂质核心刚好位于狭窄病变的最严重部位(图 C，红色箭头)；C. 同时可以看到病变部位的脂质核心负荷情况

七、FFR、IVUS 以及 OCT 在 DCB-only 的价值

DCB 治疗小血管病变的临床证据较多，但是对于直径 2.75mm 以上的原

位冠状动脉血管,其治疗效果的临床资料仍不多,但是越来越多的临床证据认为DCB治疗在LLL上不劣于DES,因此对于不想植入DES的患者,DCB在此类人群中具有一定的适应证。根据德国专家共识,DCB-only的治疗成功取决于充分的病变准备和合适的DCB治疗,一旦发生较大的血管夹层或者其他的并发症,就需要支架治疗(BMS或者DES)。为了避免不必要的支架植入,我们建议最好在病变处理前用IVUS或者OCT等腔内影像学技术评估有无钙化、斑块负荷、血管直径等,进而选择合适的预处理工具(普通球囊、切割球囊、棘突球囊等);在使用DCB治疗前,通过IVUS或者OCT明确病变血管真实内径,进而指导选择DCB型号;在DCB治疗结束后如果没有C型以上夹层,也尽量在保证安全的前提下复查腔内影像学,以减少血管不良事件的发生。而对于已经发生C型以上夹层、壁内血肿等血管并发症,如果能够保证指引导丝位于真腔,这时候可以使用腔内影像学技术评估补救支架的型号和释放位置。后期随访,腔内影像学也具有很重要的临床价值(图11-13)。

　　Poerner等评估了术前使用FFR、术后使用OCT进行辅助治疗的效果,结果发现,FFR指导的DCB-only策略对于稳定的冠心病患者是有效和安全的。该研究的流程图见图11-14。

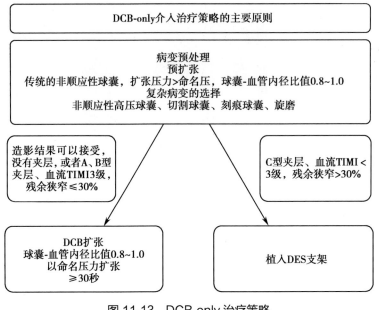

图11-13　DCB-only治疗策略

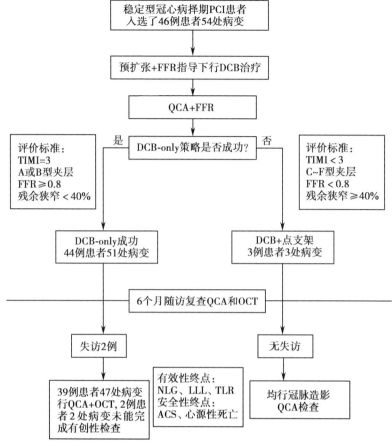

图 11-14　OCTOPUS Ⅱ 研究流程图
FFR 指导的 DCB-only 策略四期临床有效性研究

图 11-15 为该研究中的一个典型病例,我们可以看到该患者接受 DCB PCI 治疗后在 LAD 近中段存在 B 型夹层,该患者在 6 个月随访时通过造影未发现夹层征象,OCT 随访结果也提示未见夹层。

八、FFR、IVUS 以及 OCT 在随访中的价值

在 DCB 介入治疗后,经常会残存血管夹层,目前认为这种残存的血管夹层有助于 DCB 表面抗增殖药物进入血管壁内,进而进一步发挥抗增殖效果,从而使得晚期血管腔增大,血管夹层愈合(图 11-16),这种现象称为"late vessel enlargement"(晚期管腔增加现象),通过腔内影像学技术能够更加明确地看到这一现象(图 11-16)。

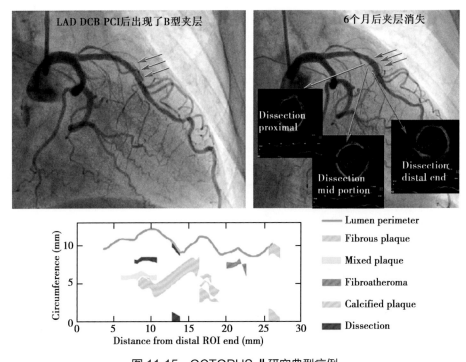

图 11-15　OCTOPUS Ⅱ研究典型病例

典型病例在 6 个月随访行 OCT 检查获得的影像学资料

九、总结

不管是 FFR 还是 IVUS、OCT，这些辅助参考手段指导 PCI 手术的整个过程，不管是术前的病变评估、术中的手术辅助，还是术后的随访，这些技术手段都有助于整个 PCI 治疗的优化，进而改善患者的预后。对于 DCB 治疗来说，这些技术显得更为重要（表 11-1）。

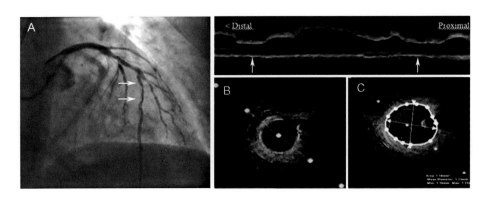

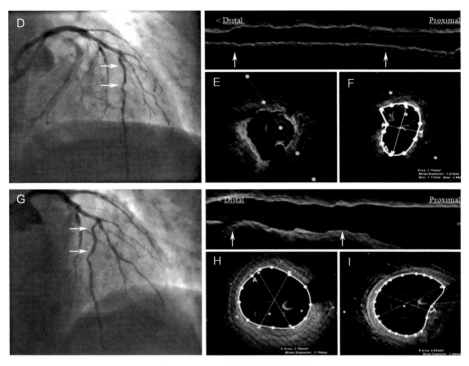

图 11-16　晚期管腔增加现象

A. 罪犯病变造影图；B、C. OCT 影像；D. 使用 DCB 治疗后未见影响血流的残存夹层；
E、F. DCB 治疗后的 OCT 影像；G. 6 个月随访造影图；H、I. 6 个月随访的 OCT 影像，结果
提示管腔增大，夹层愈合

表 11-1　FFR、IVUS、OCT 技术在 DCB 治疗中的价值

	推荐技术	可选择技术
DCB PCI 术前评估		
这个病变狭窄程度重吗？	FFR	IVUS
罪犯病变在哪儿？	OCT	IVUS
这个是易损斑块吗？	虚拟组织学 IVUS（VH-IVUS）	IVUS、OCT
DCB PCI 术中指导		
DCB 治疗后是否存在严重夹层？	IVUS、OCT	无
DCB 治疗后的边支狭窄严重吗？	FFR	无
DCB PCI 术后随访		
DCB 治疗后的夹层是否愈合？	IVUS、OCT	无
DCB 治疗后的边支狭窄重吗？	FFR	无

（彭建军）

参考文献

［1］ BYRNE R A, JONER M, ALFONSO F, et al.Drug-coated balloon therapy in coronary and peripheral artery disease［J］.Nat Rev Cardiol, 2014, 11 (1): 13-23.

［2］ KLEBER F X, RITTGER H, BONAVENTURA K, et al.Drug-coated balloons for treatment of coronary artery disease: updated recommendations from a consensus group［J］.Clin Res Cardiol, 2013, 102 (11): 785-797.

［3］ MOHIADDIN H, WONG T D F K, BURKE-GAFFNEY A, et al.Drug-Coated Balloon-Only Percutaneous Coronary Intervention for the Treatment of De Novo Coronary Artery Disease: A Systematic Review［J］.Cardiol Ther, 2018, 7 (2): 127-149.

［4］ SCHELBERT H R.FFR and coronary flow reserve: friends or foes?［J］.JACC Cardiovasc Imaging, 2012, 5 (2): 203-206.

［5］ ALBERTI A, GIUDICE P, GELERA A, et al.Understanding the economic impact of intravascular ultrasound (IVUS)［J］.Eur J Health Econ, 2016, 17 (2): 185-193.

［6］ GROVES E M, SETO A H, KERN M J.Invasive Testing for Coronary Artery Disease: FFR, IVUS, OCT, NIRS［J］.Cardiol Clin, 2014, 32 (3): 405-417.

［7］ AGOSTONI P, BELKACEMI A, VOSKUIL M, et al.Serial morphological and functional assessment of drug-eluting balloon for in-stent restenotic lesions: mechanisms of action evaluated with angiography, optical coherence tomography, and fractional flow reserve［J］.JACC Cardiovasc Interv, 2013, 6 (6): 569-576.

［8］ ALFONSO F, GARCÍA-GUIMARAES M, NAVARRETE G, et al.Drug-eluting balloons in coronary interventions: the quiet revolution?［J］.Expert Opin Drug Deliv, 2017, 14 (7): 841-850.

［9］ HAKEEM A, ALMOMANI A, URETSKY B F.Role of fractional flow reserve in the evaluation and management of patients with acute coronary syndrome［J］.Curr Opin Cardiol, 2017, 32 (6): 767-775.

［10］ KURIHARA O, TAKANO M, KOBAYASHI N, et al.Deceived incidence of acute coronary syndrome by measurement of FFR: Diagnostic gap of vulnerable plaque between physiology and morphology［J］.J Cardiol Cases, 2013, 8 (1): e7-e8.

［11］ YONETSU T, JANG I K.Advances in Intravascular Imaging: New Insights into the Vulnerable Plaque from Imaging Studies［J］.Korean Circ J, 2018, 48 (1): 1-15.

［12］ GOTO K, MINTZ G S, LITHERLAND C, et al.Lumen Measurements From Quantitative Coronary Angiography and IVUS: A PROSPECT Substudy［J］.JACC Cardiovasc Imaging, 2016, 9 (8): 1011-1013.

［13］ BOURANTAS C V, JAFFER F A, GIJSEN F J, et al.Hybrid intravascular imaging: recent advances, technical considerations, and current applications in the study of plaque pathophysiology［J］.Eur Heart J, 2017, 38 (6): 400-412.

［14］ POERNER T C, DUDERSTADT C, GOEBEL B, et al.Fractional flow reserve-guided coronary angioplasty using paclitaxel-coated balloons without stent implantation: feasibility, safety and 6-month results by angiography and optical coherence tomography

［J］.Clin Res Cardiol,2017,106（1）:18-27.

［15］ PIRAINO D,BUCCHERI D,CORTESE B.Paclitaxel-coated balloon exerts late vessel healing and enlargement:A documented phenomenon with optical coherence tomography analysis［J］.Int J Cardiol,2016,203 :551-552.

第十二章

不同药物涂层球囊之间的设计和临床应用比较

第一节　药物涂层球囊与药物洗脱支架的比较

冠状动脉药物洗脱支架（drug-eluting stent，DES）与裸金属支架（bare mental stent，BMS）比较，再狭窄发生率、靶血管血运重建（target vessel revascularization，TVR）及靶病变血运重建（target lesion revascularization，TLR）均明显减少。随着 DES 的广泛使用，复杂冠状动脉病变的介入治疗也明显增多，但对于冠状动脉弥漫性病变、分叉病变、小血管病变等依然是冠状动脉介入治疗实践中面临的难点，即使冠状动脉造影结果满意，但远期再狭窄及血栓风险依然是两个没有很好解决的问题，并且一旦出现支架内再狭窄，后期的处理方法及效果均不满意。随着我国冠状动脉支架（BMS 及 DES）植入的病例数逐年增多及病例的积累，支架内再狭窄的绝对数量也日益常见，进一步介入治疗包括：POBA、再次植入 DES、冠状动脉血管内放射治疗等，复杂再狭窄伴有多支血管病变者应行冠状动脉旁路移植术。既往的研究显示，POBA 效果不满意，再次植入相同的 DES 支架或不同药物涂层的 DES，出现二次再狭窄的风险为 12%~15%，小血管更为明显；血管内放射治疗由于操作防护较为复杂，目前在国内外已经很少使用。

药物涂层球囊（drug coated balloon，DCB 或 drug eluting balloon，DEB）是近年来发展起来的一种新的技术，它通过在普通球囊上涂药物，最为常用的药物是紫杉醇，通过球囊作为输送平台，将药物送至治疗血管局部并释放，药物到达局部组织，达到抑制血管内膜增殖及平滑肌增生迁移，抑制基质的产生，达到防治再狭窄的作用。内膜增殖的程度常通过随访冠状动脉造影检查，通过 QCA 或腔内影像学检查可以判断期晚期管腔丢失(late lumen loss,LLL)、再狭窄程度。

一、DCB 联合药物洗脱支架的应用

对于复杂冠状动脉病变的介入治疗,无论是第一代或第二代药物洗脱支架,其远期再狭窄均是未完全解决的问题,联合药物涂层球囊与药物洗脱支架治疗复杂病变是否优于单独使用? 一项小规模研究中,68 名患者共 82 个病变,包括再狭窄病变 31 个(37.8%),18 个病变(22%) 为 2 次以上再狭窄,23 名伴有糖尿病。平均病变长度为 25mm,23% 为慢性闭塞性病变。观察终点:包括总死亡率、急性心肌梗死及靶血管血运重建(target vessel revascularization,TVR) 的综合终点(MACEs),同时用多元回归分析计算影响预后的独立危险因素。平均随访时间为 19.8 个月。1 年及 2 年的 MACEs 发生率分别为 9.2% 与 27.4%,TLR 分别为 5.9% 与 24.7%。多元回归分析发现,糖尿病是影响MACEs 的唯一独立预测因素。在药物涂层球囊的基础上再次植入支架,并未进一步影响患者预后。DCB 后紧急植入支架是因为出现严重夹层或残余狭窄 >30%,在这种情况下是植入 BMS 或是 DES? 近期有一组或者因为 DCB 术后出现了 C 型以上夹层或血流受影响,植入了 DES 支架非登记研究显示,随访 1 年时 TLF 为 4.3%,2 年时为 15.4%,TLR 分别为 3.3% 及 14.5%,没有心肌梗死及支架内血栓。尚无证据显示 DCB 结合 DES 更具优势,但是 DCB 失败时植入 DES 是合适的选择。

二、DCB 对药物洗脱支架内再狭窄的研究

随着 DES 的应用广泛,支架后再狭窄虽然没有 BMS 时代发生率高,但是优于 DES 治疗病例的累计,支架内再狭窄特别是 DES-ISR 的患者仍然是一个重要的临床问题,目前多数比较 POBA、DCB 及 DES 对支架内再狭窄的研究规模均比较小。一项包括裸金属支架内再狭窄(BMS-ISR)及药物洗脱支架再狭窄(DES-ISR)的网络荟萃分析,收入了 11 项随机对照研究,共2 059 名患者。主要终点为随访期冠状动脉造影靶病变血运重建(target lesion revascularization,TLR),次要终点为心肌梗死、全因死亡、MACEs 及再次再狭窄。DCB 组与 DES 组的 TLR 及 MACEs 均明显优于 POBA 组,DCB 组与DES 组间无显著差异。

药物洗脱支架虽然明显降低了支架内再狭窄的发生率,但依然存在。一项回顾 2005—2014 年间研究的荟萃分析,比较 DCB 与 POBA 对 DES 支架内再狭窄的有效性及安全性。5 项研究符合荟萃分析的标准,包括了 846 名 DES支架内再狭窄患者,主要终点为 MACEs、TLR、心肌梗死、死亡及再狭窄,随访

期为 6~12 个月。结果发现,DCB 对 DES-ISR 在 MACEs、再狭窄及 TLR 方面均优于 POBA。DCB 不但对 BMS-ISR 有效,对于 DES-ISR 同样优于 POBA。由此可见,对于支架内再狭窄,无论是 BMS 还是 DES 再狭窄,DCB 均有很好的效果。

不同药物洗脱支架与 DCB 对弥漫性支架内再狭窄(BMS-ISR)的比较:一项在 5 家日本的心脏中心进行的前瞻性研究,比较不同药物洗脱支架(PES、SES,EES)与 DCB 对于弥漫性 BMS 支架内再狭窄的效果,主要终点为 12 个月及 24 个月的 MACEs 及 TLR。共 1 078 名患者 1 251 个病变。12 个月时的 TLR 在 DCB、EES、SES 及 PES 分别为 27.5%、5.0%、6.9% 及 11.5%;12 个月的 MACEs 分别是 29.0%、5.0%、7.8% 及 12.5%,提示 DCB 组对于长的支架内再狭窄效果不如 DES。

一项比较 DCB 与新一代 DES(依维莫司洗脱支架,EES)对 BMS 再狭窄的研究随访 3 年结果显示,189 名 BMS 支架内再狭窄使用 DCB 及 EES 治疗后,随访 1 年、2 年、3 年,结果发现,3 年时 DCB 组与 EES 组在心源性死亡(2% *vs.* 1%)、心肌梗死(4% *vs.* 5%)及靶血管血运重建(9% *vs.* 5%)相似,DCB 组的最小管腔直径小于 EES 组。进一步分析术后即刻 QCA 数据发现,术后即刻 MLD 在 DCB 组为 2.16mm,EES 组为 2.38mm,残余狭窄率分别为 19% 与 11%,EES 组的即刻管腔明显大于 DCB 组,随访期的管腔丢失在两组没有差别,这些可以解释随访期 DCB 组 LLL 高的原因,并且这些管腔直径的差别并未转换为临床事件。在使用 DCB 治疗 ISR 时,病变的预处理非常关键,首先使用各种方法,获得最大的 MLD,然后再使用 DCB,以期获得更好的远期效果。最新发表的 DARE 研究中,随机比较 DCB(SeQuent Please)与第二代药物洗脱支架(XIENCE everolimus-eluting stent)对于支架内再狭窄的影响。278 名支架内再狭窄患者入选,包括 40% 多的患者为 BMS-ISR,其余为 DES-ISR,支架再狭窄的中位数时间为 3.4 年。多数病例都进行预处理,DCB 扩张时间至少 30 秒,最好 60 秒,16% 的 DCB 扩张后进行了后扩张,再次植入支架的患者 57% 进行了后扩张,即刻 MLD 在 DCB 组与 DES 组分别为 1.84mm 与 1.72mm,DES 组的即刻血管管腔明显好于 DCB 组。主要终点为 6 个月冠状动脉造影随访时 MLD,次要终点为二次支架内再狭窄发生率,临床终点为包括心肌梗死、死亡及血栓等综合终点。段内的 LLL 在 DCB 组与 DES 组分别为 0.17mm 与 0.45mm,虽然在 DES 组的即刻管腔直径大于 DCB 组,但是随访期管腔丢失也明显,随访中的二次再狭窄发生率两组相似(18.1%*vs.*20.9%,*P*>0.05)。

对于 DCB 用于 DES-ISR 的治疗中,无论是再次植入 DES 或使用 DCB 治疗,二次再狭窄的风险依然在 10% 以上,在处理再狭窄病变时影响远期预后的因素是临床工作中关心的问题。韩国报道了一组多中心前瞻性注册研究。256 名 DES-ISR 入组,经充分的球囊预处理后使用 DCB 治疗,分析 2 年的 TLF 与手术相关因素,结果发现,总体 TLF 为 20.3%,DES-ISR 使用 DCB 治疗后影响 TLF 的危险因素包括:残余狭窄的直径 >20%、DCB 与支架比例(BSR)<0.91、DCB 扩张时间≤ 60 秒。如果手术中满足残余狭窄的直径 <20%、DCB 与支架比例 >0.91、DCB 扩张时间 >60 秒这三个条件,2 年时的 TLF 仅为 8.6%,相反则 TLF 高达 66.7%。该研究结果为 DCB 在处理 DES-ISR 病变改善远期预后的预测因素。球囊扩张对血管损伤可能有利于药物渗透到管壁,比 30 秒更长的 DCB 扩张时间也非常重要,DCB 的直径:DES 的比例 >0.91 对药物的释放也是第一次在 DES-ISR 中证实,但在 BMS-ISR 的研究中没有验证过,更长的 DCB 扩张时间虽然有利于药物的释放,但是患者是否耐受更长的时间,特别是主要血管病变、伴心功能降低或其他不能耐受更长时间缺血时,应该以患者的具体情况决定,以避免术中可能出现的严重不良结果。

预处理是否对 DES-ISR 使用 DCB 治疗效果有何影响? 一项多中心随机对照研究了普通球囊及棘突球囊(Scoring balloon)预处理 DES-ISR 病变后再使用 DCB(SeQuent Please),观察的主要终点是治疗段血管 6~8 个月冠状动脉造影的再狭窄发生率,次要终点为 1 年再狭窄发生率及 MACEs。收入 252 例患者(252 个病变),80.6% 有冠状动脉造影随访结果。两组使用的球囊大小、扩张时间、残余狭窄都无显著差异,两组残余狭窄分别为 21% 与 22%,随访期再狭窄发生率在棘突球囊组为 18.5%,普通球囊组为 32.0%,最小管腔直径大于普通球囊组,LLL 在棘突球囊组及普通球囊组分别为 0.30mm 与 0.41mm,1 年随访时的 MACEs 在两组无显著差异。该研究中即刻管腔扩大在两组相似,但棘突球囊组要好于普通球囊组,可能与棘突球囊扩张管腔,使得药物更容易进入血管内膜有关。

DCB 与第二代 DES 用于多次 ISR 病变的效果如何? BMS 或 DES 植入后再次植入 DES 支架发生再狭窄,是介入治疗中比较复杂问题,再次植入支架,管腔内会有三层金属结构,远期效果如何? 171 例反复支架内再狭窄患者,在预处理后使用第二代 DES 或 DCB(SeQuent Please),观察 1 年是 MACEs 等事件。结果显示,即刻效果第二代 DES 优于 DCB,急性管腔获得分别为 2.09mm 与 1.63mm。随访到 1 年时 DES 组与 DCB 组的 MACEs 分别为 14.0% 与 12.3%,2 年时分别为 28.8% 与 43.5%(P=0.21)。MACEs 主要是在 TLR 优于 DES,1 年时分别为 12.5% 与 10.9%,2 年时为 27.7% 与 38.3%(P=0.40),再狭窄病变的长度是预测再次狭窄的独立预测因素。

对于支架内再狭窄的介入治疗,目前已有的临床研究结果显示 DCB 的远期效果与再次植入支架相似,其优点是不需要植入支架,避免局部存在多层金属结构,特别是对于已经有多层支架植入后出现的再狭窄患者,DCB 有其优势,国内外指南及专家共识将 DCB 治疗作为 I A 级推荐用于 BMS-ISR 及 DES-ISR 的治疗,与 DES 在同一推荐级别,DCB 对于 BMS-ISR 的效果优于 DES-ISR。其次,DCB 治疗后双联抗血小板治疗(dual antiplatelet therapy,DAPT)的时间可以缩短至 3 个月。对于复杂 ISR 患者,例如反复发作、闭塞性、弥漫性再狭窄病变,DCB 的效果缺乏大规模的临床研究。对于发生 DES-ISR 再狭窄可能机制的探讨,冠状动脉内影像技术(IVUS 及 OCT)的使用对于理解再狭窄机制及预处理病变的评估都有不可替代的作用,满意的即刻效果、最小的残余狭窄、避免术中的地理缺失、足够长的药物释放时间都影响远期效果。临床观察也发现,对于再狭窄患者,过度的处理,例如不明显的再狭窄病变(<50%),经球囊扩张及 DCB 治疗后,随访期发生更严重的再狭窄,其机制不明。再狭窄病变的处理原则除了冠状动脉造影等影响结果外,结合临床症状、缺血证据综合考虑是否采取介入治疗,在介入治疗过程中,仔细分析再狭窄的可能机制,采取正确的处理方法,获得满意的即刻效果,DCB 的使用才可能有良好的远期效果。总之,对于 DES-ISR,处理时要谨慎对待。

三、DCB 在原发小血管病变中的作用

冠状动脉小血管病变的介入治疗也是一个难点,普通球囊扩张后再狭窄发生率高,即使植入 DES 也不能解决这个问题,而且有些部位不适合支架植入。药物涂层球囊具有其优势,首先是它能够提供快速的药物释放,没有金属支架植入及长期存在,保持了原有的血管解剖与血管柔韧性,也没有多聚物等引起的局部炎症反应。对于非常小的血管(直径 <2.25mm)目前没有可用支架,但可以使用 DCB,另外,还免除了 DES 术后需要长期口服双联抗血小板药物的负担及出血风险。BELLO 研究中,对紫杉醇药物涂层球囊(DCB)与紫杉醇药物洗脱支架(PES)在小血管病变进行研究,证实了 DCB 有更小的 LLL,DCB 与 PES 随访到 1 年时,两组有相同的再狭窄发生率;BELLO 研究的 3 年随访结果显示,DCB 组 MACEs 发生率低于 PES 组(14.4% vs. 30.4%,P=0.015),两组的 TVR 与 TLR 均相似,两组都没有发现支架内血栓病例。用 SeQuent Please 药物涂层球囊的 PEPCAD I SVD 研究中,包括了直径为 2.25~2.8mm 的血管病变,如果 DCB 与 BMS 合用时 LLL 较单纯 DCB 明显增加,原因可能是 DCB 没有完全覆盖支架部位。比较 DIOR 药物涂层球囊与 PES 在小血管病变(直径 <2.75mm)的研究中,随访期 PES 再狭窄发生率明显低于 DCB 组(10.3% vs. 32.1%,P=0.04),试验提前终止。由此可见,不同类型的 DCB 对于小血管病变的效果也并不一致。不同类型的 DCB 虽然所使用的药物都是紫杉醇,但是球囊技术、药物涂层方法及是否使用基质等决定了药物释放,最终

影响临床效果。在小血管病变的介入治疗中,预扩张需要从小球囊开始,逐渐增加达到目标血管所需的大小,注意扩张的压力不要过大,防止严重夹层形成。

四、DCB 在原发病变与 DES 的比较

单纯球囊扩张冠状动脉病变后,血管会发生不同程度的弹性回缩,压力过大或球囊直径过大会引起明显夹层,导致血管急性闭塞,引发急性心肌梗死,支架植入能够有效克服弹性回缩及急性闭塞问题,BMS 与 DES 具有相同的作用,但是远期再狭窄发生率 DES 优于 BMS。目前冠状动脉介入治疗对于原位病变依然是植入 DES 为主,POBA 仅用于不重要的小血管病变或特殊情况下使用,无论是 BSM 或 DES,都会永久遗留金属结构残留在血管局部。一项包括 58 处原位病变的研究中,DCB 治疗后 4 个月随访冠状动脉造影,并进行 QCA 测定最小管腔直径(minimal lumen diameter,MLD),发现病变部位最小管腔直径从术后即刻的 1.75mm 增加到随访期的 1.91mm,而参照血管段没有变化,69% 的治疗部位管腔增大,29% 管腔略微缩小。该项研究提示:在 de novo 病变行 DCB 治疗后,如果没有明显夹层及即刻弹性回缩,多数治疗部位晚期管腔能够保持并增大,而非想象的会逐渐缩小。晚期管腔丢失在药物洗脱支架(drug-eluting stent,DES)的研究中得知,LLL 一半在 0.1~0.3mm,如果大于 0.65mm 则再狭窄发生率及 MACEs 均会增加。对于 de novo 病变植入 DES 能够得到很好的即刻效果,远期再狭窄发生率也明显低于 BMS 植入,但是晚发血栓问题及较长时间(12 个月)双联抗血小板药物的使用,不但增加费用,而且还增加出血风险,特别是对于不能耐受长期双联抗血小板药物的患者。PEPCAD Ⅲ 试验是一项在欧洲进行的多中心、随机对照研究,在 637 名 de novo 病变患者中比较 DCB 与 BMS(裸支架预固定在紫杉醇药物涂层球囊上)与西罗莫司药物洗脱支架(Cypher)的效果,主要终点为 9 个月时非劣性比较治疗段内血管晚期管腔丢失。段内晚期管腔丢失在两组无明显差别 [(0.20 ± 0.52)mm vs.(0.11 ± 0.40)mm,P=0.07],但分析支架内晚期管腔丢失明显有利于 SES 组 [(0.41 ± 0.51)mm vs.(0.16 ± 0.39)mm,P<0.001],MACEs 发生率在 DCB+BMS 组与 SES 组间无明显差别(18.5% vs. 15.4%,P=0.16)。从小规模的临床研究中可以初步看出,药物涂层球囊加 BMS 可能是需要植入 DES 患者的另一个选择,特别是不能长期双联抗血小板药物者。新近发表的 BADSKET-SMALL 2 研究是第一个多中心随机对照研究,比较药物涂层球囊与药物洗脱支架在小血管原发病变的安全性与有效性研究,研究按照 1∶1 的方式进行随机分组,在预处理后使用 DCB 或第二代 DES。758 例患者收入研究,其中 ACS 患者占约 30%,其余为稳定型心绞痛患者,目标病变参照血管直径为 2~3mm。药物涂层球囊组使用的是 SeQuent Please 球囊,DES 为依维

莫司支架（Xience stent）或紫杉醇支架（Taxus Element stent）。术后 DAPT 时间，DCB 组为 4 周，支架组发现 ACS 患者持续 12 个月，稳定性心绞痛为 6 个月。研究的主要终点为 12 个月 DCB 在 MACEs 方面（心源性死亡、非致死心肌梗死及靶血管再次血运重建等）不劣于 DES。随访到 12 个月时，主要终点在 DCB 组与 DES 组相似（7.5% 与 7.3%，P=0.918 0），心源性死亡在两组分别为 3.1% 与 1.3%，可能与肯定支架内血栓在 DCB 组与 DES 组分别为 0.8% 与 1.1%，严重出血并发症分别为 1.1% 与 2.4%，两组无论是有效性指标与主要安全性指标都非常相似。作为第一个多中心、大样本随机对照研究，为 DCB 在小血管原发病变中的使用提供了有力证据，为 DCB 治疗原位病变提供有力依据。BASKET-SMALL 2 研究的满意结果，处理与 DCB 的有效性之外，强调病变的充分预处理也非常重要。在联合使用 DCB 及 DES 组患者的 MACEs 高于 DCB 或 DES 组，可能与球囊与支架的不匹配等因素相关，在早期的研究中，对于 DCB 的地理缺失现象是 MACEs 增高的原因之一。

　　分叉病变的处理是介入治疗的难点之一，既往的研究证实，单支架适合多数患者，双支架植入的主要问题是再狭窄及血栓形成，而再狭窄又常见于分支部位。DCB 在分叉病变的临床研究（PETCAD-BIF 研究）收入了 64 名患者，随机分为 DCB 及 POBA 组，收入要求分支血管直径 >2.0mm，不大于 3.5mm，并且主支血管近段无病变，病变狭窄程度平均为 76.3%，75% 的患者完成了冠状动脉造影随访，再狭窄发生率在 DCB 组为 6%，而 POBA 组为 25%，LLL 分别为 0.15mm 及 0.48mm，初步结果非常满意。本研究收入的患者仅为分支血管病变，主支血管正常者，对于真分叉病变患者，主支血管存在明显病变时，一般的处理方法是，在主支血管植入 DES，而在分支血管使用球囊扩张技术（POBA 或药物涂层球囊）。最新研究显示，对于 75% 的分叉病变，主支及分支均使用 DCB 治疗，均可获得满意的效果。

　　一项包括 8 项临床试验的荟萃分析中，1 706 名患者均为 de novo 病变，再狭窄者除外，所使用的球囊包括 Dior 一代及二代、SeQuent Please、Genie Acrostak 及 IN.PACT Falcon 等不同的 DCB，大多数同时植入 BMS，对照组包括 Taxus 和 Cypher 等 DES 支架，研究对象临床诊断包括 STEMI、稳定型及不稳定型心绞痛、小血管病变等，随访时间为 6~9 个月，主要终点为包括死亡、心肌梗死、TVR 在内的综合终点。结果显示，无论是 MACEs，还是 MI、死亡、TVR、再狭窄等指标，DCB 对于 de novo 病变并不明显优于 DES。研究者认为，目前 DES 仍然是治疗 de novo 病变的"金标准"，但是在患者不能耐受 12 个月双联抗血小板治疗、小血管病变及不能植入支架的患者，DCB 是一个很好的选择。综合目前已有的有限研究结果，DCB 对于 de novo 病变的治疗选择，已经从小血管、分叉病变，逐渐向大血管甚至慢性闭塞性病变进行尝试，虽然在这些复杂病变中尚缺乏大规模临床研究,但小规模、单中心观察性研究的结果满意。随着不同药物涂层球囊的上市及临床研究的积累,DCB 在 de novo 病变中的使用将更加广泛。

五、DCB 在 STEMI 患者中的比较

急性 ST 段抬高型心肌梗死(ST segment elevation myocardial infarction, STEMI)直接介入治疗中,支架植入效果优于单纯球囊扩张,支架的植入明显减少急性血管闭塞风险,DES 较 BMS 对于远期再狭窄具有一定的优势,那么如果是 BMS 与 DCB 联合是否与 DES 具有相同的远期效果? DEBAMI 是一项在欧洲进行的研究,患者为急性 ST 段抬高型心肌梗死,在成功进行血栓抽吸后,随机比较 BMS、BMS 加 DCB 及 DES 三种治疗方案对于 6 个月时晚期管腔丢失的影响,次要终点为再狭窄发生率及 MACEs。研究中使用的 DCB 为 DIOR 第二代,长度为 15mm、20mm、25mm 及 30mm。共 150 名患者参加研究。6 个月冠状动脉造影随访并进行 QCA 测定,结果发现:晚期管腔丢失(LLL)分别为 (0.74 ± 0.57) mm、(0.64 ± 0.56) mm 及 (0.21 ± 0.32) mm($P<0.01$),再狭窄发生率分别为 26.2%、28.6% 与 4.7%($P=0.01$)。MACEs 发生率分别为 23.5%、20.0% 与 4.1%($P=0.02$)。该研究未能证明 DCB 后植入 BMS 优于BMS,而 DES 植入要明显优于 BMS 及 DCB 加 BMS 组。该研究中未能证实DCB 在 AMI 中优于 BMS 的可能原因:首先是该 DCB 所输送的药物到达局部的生物利用率可能较低,其他研究比较了不同类型的 DCB 对内膜增殖的影响,结果发现,不同 DCB 的临床效果是有差异的,原因可能是所用 DCB 的基质不同,导致药物在局部的生物利用度也不同;其次是本研究中,DCB 组仅有60% 的患者使用普通球囊进行了预扩张,已知预扩张对于 DCB 非常重要,预扩张不但可以使 DCB 容易通过到达目标血管病变部位,减低治疗效果,预扩张时局部形成的小夹层,以利于药物通过夹层进入血管壁内,达到更好的预防再狭窄作用。事后进行分析时,比较 25 例 DCB 前进行普通球囊预扩张与 17例未行预扩张直接使用 DCB 者,6 个月时冠状动脉造影的 LLL,结果分别为(0.49 ± 0.52) mm 与 (0.85 ± 0.56) mm($P=0.04$)。DCB 治疗前预扩张非常重要,已有的临床研究显示,预扩张残余狭窄 >30% 者临床再狭窄发生率高。新近发表的小样本随机对照研究,比较 DCB 与 DES 在 STEMI 患者的安全性,分别有 37 名和 38 名 STEMI 患者接受了 DCB 或 DES 治疗,1 个月后分别有 5.3%与 5.4% 发生再梗,随访到 6 个月时,MACEs 发生率在 DCB 组与 DES 组分别是 5.4% 与 0,平均 LLL 分别为 –0.09mm 与 0.10mm,DCB 组治疗血管有正性重塑现象。对于 STEMI 患者使用 DCB 的围术期问题,其实和以前的 POBA具有相同的问题,第一是弹性回缩,AMI 时管腔闭塞的原因主要是血栓形成,

局部斑块软硬不同,弹性回缩依然不同程度存在;第二是夹层与管腔急性再闭塞,导致再梗。另外,STEMI 时局部血栓是否可以影响药物到达管腔内壁下,起到抑制内膜增殖的作用?

六、DCB 在冠状动脉主要血管原发病变中的使用

冠状动脉主要血管或非小血管(直径 >2.75mm)的病变,目前主要还是以植入 DES 为主要介入方法。DCB 在此类血管中地位如何? 首先,病变的预处理有一定的难度,管腔大斑块负荷越重,病变的预处理更难达到满意的效果,残余狭窄 <30%,如果预扩张球囊大小及扩张压力不恰当,容易发生严重的夹层或扩张效果不满意,也就达不到使用 DCB 的条件。一旦出现夹层,术者也常担心管腔急性闭塞而放弃使用。国内吴氏报道了 92 名患者,94 个冠状动脉大血管 de novo 病变(直径 ≥ 3mm)使用 DCB 的单中心临床研究,该研究中病变的预处理近 90% 使用了棘突球囊或切割球囊,残余狭窄平均 23%,6.4% 出现了 B 型以上的夹层,植入了 DES,2 例出现院内急性闭塞。平均随访 11.4 个月时冠状动脉造影,TLR 及 MACEs 发生率均为 4.3%,没有死亡及 MI 病例,QCA 显示 LLL 为(−0.02 ± 0.48)mm,61.5% 的病变出现随访期管腔增大现象。急性闭塞的患者经 IVUS 检查提示为夹层,内膜下血肿,经植入支架后血流恢复。对于冠状动脉大血管中使用 DCB 时,腔内影像学有助于判断明显夹层,以防严重并发症发生。

七、DCB 与 DES 临床应用的考虑

DES 植入仍然是 de novo 病变介入治疗的首选。DES 在一些方面仍有不足,首先,根据现有的研究及相关指南,DES 植入后需要 12 个月的双联抗血小板治疗,新一代的 DES,最少需要 6 个月。对于高出血风险或近期需要外科手术者,如果植入 BMS,远期支架内再狭窄高达 30%,但是 DCB 应用后双联抗血小板治疗时间仅 1~3 个月;其次,通过支架或球囊如何将药物释放到冠状动脉病变的局部,对于预防支架内再狭窄非常关键,除了所携带的药物本身外,支架平台、多聚物等都影响器械的效果,其中 DES 多聚物与血管内皮化延迟有关,增加晚发血栓风险,新的无多聚物或生物可降解多聚物支架的双联抗血小板治疗时间最短也需 6 个月时间,最近也有研究新一代 DES 使用 DAPT 3 个月的安全性的探讨。随着介入理念的变化,无植入技术越来越多地被医生和患者接受。生物可降解支架的研发结果发现,其效果不比 DES 好,但是晚期血栓风险增高,需要长达 3 年时间方能完全吸收降解,长达 3 年的 DAPT 时间增加了出血风险,由于其设计机构问题,对一些病变限制其使用,DCB 术后 DAPT 最短可以仅 1 个月;药物的剂量不同,DCB 释放紫杉醇药物于血管局

部的剂量在 300~600μg,远高于 DES 的 100~200μg,新一代 DES 的药物剂量较第一代有所减少,主要是考虑到远期的安全性,DES 支架的小梁仅占面积的 20% 左右,DES 所携带药物的释放在血管内膜表面呈不均匀分布,影响临床效果,而 DCB 与血管内膜接触呈均匀分布,面积大,药物在血管内膜表面均匀释放,另外,DES 药物释放完毕后,有的除了金属结构外,其多聚物依然存在,部分支架的多聚物被降解,这些因素在局部的生物学效应特别是炎症反应等,是影响内皮化的因素,也是相比于 DCB 的不利方面。临床实践中,许多病变不适合使用 DCB,例如血管弹性回缩比较明显时,特别是 de novo 病变的预处理后,即刻效果不能满足使用 DCB,或者出现严重的夹层,特别是出现血流减慢时,也不适合使用 DCB 或需要补救性植入支架,而对于不适合 DCB 的病变,直接植入 DES 更能达到满意的近期及远期效果。

第二节　不同的药物涂层球囊

自药物涂层球囊概念提出并在动物实验中证实其有效性及可行性后,不同公司研制了不同药物及涂层技术的药物涂层球囊。紫杉醇在药物洗脱支架方面已经积累更多的临床证据,能够明显减少 ISR 后再狭窄的发生。紫杉醇具有高脂溶性特点,能迅速浸入局部组织,通过抑制平滑肌细胞微管的亚单位,抑制平滑肌细胞的复制与增殖。局部组织内紫杉醇的浓度在 50nmol/L 到 56mmol/L 间时就足以抑制平滑肌细胞的复制,超过该水平则增加细胞毒性。如何将紫杉醇药物输送到病变部位,不同品牌的药物涂层球囊设计不同,第一种方法是当折叠的球囊慢慢打开时,通过微管将药物释放在局部;第二种方法是通过将药物喷涂在张开的球囊表面,然后再将其折叠;第三种方法是将球囊浸泡在含有紫杉醇的溶液中,但是药物定量存在困难,药物释放不均一。动物实验比较基质包埋的药物涂层球囊与表面粗糙的球囊(DIOR)对冠状动脉内膜增殖的影响时发现,基质包埋的药物涂层球囊无论是内膜增殖还是局部管腔丢失均明显优于 DIOR 球囊,可见药物涂层球囊的涂层技术影响其效果,临床研究结果存在差异的部分原因可能与此有关。现将不同设计的药物涂层球囊进行简介。

一、采用 PACCOCATH 技术的药物涂层球囊

采用 PACCOCATH 基质包埋技术的药物涂层球囊,使用碘普罗胺作为黏合剂,紫杉醇的剂量为 $3μg/mm^2$ 面积,球囊在输送过程中药物损失约 10%,球囊扩张时释放大约 80% 的药物,大部分药物随血流到病变以远血流,仅 20% 药物被局部血管壁组织吸收,球囊扩张时药物释放时间 30~60 秒。该技术可

以在球囊打开时迅速完全释放药物,活体动物实验时 6 天后血浆内已经测不到活性药物,但局部组织细胞仍然储存有药物,发挥抗内膜增殖作用。第二代的 PACCOCATH 球囊是采用与 PACCOCATH 药物成分完全一样的 SeQuent® Please 药物涂层球囊,于 2009 年 CE 批准用于冠心病,已经完成或正在进行多项临床研究。ISR I 是第一个随机对照的人体试验,比较 PACCOCATH 药物涂层球囊与普通球囊对于支架内再狭窄的有效性与耐受性,发现 DCB 组治疗部位晚期管腔丢失明显优于普通球囊组,分别为(0.03 ± 0.48)mm 与(0.74 ± 0.86)mm,12 个月时临床预后优于普通球囊,并且这些益处持续 2 年。108 例支架内再狭窄患者使用 PACCOCATH 药物涂层球囊或普通球囊治疗后,6 个月冠状动脉造影随访 QCA 分析发现,DCB 组晚期管腔丢失明显低于 POBA 组,分别为(0.11 ± 0.45)mm 与(0.81 ± 0.79)mm,12 个月时再狭窄发生率分别为 6.3% 与 51.0%,2 年时 DCB 组再狭窄发生率为 8.5%。

PAPEPCAD II(Paclitaxel Eluting PTCA-catheter in Coronary Artery Disease)研究是一项在德国进行的多中心随机对照研究,在 131 名裸金属支架内再狭窄者比较药物涂层球囊(SeQuent® Please)与紫杉醇药物洗脱支架(TAXUS),DCB 较 PES 能够明显降低 6 个月时病变段内晚期管腔丢失,分别为 0.17mm 与 0.38mm,同时 DCB 明显改善 12 个月无事件生存率。该研究结果提示,虽然都是紫杉醇药物,DCB 可能比 DES 要优。

PAPCAD-DES 中收入了 110 名非 PES 或 PES 支架内再狭窄患者,有些患者是第三次甚至是第四次再狭窄,采用 DCB 或 POBA 两种策略,6 个月后冠状动脉造影显示 DCB 与 POBA 组的晚期管腔丢失分别为 0.12mm 与 0.72mm,多次再狭窄者的 LLL 分别为 0.44mm 与 1.04mm,可见即使多次再狭窄,DCB 也有效,其他研究也证实多层支架植入后再狭窄的 TLR 并未明显增加。6 个月时 TLR 在 DCB 组与 POBA 组分别为 15.3% 与 16.7%,随访至 3 年时分别为 19.4% 与 36.8%($P<0.05$);6 个月时 MACEs 发生率分别为 16.7% 与 50.0%($P<0.01$),到 3 年时分别为 20.8% 与 52.6%($P<0.01$)。6 个月再狭窄发生率分别为 17.2% 与 61.3%。该研究结果显示,无论是 PES 或非 PES 支架内再狭窄病变,使用 DCB 治疗,对于 LLL 的作用,既往的 DES-ISR 再次使用 PES 或 SES 支架植入后的 LLL 相近,都在 0.4mm 左右,并且对于 MACEs 及 TLR 等都显示疗效肯定,对于支架内再狭窄,无论是何种药物洗脱支架内再狭窄,DCB 应为首选。本研究随访到 3 年结果分析,在 PCB 组和 POBA 组分别有 52.8% 与 55.3% 的病例是两层以上的支架,36 个月时的 TLR 分别为 19.4% 与 36.5%($P=0.046$),PCB 明显优于 POBA,反复 TLR 分别为 1.4% 与 13.2%($P=0.021$),MACEs 发生率分别为 20.8% 与 52.6%($P=0.01$)。

PEPCAD CHIN 是国内所做的 DCB 对于支架内再狭窄的试验中,比较

SeQuent Please 球囊与第一代紫杉醇 TAXUS 支架对于 ISR 患者 LLL 的影响，随访到 9 个月冠状动脉造影，QCA 显示 LLL 在 DCB 与 PEP 组分别是 0.46mm 与 0.52mm，9 个月的 MACEs 发生率在两组中无显著差别，没有死亡病例，急性心肌梗死的发生率在 DCB 与 PEP 组分别为 2.7% 与 6.8%。

对于小血管病变目前无论是植入 BMS 或 DES，支架内再狭窄依然明显，主要是本来管腔小，晚期管腔丢失容易发生再狭窄。PEPCAD I 研究中 120 名病变管腔 2.25~2.8mm，长度 <22mm 的患者纳入，使用 SeQuent Please 球囊，其中 4 例球囊未通过，2 例违反设计要求，有效病例 114 例，82 例单纯使用 DCB 治疗，32 例因明显夹层或弹性回缩而植入 BMS，随访期 LLL 在单纯 DCB 组为 0.18mm，但在 DCB 加 BMS 组增加至 0.73mm，再狭窄发生率在 DCB 组及 DCB 加 BMS 组为 5.5% 与 44.8%。为什么 BMS 植入后出现 LLL 及再狭窄的明显增加？原因可能为存在区域不匹配现象，即支架植入的长度超过了 DCB 的长度或药物所能治疗的部位，支架刺激了内膜的增殖。该研究结果提示，一定要用药物涂层球囊将预扩张的部位完全覆盖，避免盲区，导致之后再狭窄发生。

二、DIOR 药物涂层球囊

第一代 DIOR 药物涂层球囊是一个三折球囊，表面有很多微孔，紫杉醇的释放量为 3μg/mm^2，没有基质或多聚物，是经过二甲基硫酸处理的紫杉醇，球囊药物释放时间为 60 秒。2007 年 CE 市场认证用于冠心病。一项与 PACCOCATH 头对头的动物实验中，28 天时 PACCOCATH 球囊无论是在段内晚期管腔丢失，还是最小管腔直径方面，都优于普通球囊及 DIOR 球囊。西班牙注册研究，250 名非随机对照研究，126 名包括 BMS-ISR（52%）及 DES-ISR（48%）患者，69% 患者使用的是 DIOR 第一代药物涂层球囊，随访 6 个月时 TLR 在 BMS-ISR 及 DES-ISR 患者分别为 9.2% 及 11.5%，到 12 个月时分别为 9.2% 与 14.8%。用 DIOR I 型药物涂层球囊进行的 de novo 分叉病变的研究中，DIOR I 药物涂层球囊与扩后主支及分支冠状动脉血管，然后再在主支植入 BMS，与 DES 比较，DIOR I 在再狭窄及 MACEs 方面并不具有优势。DIOR I 型 DCB 的效果不如同期进行的其他类似的 DCB，主要可能是药物涂层球囊的技术各异，导致药物释放的量、速度等存在差异，临床效果也不同。

1. 第一代的 DIOR 药物涂层球囊很快被第二代所代替，第二代 DIOR 药物涂层球囊的紫杉醇与虫胶按 1:1 的比例混合，虫胶是一种天然的黏合剂，有含羟基脂肪酸酯及倍半萜烯酸酯组成的网状结构，分子量约 1 000，紫杉醇与黏合剂按 1:1 比例混合后涂在球囊表面，这样能够更大剂量地释放药物，紫杉醇的剂量仍然是 3μg/mm^2。动物实验证明，球囊扩张 30 秒后释放药物的

75%,与 DIOR 第一代相比,组织内药物浓度提高 20 倍。建议的球囊药物释放时间 30~45 秒。动物实验显示,DIOR Ⅱ 球囊能够明显降低过度扩张处理后 2 周冠状动脉内膜增殖,明显优于普通球囊。

2. 随后使用 DIOR Ⅱ 药物涂层球囊的 PICCOLETTO 研究,是一项在意大利进行的随机对照研究,验证 DIOR 球囊在小血管病变中是否不劣于紫杉醇药物洗脱支架(PES),主要终点为 6 个月直径狭窄。57 名血管直径 <2.8mm 患者参加,DIOR 药物涂层球囊组再狭窄发生率为 43.6%,PCS 组为 24.3%(P=0.02),其他临床终点包括心肌梗死、死亡在两组并无显著差别,9 个月时 TLR 在 DCB 组也趋于高于 PES 组,该研究未能证实 DIOR 药物涂层球囊对 de novo 小血管病变不劣于 PES 的疗效为设计目标。Valentines Ⅱ 是采用 DIOR 第二代药物涂层球囊进行的 de novo 病变中的研究,是一项多中心、随机对照、国际性、基于网络登记的前瞻性研究。收入标准包括冠状动脉狭窄 >50%,稳定型或不稳定型心绞痛,或者运动试验证实心肌缺血者。首先给予普通球囊扩张术(POBA),然后行药物涂层球囊扩张,对于 POBA 后造影不满意者(血流 <TIMI 3 级或残余狭窄 >30%),术者可以考虑植入裸金属支架。主要终点为 6~9 个月是全因死亡、心肌梗死、目标血管重建及血栓等综合终点。另一项研究包括 103 名患者的 109 处病变。基础及术后病变狭窄程度分别为 83.3% 及 10.6%,手术成功率为 99%,14.7% 发生冠状动脉夹层,13 名患者(11.9%)植入了裸金属支架,平均随访时间为 7.5 个月,随访期累计 MACEs 发生率无 8.7%,1% 死亡,1% 心肌梗死,6.9% 需要 TVR,TLR 为 2.9%。38 名患者进行了随访冠状动脉造影,晚期管腔丢失平均 0.38mm。研究初步证实了 DIOR 二代药物涂层球囊在 de novo 病变中的可行性,较低的 MACEs 发生率,对于不适合植入药物洗脱支架的患者可以选择 DCB 治疗。紫杉醇药物涂层球囊(Dior Ⅱ)对于药物洗脱支架再狭窄的研究发现,DCB 对于紫杉醇药物洗脱支架内再狭窄的作用优于依维莫司及其衍生物药物洗脱支架内再狭窄,包括目标血管重建及无不良事件生存均有明显差别。原因可能为两类药物的作用机制不同而不同,需要从细胞水平研究其异同。

三、Pantera Lux

Pantera Lux 药物涂层球囊也是采用紫杉醇药物,以 BTHC(n-butyryl-tri-n-hexyl citrate)为基质与药物结合,BTHC 在多种医用器械上使用,并且批准在血袋上使用与血液直接接触。药物释放剂量为 $3\mu g/mm^2$。DCB 长度为 10~30mm,直径为 2.0~4.0mm。2010 年 CE 认证。PEFFER 研究中收入 81 名患者,其中 BMS-ISR 者 43 例(53%),DES-ISR 者 38 例(47%),Pantera Lux 药物涂层球囊治疗后 6 个月随访冠状动脉造影,TLR 在不同支架内再狭窄组分别为 2.4% 与 5.5%，到 12 个月时 TLR 分别为 2.4% 与 17.1%，可见该药物涂层球囊治疗 BMS-ISR 后 TLR 的发生率在 6 个月到 1 年期间都非常稳定，6 个月后未再出现新病例，但 DES-ISR 患者中 TLR 发生率随事件的推移而明显增高。该 DCB 在 de novo 病变的研究中，对长度 <15mm 的 de novo 病变，DCB 加 BMS 与 DES 的比较，随访时间为 9 个月冠状动脉造影，在收入 125 名患者后试验提前终止，原因为 DCB 加 BMS 组的 TLR 明显增高，支架内及治疗段再狭窄发生率也明显增高，提示该种型号的 DCB 在 de novo 病变中不如 DES 效果好。2014 年 TCT 上报道了 DELUX 注册研究，为真实世界中 Pantera Lux DCB 的研究结果，在 12 个国家共纳入 1 064 名患者，主要终点为 6 个月时包括死亡、非致死心肌梗死、临床驱动的 TVR 的综合终点，次要终点为 1 个月及 12 个月时 MACEs。其中 997 名为支架内再狭窄患者，540 个病变为 BMS-ISR，448 个为 DES-ISR，6 个月时随访率为 93.9%，MACEs 发生率为 8.7%，其中非致死心肌梗死为 1.3%，TVR 为 4.4%。该研究提示，该 DCB 无论是即刻效果还是远期效果均非常满意，主要是再狭窄发生率及非致死性心肌梗死率低。最近报道的 Pantera Lux 与 SeQuent Please 对于支架内再狭窄的临床研究发现，随访到 6~8 个月时的 MACEs 发生率（死亡、MI 及 TLR）分别为 23.2% 与 23.4%，冠状动脉造影管腔狭窄程度分别为 40.4% 与 37.4%，两组间并无明显差别。

四、IN.PACT™ Falcon 药物涂层球囊

基于紫杉醇作为治疗药物，尿素为基质，药物剂量为 3μg/mm²，球囊药物释放时间为 30~60 秒，2009 年批准上市用于冠心病及外周动脉病变。临床前的动物实验研究中，IN.PACT 球囊与 PACCOCATH 球囊在猪冠状动脉研究中，治疗 15~25 分钟后药物释放的紫杉醇药物剂量分别为 (214 ± 106) μg 与 (175 ± 101) μg，两种球囊药物释放速度相似。28 天后 PACCOCAT 球囊发挥明显的抑制内膜增殖作用，晚期管腔丢失为 0.3mm，IN.FACT 球囊具有相似的抑制血管内膜增殖作用，晚期管腔丢失平均 0.4mm。另一项测试不同紫杉醇药物剂量的球囊对内膜增殖的作用，测试了球囊涂层的紫杉醇剂量范围为 1~9μg/mm²，从紫杉醇 1μg/mm² 球囊面积开始就能有效抑制内膜增殖作用，到 3μg/mm² 时也能很好耐受。

BELLO 试验是一项随机、多中心、前瞻性的研究，目的为 DCB 治疗（IN. PACT falcon）小血管（直径 <2.8mm）病变是否不劣于紫杉醇药物洗脱支架（PES）。共有 180 名患者入选，随机给予 DCB，必要时植入裸金属支架或直接植入 PES 支架。89% 病变血管直径 <2.5mm，20%DCB 组需要植入裸金属支架，随访期晚期管腔丢失在 DCB 组明显优于 PES，分别为 0.08mm 与 0.29mm

（$P<0.001$），6 个月时再狭窄发生率分别为 8.9% 与 14.1%，TLR 分别为 4.4% 与 7.6%，MACEs 发生率分别为 7.8% 与 14.2%（$P=0.77$），该研究证实了 DCB 治疗小血管病变能够获得更小的晚期管腔丢失，并且与 PES 相似的再狭窄发生率、血管重建及 MACEs，为治疗小血管病变的策略选择中使用 DCB 提供了又一证据。随访到 3 年时，DCB 组与 PES 组的 MACEs 发生率分别为 14.4% 与 30.4%（$P=0.015$），两组 TVR 与 TLR 两组间无显著差异。3 年时 TLR 在 DCB 组为 3.3%，PES 组为 6.5%，两组均未无血栓事件发生。另一项包括 40 名患者 44 个病变部位的小规模研究中，IN.PACT Falcon 药物涂层球囊与 Genous（内皮祖细胞捕获支架）治疗 de novo 病变后冠状动脉造影随访，6~9 个月再狭窄发生率为 12%，再狭窄与糖尿病及血液透析相关，晚期管腔丢失为（0.38 ± 0.39）mm，随访 9 个月没有血栓事件。

一项非随机对照单中心研究，比较 Dior 与 IN.PACT Falcon 两种不同 DCB 对 ISR 的临床研究。共有 45 例患者入选，基础资料包括 QCA、FFR 及 OCT 检查，20 例分配到 Dior 组，25 例为 IN.PACT Falcon 组。6 个月时行定量冠状动脉造影（quantitative coronary angiography，QCA），FFR 测定及 OCT 检查，结果发现随访期 LLL 在 IN.PACT Falcon 组为 –0.03mm，明显低于 DIOR 组的 0.36mm（$P=0.014$），支架远端 FFR 值分别为 0.92 与 0.84（$P=0.029$），内膜增殖在 IN.PACT Falcon 组较基础值减少 16%，但在 DIOR 组增加了 30%。这项研究的结果提示，IN.PACT Falcon DCB 较 DIOR DCB 更能有效抑制内膜的增殖，对血流的影响也有效。

五、Moxy™ 药物涂层球囊

Moxy™（Lutonix）是一种基于紫杉醇的药物涂层球囊，药物浓度为 2μg/mm²，专用赋形剂，具体不详。用于冠心病及外周动脉疾病。对于 de novo 病变是先植入 BMS 然后使用 DCB 治疗，还是先给予 DCB 治疗后再植入 BMS 更好。26 名冠状动脉 de novo 病变患者，随机给予先 Moxy™ DCB 然后 BMS 或先植入 BMS 然后 DCB 治疗，以 OCT 内膜容积阻塞作为主要研究终点。PCI 术后即刻及 6 个月随访期冠状动脉造影及 OCT 检查。结果发现，6 个月后两种方法的主要终点相似，DCB 优先与 BMS 优先组主要终点分别为 25.5% 与 24.9%，内膜覆盖厚度为 261μm 与 225μm，平均晚期管腔丢失为 0.53mm 与 0.45mm，各参数在两组间无显著差别。再狭窄发生率分别为 27.3% 与 16.7%，总的治疗段内再狭窄发生率 21.7%，该研究中 QCA 显示的内膜增殖与再狭窄发生率均较其他药物涂层球囊试验的结果明显高，其他药物涂层球囊治疗后的再狭窄发生率一般在 5%~7%。Moxy™ 药物涂层球囊治疗 de novo 病变再狭窄发生率高的原因可能是：药物剂量低，一般 DCB 局部释放的紫杉醇浓度为 3μg/mm²,而本型 DCB 为 2μg/mm²,根据其他 DCB 的研究结果显示,所使用的基质对药物的释放有影响,这些因素决定了其较高的 LLL 及再狭窄。

六、Elutax™ 药物涂层球囊

Elutax™ 药物涂层球囊使用纯紫杉醇,剂量为 2.2μg/mm²,右旋糖苷作为基质,剂量为 0.7μg/mm²,右旋糖苷与紫杉相互作用于血管壁,在治疗后第一天将紫杉醇释放到血管壁。在不同的动物实验中发现,药物的吸收从第一小时最多 250μg/ml,数天到 1 周时 100μg/ml,1~4 周时为 10μg/ml,从而有效地抑制血管平滑肌的增殖。一组来自意大利的 DCB-RISE 研究,评估了该 DCB 对支架内再狭窄及 de novo 病变的临床结果。连续观察 544 例患者,共治疗 583 个病变,48.1% 病变为 de novo 病变,再狭窄病变包括 DES-ISR 及 BMS-ISR,参照血管直径 2.84mm,长度为 16.9mm。主要终点为 TLR,次要终点为包括死亡、目标血管相关心肌梗死、TLR(DOCE)。10% 的病变直接使用 DCB 治疗,其他使用普通球囊预扩张后再使用 DCB,1.3% 病例 DCB 失败,改为支架植入。平均随访 13 个月,93.2% 完成了随访,TLR 为 5.9%,DOCE 为 7.1%,死亡及心肌梗死 0.6%。分析 DCB 对 ISR 病变及 de novo 病变的效果,TLR 分别为 9.0% 与 2.6%。

一组来自瑞典的目前最大的临床观察性研究,分析药物涂层球囊与新一代 DES(nDES)对于 de novo 病变的临床观察研究,60% 为 ACS 患者,其中 DCB 治疗 1 179 个病变,nDES 治疗 6 458 个病变,平均随访 901 天,观察目标为 TLR 与 TLT(目标病变血栓)。结果发现,TLR 在 DCB 与 nDES 组分别为 7.0% 与 4.8%,TLT 分别为 0.2% 与 0.8%,本研究中 DCB 主要是 SeQuent Please,与其他 DCBs(Pantera Lux 或 In.Pact Falcon)比较,不同 DCB 间事件发生率相似。在调整了其他因素后,死亡率在各组间无显著性差异。

七、RESTORE 药物涂层球囊

RESTORE 药物涂层球囊是德国生产的,药物是紫杉醇,基质为虫胶,理论上防止药物被冲洗走,药物剂量为 3μg/mm² 球囊面积。两组 ISR 患者,每组 120 例患者,分别使用 RESTORE 或 SeQuent Please DCB 治疗,随访 9 个月冠状动脉造影检查,LLL 分为 0.38mm 及 0.35mm,两组的 TLF 分别为 13.3% 与 12.6%,TLR 分别为 23.3% 与 12.6%(P=0.02)。两种 DCB 对于在狭窄病变具有类似的临床结果,但是对于 de novo 病变的效果尚需更多的临床研究验证。

八、基于其他药物的药物涂层球囊

目前临床研究及批准使用的 DCB 都是以紫杉醇作为治疗药物,另一大类药物为西罗莫司及其衍生物,这些药物在第一代及第二代 DES 中已经广泛使

用,它们的作用机制与紫杉醇不同,支架植入后再狭窄发生率及晚期管腔丢失等都不劣于甚至好于紫杉醇药物洗脱支架,那么基于这些药物的球囊是否也有类似支架的结果? 在动物实验中研究左他莫司的药物涂层球囊(ZCB)与无药物涂层但有多聚物的支架对血管内膜增殖的影响,在猪冠状动脉模型中的观察结果发现:ZCB 治疗后动脉壁局部药物含量为 $(101 \pm 31)\,\mu g$,与 DES 比较,药物洗脱支架药物的释放时间长,7 天释放 60%,4 周释放完毕,而药物涂层球囊在扩张时 1 分钟内释放 85% 以上,但是对于内膜增殖的抑制作用两者相似,ZCB 组与 ZES 组内膜增殖分别为 $(1.45 \pm 0.94)\,mm$ 与 $(1.65 \pm 0.90)\,mm$,均明显低于对照组,局部炎症反应也明显低于对照组,提示左他莫司有可能成为药物涂层球囊的一个选择。

使用西罗莫司现场涂药到球囊上进行的动物研究提示,4 周后猪冠状动脉实验性狭窄较对照球囊降低,采用 2% 及 4% 两种浓度不同剂量的药物,没有基质,释放到组织的剂量分别是平均 95μg 和 193μg,该试验中的生物学反应一般,需要调整剂量及评估增加基质,以促进药物释放,这种方法对药物的定量也存在变异性大等影响。Stefan 在 2014 年 TCT 会议上报道了基于西罗莫司的药物涂层球囊的临床研究(STBRE 试验),试验所使用的药物涂层球囊,其平台为普通球囊,采用与西罗莫司药物洗脱支架一样的药物,在动物实验中已经证实,一次扩张西罗莫司在冠状动脉组织中的浓度是远端心肌组织的 300 倍,并且能够有效抑制动物实验冠状动脉支架内再狭窄。STBRE 研究为前瞻性、多中心研究,计划收入 15 例 BMW-ISR 及 DES-ISR 患者;主要安全性终点为 30 天目标血管失败(死亡、目标血管相关的心肌梗死及临床驱动的目标病变再血管化),主要有效性终点为 6 个月随访期定量冠状动脉造影(quantitative coronary angiography,QCA)支架内晚期管腔丢失。共 38 例患者收入,13 例 DES-ISR 患者,25 例为 BMS-ISR,平均支架长度为 21.3mm,病变平均长度为 12.2mm。手术成功率达 100%。住院期间无事件发生,30 天时 TLF 为 0。初步结果显示,基于西罗莫司药物涂层球囊安全性良好,其有效性尚需等待。

来自印度生产的一种 magictouch 的以西罗莫司为药物的 DCB 的临床研究,对 187 例支架内再狭窄的患者采用这种球囊进行治疗,随访 12 个月后发现,MACEs 发生率(TLR/TVR、TV-MI 或心源性死亡)在 12 个月时为 5.92%,主要原因为 TVR 5.33%,没有死亡病例报道。研究显示,magictouch 药物涂层球囊对于参照血管 <2.75mm 的 190 例患者,198 个病变使用 DCB 治疗,治疗血管参照血管直径为 2.33mm,长度为 21mm,临床随访 12 个月发现 MACEs 发生率为 3.8%,直径 <2.5mm 的非常小血管的 12 个月 MACEs 发生率为 2.44%。西罗莫司药物涂层球囊对于 ISR 及小血管病变的有效性及安全性,需要更大的随机对照多中心临床试验进行验证(表 12-1)。

表 12-1　目前国外常见的药物涂层球囊的基本资料

DCB	公司	药物	剂量(μg/mm²)	黏合物
Agent	Boston scientific, USA	紫杉醇	2.2	ATBC
Danubio	Minvasys, Paris, France	紫杉醇	2.5	BTHC
Dior Ⅱ	Eurocor, Bonn, Germany	紫杉醇	3.0	Shellac
Elutax SV	Achen resonance, Luxembourg	紫杉醇	2.0	–
Essential	iVascular, Spain	紫杉醇	3.0	–
GENNIE	Acrostak, Winterthur, Switzerland	紫杉醇	NA	–
Inpact Falcon	Medtronic vascular, USA	紫杉醇	3.0	尿素
Lutonix DCB	BARD Murray Hill NJ, USA	紫杉醇	2.0	Polysobate/sorbitol
Pantera LUX	Biotronic Bulach, Switzland	紫杉醇	3.0	BTHC
Primus	Cardionovum Warsaw, Poland	紫杉醇	3.0	Shellac
Restore DCB	Cardionovum, Germany	紫杉醇	3.0	Shellac
SeQuent Please	B.Braun Melsungen AG, Berlin Germany	紫杉醇	3.0	碘普罗胺

注：ATBC：acetyl-tributyl-citrate；BTHC：butyryl-tri-hexylcitrat

第三节　IVUS 及 OCT 在药物涂层球囊中的作用

冠状动脉血管内超声(intravascular ultrasound, IVUS)能够评估冠状动脉病变狭窄程度、斑块负荷、参照血管内径、病变部位最小管腔直径(minimal lumen diameter, MLD)、最小管腔面积(minimal lumen area, MLA)、病变性质的判断，例如钙化程度的评估等都有不可替代的作用，介入治疗后可以评价残余狭窄程度、夹层及血肿，判断支架贴壁情况等，随访时可以通过前后比较判断再狭窄程度及研究可能的原因。

Nishiyama 等使用棘突球囊对 60 例原位病变进行预处理后，根据即刻冠状动脉造影及 IVUS 结果，分为 SeQuent Please 球囊或 DES 组，其中 3 例 DCB 组患者应为预扩张不能满足 DCB 要求植入支架。虽然即刻 MLD 在 DES 大于 DCB，但在 8 个月的冠状动脉造影随访中两者相似无明显差异，8 个月时

TLR 在 DCB 组为 0，DES 组为 6.4%。Lacrosse 球囊因为其特殊的结构，扩张时能够更好地扩张病变，防止球囊扩张时滑动损伤血管内膜，减轻球囊对于内膜的损伤及夹层程度。

支架内再狭窄使用预扩球囊及 DCB 扩张后，局部内膜形态及愈合情况仅从定量冠状动脉造影（quantitative coronary angiography，QCA）并不能完全了解清楚。IVUS 能够更准确地测定局部斑块体积、斑块性质、管腔直径及面积、介入后残余管腔狭窄程度等，对于随访期检查结果与术后即刻比较，对于分析 DCB 治疗作用机制，例如内膜增殖、支架断裂、新生斑块等。

光学相干断层成像（optical coherence tomography，OCT）作为新的冠状动脉内成像技术，其分辨率高，图像清晰。对于判断斑块性质、内膜完整性、血栓、支架植入后的判断等方面均有优势。对于 DCB 扩张后血管内膜变化、再狭窄的机制等方面，IVUS 及 OCT 较冠状动脉造影术有其优越性。Poerner 等前瞻性观察患者随机给予 BMS 植入后使用 DCB（SeQuent Please）及 DES 植入患者，6 个月时 OCT 下内皮修复及内膜增殖情况。90 例患者 105 个病变中，51 个病变植入 XIENCE V（第二代 DES），54 个植入 BMS 后使用 DCB。6 个月 OCT 随访时，支架小梁内膜未覆盖率在 BMS+DCB 组与 DES 组平均分别为 5.64% 与 4.93%，DCB 组不劣于 DES 组，总的内膜增殖 DCB 要高于 DES［(15.7 ± 7.8) mm^3 *vs.* (11.0 ± 5.2) mm^3］（增殖容积 / 支架长度 cm），但两组冠状动脉造影再狭窄发生率及局部最大狭窄率两组间都无显著差异，但该研究中术后即刻管腔获得分别为 1.5mm 与 1.3mm（*P*=0.064），虽然无统计学上显著差异，但这可能部分解释 BMS+DCB 组随访期 LLL 的 0.24mm 高于 DES 组的 1.16mm。既往的研究已经证明，BMS 的植入远期再狭窄发生率要高于 DES 植入，但是 DCB 使用后对内膜增殖的影响尚未充分研究。本项研究提示，虽然 6 个月时 DES 的内膜增殖要较 DCB 组稍高，但是这种增殖是弥漫性的，局部再狭窄发生率并无明显差别。DES 的远期效果，除了支架内血栓形成外，DES 植入后有晚期管腔的内膜增殖追加现象。

在既往的 PEPCAD 研究中也显示 BMS+DCB 组再狭窄发生率高，原因不明，除了两者不能很好地切合外，可能与 BMS 和 DCB 间的相互作用有关。但在本研究中，所有 BMS 组及 DES 组在植入支架后都进行了充分的后扩张，并且超出支架边缘 2~5mm，避免了以前研究中的糖果效应。BMS+DCB 组的 LLL 高于 DES 组，内膜的增殖在 OCT 下是弥漫性的而非局部问题。多项研究显示，BMS+DCB 治疗后，DCB 虽然能够有效抑制内膜增殖，但 DES 在近期对内膜的抑制作用似乎更有效，DCB 与 DES 所使用的药物不同，DES 使用的是西罗莫司类药物，在 PES 与 SES 支架的比较试验中也提示，PES 支架内膜增殖要较 SES 支架明显，但是 SES 支架的晚期再狭窄发生率较明显，出现追赶现象,考虑为多聚物相关的新生动脉硬化斑块。

有关 DCB 治疗后是否增加冠状动脉瘤样扩张的增加? 因为在 PCI 术后出现冠状动脉瘤(coronary artery aneurysms,CAA)的概率为 0.6%~3.9%。一项包括 704 名患者的观察研究中,其中 380 例进行了术后 4 个月时冠状动脉造影随访,3 例诊断了冠状动脉瘤形成,发生率为 0.8%。回顾介入治疗时的冠状动脉造影图像,发现 CAA 者都有 B 型或 C 型冠状动脉夹层,CAA 发生机制可能与出现夹层后局部血管内膜愈合不良有关,但是与药物的局部作用相关还是与夹层本身相关,尚且不知。单纯球囊扩张时代的研究终点多是再狭窄、心肌梗死再次血运重建等,对于介入治疗后血管瘤产生是否增加,未曾深入研究。如果采用 IVUS 及 OCT 技术,观察 DCB 术后即刻及随访期间介入治疗段冠状动脉的结构变化,不但对研究 DCB 作用机制及再狭窄等有帮助,对于可能出现的晚期并发症都有重要意义。

介入治疗中无论是支架植入还是 DCB 的使用,病变的预扩张或预处理通常是首先进行,最初常见的方法是 POBA,对于复杂病变,特别是伴有明显钙化或者纤维化性病变,单纯球囊扩张常不满意,需要结合冠状动脉旋磨术、冠状动脉内激光成形术或定向冠状动脉旋切术(directional coronary atherectomy,DCA)等特殊技术,对于 DCB 使用时病变的预处理显得尤为重要,因为一旦使用 DCB,尽量减少再次扩张,防止严重夹层形成,需要补救性支架植入。理想的预处理结果是病变残余狭窄小于 30%,不伴有明显夹层,冠状动脉血流正常,特别是对于原位病变最为重要,在进行预处理时更为重要,但是对于原位病变出现夹层,特别是 A~C 型夹层时,其远期效果如何,这是术者特别关心的问题,因为在支架时代,支架植入后通常没有夹层,所以对于预处理后存在夹层时使用 DCB 有一定的顾虑,担心急性闭塞及远期不良预后。Cortese 等前瞻性的研究了一组 156 例原位病变使用 DCB 患者,其中 52 例最后有夹层,4 例补救性植入支架,48 例没有进一步处理,冠状动脉血流没有受影响。平均随访 201 天后发现,45 例(93.5%)的夹层完全愈合,3 例变为慢性夹层存在,其中各有 1 例 A 型及 B 型夹层维持不变,1 例 C 型在随访期变为 A 型。晚期管腔丢失(late lumen loss,LLL)为 0.14mm,MACEs 发生在整个研究患者群体与存在夹层亚组分别为 7.2% 与 8.1%,TLR 分别为 5.3% 与 6.2%,存在夹层患者并未增加远期不良预后。

(孙福成　赵　迎)

参考文献

[1] CORTESE B,MICHELI A,PICCHI A,et al.Paclitaxel-coated balloon versus drug-eluting

stent during PCI of small coronary vessels, a prospective randomised clinical trial. The PICCOLETO study [J]. Heart, 2010, 96(16): 1291-1296.

[2] CORRTES B, BERTOLETTI A. Paclitaxel coated balloons for coronary artery interventions: a comprehensive review of preclinical and clinical data [J]. Int J Cardiol, 2012, 161(1): 4-12.

[3] WAKSMAN R, SERRA A, LOH J P, et al. Drug-coated balloons for de novo coronary lesions: results from the Valentines II trial [J]. EuroIntervention, 2014, 9(5): 613-619.

[4] FRÖHLICH G M, LANSKY A L, KO D T, et al. Drug eluting balloons for de novo coronary lesions-a systematic review and meta-analysis [J]. BMC Med, 2013, 11: 123.

[5] KLEBER F X, SCHULZ A, BONAVENTURA K, et al. No indication for an unexpected high rate of coronary artery aneurysms after angioplasty with drug-coated balloons [J]. EuroIntervention, 2014, 9(5): 608-612.

[6] LEE J M, PARK J, KANG J, et al. Comparison among drug-eluting balloon, drug-eluting stent, and plain balloon angioplasty for the treatment of in-stent restenosis: a network meta-analysis of 11 randomized, controlled trials [J]. JACC Cardiovasc Interv, 2015, 8(3): 382-394.

[7] VAQUERIZO B, SERRA A, MIRANDA-GUARDIOLA F, et al. One-year outcomes with angiographic follow-up of paclitaxel-eluting balloon for the treatment of in-stent restenosis: insights from spanish multicenter registry [J]. J Interv Cardiol, 2011, 24(6): 518-528.

[8] HEHRLEIN C, DIETZ U, KUBICA J, et al. Twelve-month results of a paclitaxel releasing balloon in patients presenting with in-stent restenosis First-in-Man (PEPPER) trial [J]. Cardiovas Revasc Med, 2012, 13(5): 260-264.

[9] CREMERS B, TONER J L, SCHWARTZ L B, et al. Inhibition of neointimal hyperplasia with a novel zotarolimus coated balloon catheter [J]. Clin Res Cardiol, 2012, 101(6): 469-476.

[10] CREMERS B, BIEDERMANN M, MAHAHKOPF D, et al. Comparison of two different paclitaxel-coated balloon catheters in the porcine coronary restenosis model [J]. Clin Res Cardiol, 2009, 98(5): 325-330.

[11] SHELLER B, HEHRLEIN C, BOCKSCH W, et al. Two year follow-up after treatment of coronary in-stent restenosis with a paclitaxel-coated balloon catheter [J]. Clin Res Cardiol, 2008, 97(10): 773-781.

[12] SHEMHL J, VON DER RUHR J, DOBRATZ M, et al. Balloon coating with rapamycin using an on-site coating device [J]. Cardiovasc Intervent Radiol, 2013, 36(3): 756-763.

[13] LATIB A, COLOMBO A, CASTRIOTA F, et al. A randomized multicenter study comparing a paclitaxel drug-eluting balloon with a paclitaxel-eluting stent in small coronary vessels: the BELLO (Balloon Elution and Late Loss Optimization) study [J]. J Am Coll Cardiol, 2012, 60(24): 2473-2480.

[14] SCHELLER B. Opportunities and limitations of drug-eluting balloon in interventional therapies [J]. Herz, 2011, 36(3): 232-239.

［15］ GUTIÉRREZ-CHICO J L,VAN GEUNS R J,KOCH K T,et al.Paclitaxel-coated balloon in combination with are mental stent for treatment of de novo coronary lesions:an optical coherence tomography first-in-human randomized trial,balloon first vs.stent first ［J］. EuroIntervention,2011,7(6):711-722.

［16］ JIM M H,FUNG R C,YIU K H,et al.Combined paclitaxel-eluting balloon and Genous cobalt-chromium alloy stent utilization in de novo coronary stenoses(PEGASUS)［J］.J Interv Cardiol,2013,26(6):556-560.

［17］ WÖHRLE J,BIRKEMEYER R,MARKOVIC S,et al.Prospective randomised trial evaluating a paclitaxel-coated balloon in patients treated with endothelial progenitor cell capturing stents for de novo coronary artery disease ［J］.Heart,2011,97(16):1338-1342.

［18］ JEGER R V,FARAH A,OHLOW M A,et al.for the BASKET-SMALL 2 Investigators. Drug-coated balloons for small coronary artery disease(BASKET-SMALL 2):an open-label randomized non-inferiority trial ［J］.Lancet,2018,392(8):849-856.

［19］ NISHIYAMA N,KOMATSU T,KUROYANAGI T,et al.Clinical value of drug-coated balloon angioplasty for de novo lesions in patients with coronary artery disease ［J］.Int J Cardiol,2016,222 :113-118.

［20］ CORTESE B,SILVA ORREGO P,AGOSTONI P,et al.Effect of drug-coated balloons in native coronary artery disease left with a dissection ［J］.JACC Cardiovasc Interv,2015, 8(15):2003-2009.

［21］ POERNER T C,OTTO S,GASSDORF J,et al.Stent coverage and neointimal proliferation in bare metal stents postdilated with a paclitaxel-eluting balloon versus everolimus-eluting stents:prospective randomized study using optical coherence tomography at 6-month follow-up ［J］.Circ Cardiovasc Interv,2014,7(6):760-767.

［22］ RHEE T M,LEE J M,SHIN E S,et al.Impact of optimized procedure-related factors in drug-eluting balloon angioplasty for treatment of in-stent restenosis ［J］.JACC Cardiovasc Interv,2018,11(10):969-978.

［23］ KUFNER S,JONER M,SCHNEIDER S,et al.Neointimal modification with scoring balloon and efficacy of drug-coated balloon therapy in patients with restenosis in drug-eluting coronary stents:A randomized controlled trial ［J］.JACC Cardiovasc Interv, 2017,10(13):1332-1340.

［24］ KAWAMOTO H,RUPARELIA N,LATIB Z,et al.Drug-coated balloons versus second-generation drug-eluting stents for the management of recurrent multimetal-layered in-stent restenosis ［J］.JACC Cardiovasc Interv,2015,8(12):1586-1594.

［25］ XU B,GAO R,WANG J,et al.A prospective,multicenter,randomized trial of paclitaxel-coated balloon versus paclitaxel-eluting stent for the treatment of drug-eluting stent in-stent restenosis:results from the PEPCAD China ISR trial ［J］.JACC Cardiovasc Interv, 2014,7(2):204-211.

［26］ COLLERAN R,JONER M,KUFNER S,et al.Comparative efficacy of two paclitaxel-coated balloons with different excipient coatings in patients with coronary in-stent restenosis：A pooled analysis of the Intracoronary Stenting and Angiographic Results：Optimizing Treatment of Drug Eluting Stent In-Stent Restenosis 3 and 4（ISAR-DESIRE 3 and ISAR-DESIRE 4）trials［J］.Int J Cardiol，2018，252：57-62.

［27］ ALFONSO F，PÉREZ-VIZCAYNO M J，GARCÍA DEL BLANCO B，et al.Long-term results of everolimus-eluting stents versus drug-eluting balloons in patients with bare-metal in-stent restenosis：3-Year Follow-Up of the RIBS V Clinical Trial［J］.JACC Cardiovasc Interv，2016，9（12）：1246-1255.

［28］ NIJHOFF F，STELLA P R，TROOST M S，et al.Comparative assessment of the antirestenotic efficacy of two paclitaxel drug-eluting balloons with different coatings in the treatment of in-stent restenosis［J］.Clin Res Cardiol，2016，105（5）：401-411.

［29］ CHEN Y，GAO L，QIN Q，et al.Comparison of 2 different drug-coated balloons in in-stent restenosis：The RESTORE ISR China Randomized Trial［J］.JACC Cardiovasc Interv，2018，11（23）：2368-2377.

［30］ WONG Y T A，KANG D Y，LEE J B，et al.Comparison of drug-eluting stents and drug-coated balloon for the treatment of drug-eluting coronary stent restenosis：A randomized RESTORE trial［J］.Am Heart J，2018，197：35-42.

［31］ BAAN J Jr，CLAESSEN B E，DIJK K B，et al.A Randomized Comparison of Paclitaxel-Eluting Balloon Versus Everolimus-Eluting Stent for the Treatment of Any In-Stent Restenosis：The DARE Trial［J］.JACC Cardiovasc Interv，2018，11（3）：275-283.

［32］ CREMERS B，TONER J L，SCHWARTZ L B，et al.Inhibition of neointimal hyperplasia with a novel zotarolimus coated balloon catheter［J］.Clin Res Cardiol，2012，101（6）：469-476.

［33］ LU W，ZHU Y，HAN Z，et al.Short-term outcomes from drug-coated balloon for coronary de novo lesions in large vessels［J］.J Cardiol，2019，73（2）：151-155.

［34］ GOBIĆ D，TOMULIĆ V，LULIĆ D，et al.Drug-Coated Balloon Versus Drug-Eluting Stent in Primary Percutaneous Coronary Intervention：A Feasibility Study［J］.Am J Med Sci，2017，354（6）：553-560.

［35］ MITOMO S，JABBOUR R J，MANGIERI A，et al.Mid-term clinical outcomes after bailout drug-eluting stenting for suboptimal drug-coated balloon results：Insights from a Milan registry［J］.Int J Cardiol，2018，263：17-23.

第十三章

药物涂层球囊临床应用国内外专家共识解读

在过去的 20 多年间,介入心脏病学治疗领域先后迎来了两大革命性进展——裸金属支架(bare mental stent, BMS)和药物洗脱支架(drug-eluting stent, DES),两者的出现分别改变了当时冠心病介入治疗的格局,为广大患者带来了福音。尽管 DES 的问世已将靶血管再狭窄发生率降低至 3% 以下,但是 DES 所带来的内皮愈合延迟、晚期获得性支架贴壁不良、重复植入支架引发多次再狭窄,以及长期服用双联抗血小板治疗(dual antiplatelet therapy, DAPT)的问题仍未得到有效解决。2004 年以来,药物涂层球囊(drug-coated balloon, DCB)所体现的"介入无植入"理念逐步深入人心,其在冠心病介入治疗中扮演的角色开始日益显著,尤以在治疗支架内再狭窄方面所体现出的良好疗效,使其受到国内外专家的一致青睐。

一、DCB 的作用机制及特点

DCB 是携带有抗增殖药物的半顺应性球囊。使用预扩张球囊对靶病变进行充分预处理后,将 DCB 送至靶病变处并扩张球囊,DCB 表层的抗增殖药物可快速、均一且足量地渗入血管壁而发挥长程抑制血管内膜增生的作用。与 DES 不同,DCB 表面无任何聚合物基质,无金属网格残留,能够避免炎症反应及其影响内皮愈合风险;其药物非缓释技术可加速靶病变愈合和内皮化,从而降低晚期血栓风险并缩短 DAPT 时间。另外,采用 DCB 治疗避免了异物植入,为患者保留了必要时的后续治疗机会。

目前全球已经上市的 DCB 均使用以紫杉醇为基础的药物涂层。紫杉醇脂溶性良好,抗增殖作用稳定。DCB 释放药物时,球囊贴覆于血管壁提供了充分的药物接触面积,使脂溶性的紫杉醇能够迅速被血管壁组织摄取。

二、支架内再狭窄

支架内再狭窄(in-stent restenosis,ISR)是 DCB 的优选适应证。目前 AHA/ACC/SCAI 及 ESC 均认为,无论初始支架是 BMS 还是 DES,建议 DCB 用于 ISR 治疗;2014 年 ESC 指南推荐 BMS 的支架内再狭窄治疗首选 DCB,不过当时关于这些建议的循证医学证据尚显薄弱。现有研究认为,DCB 治疗支架内再狭窄优于单纯球囊扩张、植入 BMS 以及冠状动脉内放射治疗;对于 BMS 或 DES 的支架内再狭窄,DCB 优于单纯球囊扩张,与第一代 DES 的疗效至少是相当的;但是否优于目前临床上主要应用的新一代 DES,各大试验得出的结论尚不尽相同,指南也未给出明确说法。不过,最近有研究认为,不论何种类型的支架内再狭窄,DCB 和新一代 DES 的疗效仍是旗鼓相当。2016 年发布的《药物涂层球囊临床应用中国专家共识》指出,与普通球囊和 DES 相比,DCB 在治疗 ISR 时显示出了更好的有效性和安全性;国家食品药品监督管理总局(China Food and Drug Administration,CFDA)已批准 ISR 为 DCB 的临床适应证。

2018 年 ESC 最新发布的心肌血运重建治疗指南中,关于再次血运重建治疗进行了明确的建议,推荐 DCB 用于治疗 BMS 或 DES 的支架内再狭窄,推荐级别是 ⅠA 类;同时该指南也推荐 DES 用于治疗 BMS 或 DES 的支架内再狭窄,推荐级别同样是 ⅠA 类。

《药物涂层球囊冠状动脉疾病的治疗:2013 德国共识小组的更新建议》对 DCB 治疗支架内再狭窄的处理流程进行了说明(图 13-1)。

三、小血管病变

DCB 在治疗小血管病变等冠状动脉原发病变时也体现出了一定的优势。小血管病变是全球注册研究中 DCB 的第二重要的适应证,占注册研究中的 23%,该适应证的主要循证依据来自 PEPCAD Ⅰ 前瞻性非随机对照研究。该研究证实,术后 6 个月造影随访显示,DCB 组的晚期管腔丢失及再狭窄发生率较 DCB+BMS 组有明显下降。另有研究认为,与 DES 相比,DCB 在再狭窄、靶病变再次血运重建以及主要不良事件发生率等方面与 DES 不相上下,而在防止支架内晚期管腔丢失方面更是优于 DES。目前 DCB 已被欧盟(CE Mark)批准用于治疗小血管病变。2018 年公布的 RESTORE SVD 试验是一项以中国人为研究对象的多中心前瞻性研究,该研究证实,DCB 治疗小血管病变的效果不劣于新一代佐他莫司洗脱支架。《药物涂层球囊临床应用中国专家共识》也指出,单纯 DCB 治疗可能是小血管病变(2.0~2.75mm)治疗的优选方案。

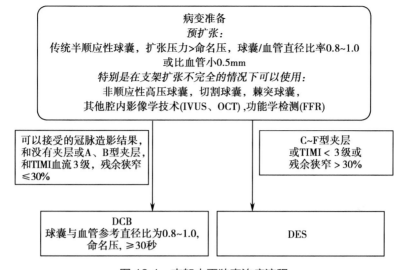

图 13-1　支架内再狭窄治疗流程

IVUS：血管内超声（intravascular ultrasound）；OCT：光学相干断层成像（optical coherence
tomography）；FFR：冠状动脉血流储备分数（fractional flow reserve）

《药物涂层球囊冠状动脉疾病的治疗：2013 德国共识小组的更新建议》对
DCB 治疗小血管病变的处理流程进行了说明（图 13-2）。其中需要特别说明的
是，生物可吸收支架（bioresorbable vascular scaffolds，BVS）在 2018 年 ESC 指
南中已不推荐用于除临床试验以外的任何治疗。

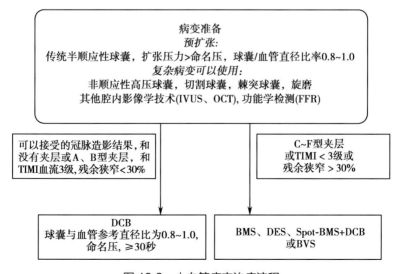

图 13-2　小血管病变治疗流程

BVS：生物可吸收支架（bioresorbable vascular scaffolds）

四、分叉病变

DCB 在治疗分叉病变方面也体现出了一定的预期优势,应用 DCB 处理边支血管可以降低边支内膜增生以及再狭窄发生的风险。目前在临床工作中 DCB 治疗分叉病变主要有两种策略:一种是主支植入支架,边支应用 DCB 处理;另一种是"DCB-only"策略,即主支及边支均应用 DCB 处理。2016 年公布的一项国际真实世界研究探究了 DCB-only 策略治疗冠状动脉分叉病变的有效性与安全性。在纳入的 127 例患者中,超过半数的患者采用 DCB-only 策略治疗,无需额外植入支架;在 9 个月临床随访时,DCB-only 策略治疗的患者与植入支架的患者相比,靶病变血运重建与主要不良心血管事件发生率没有显著差异。该研究认为,DCB-only 策略治疗分叉病变是安全、有效的,还能够缩短 DAPT 时间。一项纳入了 2000—2018 年四项关于分叉病变研究的荟萃分析认为,DCB 组和非 DCB 组在长期随访中的主要不良事件发生率及靶病变血运重建率并无差别。

DCB 处理分叉病变操作中需要注重细节,尤其强调对病变充分的预处理,以确保 DCB 的输送性和药物释放的充分性。棘突/切割球囊能够进行充分预扩张,减少因斑块移位导致的边支闭塞,可以优先考虑作为预扩张球囊使用。另外,近年来在冠状动脉血流储备分数(fractional flow reserve,FFR)指导的 DCB 血运重建策略愈发体现出"因病施治"的价值。有研究认为,在 FFR 指导下的 DCB 处理原发病变是安全、有效的。

《2013 德国共识小组的更新建议》指出,分叉病变在普通球囊充分预扩张后,主支和边支使用 DCB 治疗安全、可行,但是如果在 DCB 扩张过程中出现严重夹层,则需植入支架。该建议对 DCB 治疗分叉病变的处理流程进行了说明,强调对于不同类型的分叉病变选择不同的处理策略(图 13-3)。依据该治疗流程,对分叉病变采用 DCB-only 策略需同时满足以下条件:采用普通球囊分别对主支及边支进行预扩张后,主支及边支均没有夹层或 A、B 型夹层,TIMI 血流 3 级,主支残余狭窄 ≤ 30% 且边支残余狭窄 <75%。接下来,先用 DCB 处理边支,要求 DCB 扩张时进入主支不少于 4~5mm;然后再用 DCB 处理主支,确保 DCB 覆盖超过预扩张区域两侧各 2~3mm。但是现阶段关于 DCB-only 策略的研究仍缺乏大样本量的远期预后结果。

目前临床上 DCB 在分叉病变中更多是仅用于边支的处理,在主支植入 DES。具体操作主要有两种技术方案:一种是应用 DCB 先直接处理边支,随后于主支植入 DES;另一种是先在主支植入 DES,然后经普通球囊对吻扩张或仅于分支开口扩张支架网眼等充分预处理后,再予边支开口的 DCB 与主支普通球囊行对吻扩张。两种技术方案均有一些规模较小的临床研究提供循证依据支持,但是哪种技术方案更具有优势,目前尚无定论,《药物涂层球囊临床应用中国专家共识》中也并未有所提及。

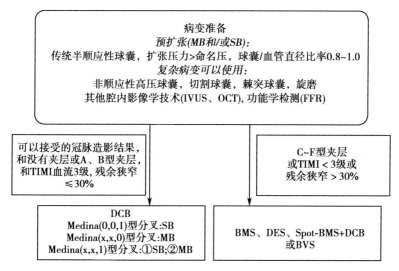

图 13-3 分叉病变治疗流程

MB:主支气管(main branch);SB:边支血管(side branch);BVS:生物可吸收支架（bioresorbable vascular scaffolds),现已不推荐用于临床治疗

由于一些随机试验的结论尚存在矛盾且缺乏大样本量研究,2018 年 ESC 心肌血运重建治疗指南对 DCB 治疗,包括小血管病变和分叉病变等原发病变,均未进行任何的推荐。

五、弥漫性病变

冠状动脉弥漫性病变的常见处理是植入多个药物洗脱支架,主要有点支架、串联支架覆盖全部病变两种方法。串联支架可完全、充分地覆盖病变,但由于支架总长度更长、支架重叠段增加,增加了不良事件风险。因此,点支架相比长支架具有优势,而 DCB 预防再狭窄的效应已经过验证,DCB 与点支架的结合可能更适合弥漫性病变。有回顾性研究认为,单纯 DCB 或 DCB+DES 组在 2 年随访的主要不良事件发生率略低于单纯 DES 组,但差异没有统计学意义。由于现阶段没有充足的循证医学证据,目前国内外指南和共识均未推荐 DCB 应用于弥漫性病变。

六、其他适应证

除上述人群外,《药物涂层球囊临床应用中国专家共识》指出 DCB 还可适用于下列人群：有高出血风险的患者，例如血友病、既往出血史、胃溃疡、严重肾衰竭的患者；正在口服抗凝药物或近期进行外科手术的患者，例如心房颤动患者、置换人工心脏瓣膜的患者等；有血管内皮功能障碍或既往有亚急性支架内血栓病史的患者，以及拒绝体内植入异物的患者（表13-1）。

表 13-1　2016 年《药物涂层球囊临床应用中国专家共识》推荐的 DCB 适应证

支架内再狭窄	ISR 是 DCB 的优选适应证，也是经国家食品药品监督管理总局（China Food and Drug Administration，CFDA）批准的临床适应证
冠状动脉原发病变	DCB 在治疗包括小血管病变和分叉病变在内的冠状动脉原发病变时也体现出了一定的优势，且 DCB 已经被欧盟（CE Mark）批准用于治疗小血管病变 ➢ 共识提出，单纯 DCB 治疗可能是小血管病变治疗的优选方案 ➢ 对于原发病变而言，共识建议可以使用单纯 DCB 治疗策略
其他适应证	➢ 有高出血风险的患者，例如血友病、既往出血史、胃溃疡、严重肾衰竭的患者 ➢ 正在口服抗凝药物或近期进行外科手术的患者，例如心房颤动患者、置换人工心脏瓣膜的患者等 ➢ 有血管内皮功能障碍或既往有亚急性支架内血栓史的患者，以及拒绝体内植入异物的患者

七、操作原则

首先，任何病变都需要普通球囊进行充分预扩张，千万不能把 DCB 作为预扩张球囊使用，DCB 只是输送药物的平台。预扩张后需同时满足以下三个条件方可使用 DCB：血管没有夹层，或者 A、B 型夹层；TIMI 血流 3 级；残余狭窄 ≤ 30%。其次，选择单纯使用 DCB 进行治疗，DCB 长度要长于预扩张球囊，确保 DCB 能够覆盖超过预扩张区域两侧各 2~3mm，以免 DCB 的"地理丢失"；如果出现严重夹层、重度残余狭窄或者血流下降，则选择植入 DES，或者 DCB 联合使用 BMS。最后，建议对 DCB 使用命名压 7~8ATM 扩张 30~60 秒，以免夹层。

八、术后抗血小板治疗

如果单纯使用 DCB 进行治疗，双联抗血小板治疗需要进行 4 周；如果联合支架治疗，按照所用支架的双联抗血小板治疗要求给予药物。

DCB 作为"介入无植入"理念的代表，在支架内再狭窄的治疗上已成为国内外指南的 I A 类推荐，是支架内再狭窄治疗的"金标准"。对于包括小血管病变和分叉病变在内的冠状动脉原发病变,《药物涂层球囊临床应用中国专家共识》推荐单纯 DCB 或可作为 DES 的替代疗法,但仍需要足够的循证医学证据支持。对于一些高出血风险、近期需要外科手术等的特殊患者,DCB 也可能是优先选择。

对于 DCB 来讲,在刚刚过去的 2018 年确实难言成功。在权威颁布的 2018 年 ESC 血运重建指南中,DCB 和 DES 一道,作为ⅠA类推荐用于治疗 BMS 或 DES 的支架内再狭窄;除此之外,对于小血管病变等冠状动脉原发病变指南中均无推荐。诚然,DCB 有其自身的短板,如现阶段尚无法克服的管壁弹性回缩——这是再狭窄的重要机制之一,如目前仍缺乏大规模随机对照研究来对治疗原发病变提供强力证据等。但可以预见的是,随着制造技术的不断进步,预处理结果会更加满意,药物释放和吸收效果会得到改善,DCB 终将在冠心病介入治疗领域中占有重要的一席之地。

(陈 晖　周 力)

参考文献

[1] SCHELLER B,CLEVER Y P,KELSCH B,et al.Long-term follow-up after treatment of coronary in-stent restenosis with a paclitaxel-coated balloon catheter [J].JACC Cardiovasc Interv,2012,5(3):323-330.

[2] SCHELLER B,HEHRLEIN C,BOCKSCH W,et al.Treatment of coronary in-stent restenosis with a paclitaxel-coated balloon catheter [J].N Engl J Med,2006,355(20):2113-2124.

[3] HABARA S,IWABUCHI M,INOUE N,et al.A multicenter randomized comparison of paclitaxel coated balloon catheter with conventional balloon angioplasty in patients with bare-metal stent restenosis and drug-eluting stent restenosis[J].Am Heart J,2013,166(3):527-533.

[4] ALFONSO F,PÉREZ-VIZCAYNO M J,CÁRDENAS A,et al.A randomized comparison of drug-eluting balloon versus everolimus-eluting stent in patients with bare-metal stent-in-stent restenosis:The RIBS Ⅴ Clinical Trial(Restenosis Intra-stent of Bare Metal Stents:paclitaxel-eluting balloon vs.everolimus-eluting stent)[J].J Am Coll Cardiol,2014,63(14):1378-1386.

[5] PLEVA L,KUKLA P,KUSNIEROVA P,et al.Comparison of the efficacy of paclitaxel-eluting balloon catheters and everolimus-eluting stents in the treatment of coronary in-stent restenosis:The treatment of in-stent restenosis study [J].Circ Cardiovasc Interv,2016,9(4):e003316.

[6] BAAN J Jr,CLAESSEN B E,DIJK K B,et al.A randomized comparison of paclitaxel-eluting balloon versus everolimus-eluting stent for the treatment of any in-stent restenosis:The DARE Trial [J].JACC Cardiovasc Interv,2018,11(3):275-283.

［7］《药物涂层球囊临床应用中国专家共识》专家组.药物涂层球囊临床应用中国专家共识［J］.中国介入心脏病学杂志,2016,24(2):61-67.

［8］NEUMANN F J,SOUSA-UVA M,AHLSSON A,et al.2018 ESC/EACTS Guidelines on myocardial revascularization［J］.Eur Heart J,2019,40(2):87-165.

［9］KLEBER F X,RITTGER H,BONAVENTURA K,et al.Drug-coated balloons for treatment of coronary artery disease:updated recommendations from a consensus group［J］.Clin Res Cardiol,2013,102(11):785-797.

［10］UNVERDORBEN M,KLEBER F X,HEUER H,et al.Treatment of small coronary arteries with a paclitaxel-coated balloon catheter［J］.Clin Res Cardiol,2010,99(3):165-174.

［11］UNVERDORBEN M,KLEBER F X,HEUER H,et al.Treatment of small coronary arteries with a paclitaxel-coated balloon catheter in the PEPCAD I study:are lesions clinically stable from 12 to 36 months?［J］.EuroIntervention,2013,9(5):620-628.

［12］LATIB A,COLOMBO A,CASTRIOTA F,et al.A randomized multicenter study comparing a paclitaxel drug-eluting balloon with a paclitaxel-eluting stent in small coronary vessels:the BELLO(Balloon Elution and Late Loss Optimization)study［J］.J Am Coll Cardiol,2012,60(24):2473-2480.

［13］TANG Y,QIAO S,SU X,et al.Drug-Coated Balloon Versus Drug-Eluting Stent for Small-Vessel Disease:The RESTORE SVD China Randomized Trial［J］.JACC Cardiovasc Interv,2018,11(23):2381-2392.

［14］BRUCH L,ZADURA M,WALISZEWSKI M,et al.Results From the International Drug Coated Balloon Registry for the Treatment of Bifurcations.Can a Bifurcation Be Treated Without Stents?［J］.J Interv Cardiol,2016,29(4):348-356.

［15］MEGALY M,ROFAEL M,SAAD M,et al.Outcomes with drug-coated balloons for treating the side branch of coronary bifurcation lesions［J］.J Invasive Cardiol,2018,30(11):393-399.

［16］SHIN E S,ANN S H,BALBIR SINGH G,et al.Fractional flow reserve-guided paclitaxel-coated balloon treatment for de novo coronary lesions［J］.Catheter Cardiovasc Interv,2016,88(2):193-200.

［17］POERNER T C,DUDERSTADT C,GOEBEL B,et al.Fractional flow reserve-guided coronary angioplasty using paclitaxel-coated balloons without stent implantation:feasibility,safety and 6-month results by angiography and optical coherence tomography［J］.Clin Res Cardiol,2017,106(1):18-27.

［18］CORTESE B,MICHELI A,PICCHI A,et al.Paclitaxel-coated balloon versus drug-eluting stent during PCI of small coronary vessels,a prospective randomised clinical trial.The PICCOLETO study［J］.Heart,2010,96(16):1291-1296.

［19］STELLA P R,BELKACEMI A,DUBOIS C,et al.A multicenter randomized comparison of drug-eluting balloon plus bare-metal stent versus bare-metal stent versus drug-eluting stent in bifurcation lesions treated with a single-stenting technique:six-month angiographic and 12-month clinical results of the drug-eluting balloon in bifurcations trial［J］.Catheter Cardiovasc Interv,2012,80(7):1138-1146.

［20］ COSTOPOULOS C,LATIB A,NAGANUMA T,et al.The role of drug-eluting balloons alone or in combination with drug-eluting stents in the treatment of de novo diffuse coronary disease［J］.JACC Cardiovasc Interv,2013,6(11):1153-1159.

第十四章

药物涂层球囊治疗动静脉瘘狭窄与颅内外动脉病变

第一节　药物涂层球囊在脑血管中的应用

缺血性卒中是导致人群病残和病死的主要疾病之一,脑动脉粥样硬化性狭窄是最常见的卒中病因,且与卒中复发风险明显相关。其中,颅内动脉粥样硬化性狭窄(intracranial atherosclerotic stenosis,ICAS)在不同人种之间差异明显。流行病学调查显示亚裔人群中颅内动脉粥样硬化性卒中患者占 30%~50%,而北美人群中仅有 8%~10%,来自中国国家卒中登记(China National Stroke Registry,CNSR)的数据表明脑动脉粥样硬化性卒中约占所有缺血性卒中的 45%。

2014 年中国症状性颅内大动脉狭窄与闭塞研究(Chinese Intracranial Atherosclerosis,CICAS)结果显示,中国缺血性卒中或短暂性脑缺血发作(transient ischemic attack,TIA)患者中颅内动脉粥样硬化发生率为 46.6%;伴有 ICAS 的患者症状更重、住院时间更长,卒中复发率更高,且随狭窄程度的增加复发率升高。因此,颅内动脉狭窄的治疗对实施有效的二级预防尤为重要。ICAS 的治疗目前主要有药物治疗和血管内治疗两种方式。

一、药物治疗

基于多个 RCT 研究结果,双联抗血小板药物为代表的强化药物治疗已成为症状性颅内动脉粥样硬化性狭窄治疗的基础,极大改善了患者预后,但仍有相当数量的患者存在卒中复发的风险。2005 年发表于新英格兰医学杂志(*N Engl J Med*)的 WASID 研究(The Warfarin-Aspirin Symptomatic Intracranial

Disease,华法林或阿司匹林治疗症状性颅内动脉狭窄研究)是一项多中心的前瞻性、随机对照研究,该研究的目的是比较抗凝和抗血小板治疗在预防血管事件上疗效和临床安全性。主要疗效终点事件是缺血性卒中、脑出血、非卒中性血管性死亡的复合事件。该研究纳入 569 例症状性 ICAS 患者,在平均随访了 1.8 年后,显示在症状性颅内动脉狭窄患者中,阿司匹林疗效和华法林相当,但不良事件发生率远低于华法林(HR=0.46,P=0.02),因此推荐使用阿司匹林抗血小板治疗。但需要指出的是,阿司匹林组再发卒中的比例仍有 22.1%。

二、血管内治疗

近年来,国内外对颅内动脉粥样硬化性狭窄(intracranial atherosclerotic stenosis,ICAS)血管内治疗进行了不懈的探索。血管内治疗的形式包括血管内支架成形术以及单纯球囊成形术。

SAMMPRIS 研究(Stenting versus Aggressive Medical Therapy for Intracranial Arterial Stenosis)作为首个关于支架治疗颅内动脉粥样硬化性狭窄(intracranial atherosclerotic stenosis,ICAS)的多中心随机对照研究,共纳入 451 例重度 ICAS 患者,其中药物组 227 例,支架组 224 例;30 天内支架组内卒中和死亡率高达 14.7%,药物组为 5.8%,导致该研究被提前中止;最终随访结果显示,支架组主要临床终点事件发生率为 23%,而药物组为 15%,其中支架组和药物组 31 天至随访结束时卒中再发率均为 10%。SAMMPRIS 研究组进行的事后分析显示,支架组每 7 例患者中至少会出现 1 例症状性支架内再狭窄,认为是造成支架组非操作相关卒中的主要原因。

2015 发表于美国医学会杂志(*JAMA*)的 VISSIT 研究(Vitesse Intracranial Stent Study for Ischemic Stroke Therapy)是一个前瞻性、双臂、随机对照试验,共有全球 27 个医学中心参加,目的是评估支架治疗颅内动脉狭窄患者的安全性和有效性。因提前中止,最终完成研究的症状性颅内动脉狭窄患者有 112 例,主要安全性终点即 30 天内卒中、死亡或脑出血,支架组为 24%,药物治疗组为 9%。除此之外,卒中或严重 TIA 的 1 年主要终点更多发生在支架组(36.2%),药物治疗组为 15.1%。其中,支架再狭窄发生率(ISR,造影显示血管内径再狭窄 ≥ 50%)为 26.5%。

CASSISS 研究(China Angioplasty & Stenting for Symptomatic Intracranial Severe Stenosis)是我国开展的一项前瞻性、多中心、随机对照研究。由首都医科大学宣武医院、北京医院等多家国内医学中心参加,旨在对比药物与 Wingspan 支架植入治疗症状性颅内动脉狭窄患者的有效性和安全性,目前已经完成患者招募。Ⅰ期的初步研究显示围术期并发症仅为 2%,远低于 SAMMPRIS 研究,显示了支架成形术的安全性。目前在随访期,最终结果尚未公布。

在我国开展的另一项 APOLLO 研究（中国症状性颅内动脉狭窄 APOLLO 支架治疗登记研究）的围术期并发症为 4.3%，这两项国内研究的围术期并发症均远远低于 SAMMPRIS 研究，显示了支架植入的安全性。但目前仅有观察性研究结果，不足以推翻 SAMMPRIS 研究的结果。

回顾 SAMMPRIS 及 VISSIT 研究，围术期并发症分别高达 14.7% 和 24.0%，在此背景下，有学者提出应重新评估球囊扩张血管成形术（percutaneous transluminal balloon angioplasty，PTBA）在治疗症状性 ICAS 的价值。球囊扩张血管成形术中常用的球囊多为普通球囊，围术期并发症相对低，一项早期 Cochrane 系统综述共纳入 79 篇相关文章，显示围术期卒中总发生率为 7.9%，但是 PTBA 也存在夹层、弹性回缩以及远期再狭窄等问题。此外，支架术后再狭窄也是影响血管内治疗预后的重要因素。SAMMPRIS 研究中，支架组随访期间发生卒中的 24 例患者中，ISR 有 16 人占比 66.7%；发生 TIA 的 10 例患者中，ISR 有 8 人占比 80%。

颅外动脉（颈内动脉、椎动脉颅外段）狭窄也是缺血性卒中的常见病因之一，CEA 已成为防治颈动脉狭窄所致卒中发生的有效措施。但这项技术也受到一些因素的制约，如狭窄位于高位，患者高危或伴有对侧的闭塞等，颈动脉狭窄支架成形术（carotid artery stenting，CAS）应运而生。

颈动脉支架成形术疗效确切，整体并发症发生率与颈动脉内膜切除术（carotid endarterectomy，CEA）相近，目前已成为严重颈动脉狭窄治疗的常规方式。后循环缺血性卒中占卒中的 25%~40%，其中 70% 的后循环缺血性卒中是动脉 - 动脉栓塞所致。椎动脉起始部狭窄（vertebral artery origin stenosis，VAOS）是后循环缺血发生的重要原因之一。2013 年 Thompson 单中心回顾性研究了 358 例卒中患者，发现 16.2% 患者有 VAOS。随访研究发现有 VAOS 的患者出现后循环 TIA、卒中及病死率分别是没有 VAOS 患者的 1.6 倍、1.7 倍及 6 倍。椎动脉支架成形术并发症发生率在 0~5%，围术期卒中 /TIA 的发生率低于 2%，椎动脉支架成形术治疗椎动脉狭窄效果良好。血管内支架成形术因相对微创、操作简便的优点已成为治疗颈动脉、椎动脉狭窄的常用方法。但术后中远期再狭窄的比例较高，因随访时间、检测方式和诊断标准不同，狭窄大于 70% 的重度 ISR 的发病率在 3%~28%。

Halliday 等发现 CAS 术后 PCR 发病率约为 CEA 术后的 3 倍。而椎动脉支架成形术的术后再狭窄发生率更是高达 20%~50%。重度再狭窄患者可表现出原有症状复发或出现新发症状，严重影响生活质量。研究发现，支架术后再狭窄可明显增加患者卒中和死亡风险，应给予足够重视并积极治疗。

支架术后再狭窄发病机制较为复杂，其发生机制尚未完全明了。病理类型多呈时间相关性。通常认为主要与炎症反应、血管平滑肌细胞增殖和迁移、细胞外基质沉积等引起的新生内膜增生以及支架植入后血栓再机化相关。支架术后再狭窄的治疗方式主要有强化药物治疗、再次行球囊扩张或支架血管成形术、应用药物洗脱支架或药物涂层球囊或搭桥手术 / 放疗等。药物洗脱支架在冠状动脉狭窄治疗中明显降低再狭窄发生率已得到公认。所以，人们想到用药物洗脱支架治疗脑动脉狭窄。2010 年，Ogilvy 等系列的研究发现，药物洗脱支架治疗 VAOS 的再狭窄发生率明显低于非药物包被的支架。2015 年 Kurre 使用 Taxus 支架和 Resolute 支架对 101 例颅内动脉狭窄患者的 117 处病变行支架成形术治疗，技术成功率为 85.5%，术后并发症率为 9.9%，再狭窄发生率为 3.6%。

　　虽然药物洗脱支架治疗脑动脉狭窄降低了再狭窄发生率，取得了较好效果。但颅内动脉与冠状动脉在组织结构上存在差异，药物洗脱支架可能带来一些不良反应，如血管或神经组织毒性；血管内膜化延迟；血管迁曲，涂层支架顺应性差难以通过等。

　　Levy 等在狗的基底动脉中植入 Cypher 支架并观察西罗莫司可能的血管或神经组织毒性，未发现血管或神经毒性反应的证据。推测可能与药物释放慢、剂量明显小于药物的毒性剂量有关；临床病例报道的随访中也未见到紫杉醇或西罗莫司引起的神经功能障碍，未发现支架植入段动脉瘤样扩张改变。

　　药物洗脱支架能否通过迁曲的颅内血管成为技术成功的关键，这也限制了药物洗脱支架在脑动脉中广泛应用。药物涂层球囊（drug-coated balloon，DCB）通过局部向动脉血管壁释放抗增殖药物，达到抑制血管内膜增生的效果，其适用范围已从支架内再狭窄扩展至血管原发病变，广泛应用于冠状动脉及外周介入领域。2018 年 9 月发表于柳叶刀杂志（Lancet）的 BASKET-SMALL 2 研究，作为全球第一个评价药物涂层球囊在小血管原发病变中疗效的多中心随机对照试验，显示 DCB 治疗冠状动脉小血管原发病变的效果不劣于最新一代 DES。

　　药物涂层球囊在冠状动脉及外周动脉应用的成功也促使人们在脑血管领域进行尝试。2013 年 Vajda 报道使用药物涂层球囊预扩联合 Enterprise 自膨式支架治疗狭窄率 ≥ 50% 的症状性 ICAS 患者，结果显示：技术成功率为 81%，并发症发生率为 5%，再狭窄发生率仅为 3%。欧盟已经批准紫杉醇涂层的 Neuro Elutax SV drug-eluting balloon 上市，初步研究结果显示：对于症状性颅内动脉重度狭窄患者，药物涂层球囊相比 Wingspan 支架，再发卒中的风险（13% vs. 64%）和血管再狭窄发生率（13% vs. 55%）均更低，显示紫杉醇药物涂层球囊在颅内血管使用的疗效和安全性。在另一项使用紫杉醇药物涂层球囊治疗 43 例 ICAS 患者的研究显示，围术期并发症率为 1.6%，随访期未发生卒中或死亡,影像再狭窄发生率为9%。2018年韩巨等报道应用药物涂层球囊治疗大脑中动脉慢性闭塞1例,随访1年,血管通畅良好,未见再狭窄。药物涂层球囊已在脑血管狭窄的治疗中显示出广阔的前景,但药物涂层球囊在治疗ICAS中的作用仍需要高级别的循证医学证据证实,并期待长期随访结果的发表。

(王大明　王立军)

参考文献

[1] XU J,LIU L,WANG Y,et al.TOAST subtypes:its influence upon doctors'decisions of antihypertensive prescription at discharge for ischemic stroke patients [J].Patient Prefer Adherence,2012,6:911-914.

[2] WANG Y,ZHAO X,LIU L,et al.Prevalence and outcomes of symptomatic intracranial large artery stenoses and occlusions in China:the Chinese Intracranial Atherosclerosis (CICAS)Study [J].Stroke,2014,45(3):663-669.

[3] CHIMOWITZ M I,LYNN M J,HOWLETT-SMITH H,et al.Comparison of warfarin and aspirin for symptomatic intracranial arterial stenosis [J].N Engl J Med,2005,352(13):1305-1316.

[4] DERDEYN C P,CHIMOWITZ M I,LYNN M J,et al.Aggressive medical treatment with or without stenting in high-risk patients with intracranial artery stenosis(SAMMPRIS):the final results of a randomized trial [J].Lancet,2014,383(9914):333-341.

[5] ZAIDAT O O,FITZSIMMONS B F,WOODWARD B K,et al.Effect of a.balloon-expandable intracranial stent vs medical therapy on risk of stroke in patients with symptomatic intracranial stenosis:the VISSIT randomized clinical trial [J].JAMA,2015,313(12):1240-1248.

[6] GAO P,WANG D,ZHAO Z,et al.Multicenter Prospective Trial of Stent.Placement in Patients with Symptomatic High-Grade Intracranial Stenosis [J].AJNR Am J Neuroradiol,2016,37(7):1275-1280.

[7] MIAO Z,ZHANG Y,SHUAI J,et al.Thirty-Day Outcome of a Multicenter Registry Study of Stenting for Symptomatic Intracranial Artery Stenosis in China [J].Stroke,2015,46(10):2822-2829.

[8] CRUZ-FLORES S,DIAMOND A L.Angioplasty for intracranial artery stenosis [J].Cochrane Database Syst Rev,2006(3):CD004133.

[9] THOMPSON M C,ISSA M A,LAZZARO M A,et al.The natural history of Vertebral artery origin stenosis [J].J Stroke Cerebrovasc Dis,2014,23(1):e1-e4.

[10] HaLLIDAY A,NORRIS J W.Carotid artery stenosis [J].BMJ,2010,340:c748.

[11] TAYLOR R A,SIDDIQ F,MEMON M Z,et al.Vertebral artery ostial stent placement for atherosclerotic stenosis in 72 consecutive patients:clinical outcomes and follow-up results [J].Neuroradiology,2009,51(8):531-539.

［12］ OGILVY C S，YANG X，NATARAJAN S K，et al.Restenosis rates following vertebral artery origin stenting：does stent type make a difference? ［J］.J Invasive Cardiol，2010，22（3）：119-124.

［13］ KURRE W，AGUILAR-PÉREZ M，FISCHER S，et al.Solving the Issue of Restenosis After Stenting of Intracranial Stenoses：Experience with Two Thin-Strut Drug-Eluting Stents（DES）-Taxus Element™ and Resolute Integrity™［J］.Cardiovasc Intervent Radiol，2015，38（3）：583-591.

［14］ LEVY E I，HANEL R A，HOWINGTON J U，et al.Sirolimus-eluting stents in the canine cerebral vasculature：a prospective，randomized，blinded assessment of safety and vessel response［J］.J Neurosurg，2004，100（4）：688-694.

［15］ 黄清海，刘建民，洪波，等．药物洗脱支架治疗颅内动脉及颅外椎动脉狭窄［J］.中国微侵袭神经外科杂志，2006，11（2）：55-57.

［16］ JEGER R V，FARAH A，OHLOW M A，et al.Drug-coated balloons for small coronary artery disease（BASKET-SMALL 2）：an open-label randomised non-inferiority trial［J］.Lancet，2018，392（10150）：849-856.

［17］ VAJDA Z，GÜTHE T，PEREZ M A，et al.Prevention of intracranial in-stent restenoses：predilatation with a drug eluting balloon，followed by the deployment of a self-expanding stent［J］.Cardiovasc Intervent Radiol，2013，36（2）：346-352.

［18］ GRUBER P，GARCIA-ESPERON C，BERBERAT J，et al.Neuro Elutax SV drug-eluting balloon versus Wingspan stent system in symptomatic intracranial high-grade stenosis：a single-center experience［J］.J Neurointerv Surg，2018，10（12）：e32.

［19］ VAJDA Z，GÜTHE T，PEREZ M A.Neurovascular in-stent stenoses：treatment with conventional and drug-eluting balloons［J］.AJNR Am J Neuroradiol，2011，32（10）：1942-1947.

［20］ ZHANG J，ZHANG X，ZHANG J P，et al.Endovascular recanalisation with drug coated balloon for chronic symptomatic middle cerebral artery total occlusion［J］.J Neurointerv Surg，2018，10（9）：e24.

第二节　药物涂层球囊在动静脉内瘘血管病变中的应用

　　终末期肾病（end-stage renal disease，ESRD）患者的肾脏替代治疗方式包括血液透析、腹膜透析及肾脏移植，而血液透析是目前的主要方式。对于维持血液透析的患者，血管通路是必不可少的。长期血管通路主要包括自体动静脉瘘、其他动静脉瘘及人工动静脉血管。透析机构应具备预判患者动静脉（arteriovenous，AV）血液透析通路狭窄的能力和专业技能，并且在需要时，转诊患者进行 AV 血液透析通路相关静脉和动脉狭窄的治疗。目前已经有不同方法和 / 或标准，用于筛查与诊断血管造影显示及血流动力学方面显著的静脉狭窄。本文将总结动静脉瘘的类型、影响血液透析动静脉通路的病变、早期介入的原理和指征，以及介入后通畅率，尤其是球囊扩张（血管成形术）在动静脉瘘血管病变中的应用。

一、动静脉瘘的类型及特点

1. **自体动静脉瘘**　动静脉瘘通常是由一条动脉和静脉端侧吻合构建而成。最常使用的动静脉瘘是吻合桡动脉与头静脉所形成的瘘（头-桡端侧吻合）、吻合肱动脉与头静脉所形成的瘘（头-肱端侧吻合）或吻合肱动脉与贵要静脉所形成的瘘（头-贵要端侧吻合）。对于后者，贵要静脉可能被移动至通过皮下隧道转位到旁侧以便于穿刺（转位肱动脉-贵要静脉瘘）。在肱动脉和前臂正中静脉间及在下肢也可建立动静脉瘘，但很少需要采用这种方式。欧美及国内指南均倾向于将桡动脉-头静脉自体血管瘘作为血管通路的首选，肱动脉-头静脉瘘及肱动脉-贵要静脉瘘分别作为第二及第三选择。

2. **其他动静脉瘘**　使用其他生物材料建立的动静脉瘘，如隐静脉、脐静脉或动脉同种异体移植物，或牛动脉等异种移植物等。但研究表明其性能并不优于材质为聚四氟乙烯（polytetrafluoroethylene，PTFE）的人工血管内瘘。

3. **人工动静脉血管**　人工血管内瘘通常使用膨体聚四氟乙烯（expanded polytetrafluoroethylene，ePTFE）人造导管来吻合动脉和静脉。该导管可直行或成袢走行，直径范围是4~8mm。美国肾脏基金会肾脏疾病预后治疗倡议（National Kidney Foundation-Kidney Disease Outcomes Quality Initiative，NKF-K/DOQI）工作组推荐可使用人造的血管或生物材料的血管。常见人工血管的部位及走行为前臂直行（桡动脉-头静脉）、前臂成袢走行（肱动脉-头静脉）、上臂直行（肱动脉-腋静脉）或上臂成袢走行（腋动脉-腋静脉）等。相比于直行结构，NKF-K/DOQI工作组更倾向选择前臂成袢走行的人工血管。目前也已构建了腿部人工血管内瘘、胸部袢状人工血管内瘘、腋动脉-腋静脉（项链状）以及腋动脉-心房人工血管内瘘。

二、动静脉瘘失功的病因及病理生理机制

动静脉内瘘（arteriovenous fistula，AVF）失功可以分为早期功能障碍（primary failure）和晚期功能障碍（secondary failure）。

1. **早期功能障碍**　定义为AVF从未能用于透析或使用3个月内失效。其发生率较高，为20%~60%。主要原因包括流入道问题（原有动脉细小、动脉粥样硬化性疾病及近吻合口狭窄）和流出道问题（原有静脉细小、静脉纤维化及伴有较大的侧支静脉）。

2. 晚期功能障碍　定义为 AVF 在正常使用一段时间(>3 个月)后出现的障碍。主要原因是静脉狭窄或获得性的动脉病变。但静脉狭窄是最常见的原因。AVF 的静脉狭窄是一种侵袭性新生内膜增生,产生了一种类似血管瘤的病变,进行性增大并侵占血管腔,增加血管阻力,降低血流量;如果不进行干预,最终通常形成血栓。

三、经皮血管成形术

1. 概述　经皮血管成形术是治疗静脉或动脉狭窄性疾病的一般技术。应用血管成形术治疗血液透析动静脉通路功能障碍的早期报道始于 1982 年。随后的研究证实了其有效性,因此血管成形术已成为大多数血液透析动静脉通路病变的初始标准治疗方案。

2. 定义　经皮介入治疗包括球囊扩张(血管成形术)伴或不伴辅助性支架植入。

3. 治疗及判断是否成功指征　NKF-K/DOQI 血液透析通路工作组推荐,需要介入治疗的血流动力学显著狭窄应具备以下条件:通过血管造影检测的血管狭窄 ≥ 50%,并且存在临床或生理异常的证据(如静脉压增高、血流减少)。同时,工作组也定义了血管成形术治疗后解剖学成功的标准是不存在超过 30%(影像学上与邻近的正常静脉相比)的残留狭窄。然而,后续关于残留狭窄的研究表明应该有更加严格的界定标准,因为在影像学上依据这一标准判定为成功的血管成形术治疗仍然有不良的结局。建议采取更严格的标准,将影像学上无残留狭窄作为目标。

4. 原理　血管成形术应用在透析通路应归功于高压球囊的应用,球囊的核定爆破压根据不同型号,通常在 12~30ATM;直径越大,爆破压越小。血管成形术时应选取大于其正常管径 20%~30% 的球囊导管;较小直径的球囊将导致初级通畅率降低。除非特殊尺寸的静脉,通常直径为 6~8mm 的球囊适合内瘘至腋静脉、锁骨下静脉,而 12~14mm 的球囊适用于中心静脉。最重要的是,要测量患者病变静脉,个体化选择球囊型号。球囊长度应当足以覆盖病变且越短越好,过长可破坏内皮细胞并诱发增生性改变。通常使用 10ATM 爆破压球囊扩张静脉狭窄性病变,如果不成功,球囊压力应逐渐增加。一项纳入 26 例患者 50 处狭窄的研究发现,其中 58% 的病变所需压力 >15ATM。病变扩张后,球囊压力维持的时间多推荐为 1~3 分钟。

5. 球囊扩张的通畅率　内瘘狭窄病变可发生于整个透析血管回路的任何地方,可以是静脉性或者动脉性的单一病变,或是动脉病变和静脉病变相结合的多发病变。发生在不同解剖部位的狭窄,其发病率、疗效及复发均有所不同。依据 NKF-K/DOQI 血液透析通路工作组定义的解剖学成功标准,总体上 AVF 初次的手术成功率为 89.5%~97.0%。其中样本量最大的一项研究包括了 1 561 例患者,手术成功率为 97%。长期无辅助通路通畅率在术后 3 个月时为 92%,6 个月时为 57%~77%,1 年时为 35%~69%。而 AVG 的初期成功率在 80%~98%,而在 AVG 最常见的静脉吻合口狭窄在一项随机试验中,球囊扩张治疗后 6 个月时的通畅率为 23%,而整条回路的通畅率在 6 个月时为 20%;而对于移植血管内狭窄的研究显示,球囊扩张治疗后 60 天、180 天及 360 天的通畅率分别为 91%、76% 及 55.9%。应用球囊扩张技术治疗中心静脉病变的成功率为 70%~90%,可能用于血管成形术的球囊常常不是所需的大小;术后 6 个月通畅率为 23%~63%,术后 12 个月通畅率为 12%~50%。

总之,虽然血管通路的初期成功率较高,但远期效果欠佳,有易于复发的倾向,往往需多次治疗。有研究指出,为维持有效流量,术后平均 5.8 个月需再次行血管成形治疗。NKF-K/DOQI 指南也指出,如果 3 个月内接受 2 次以上的血管成形术,需考虑手术修复。血管腔内支架在处理血液透析通路静脉狭窄中的作用并不明确。虽然支架有助于处理一些动静脉通路病变,但有时候对支架的使用是不恰当的。首次使用静脉内支架的通畅率相对低,一期通畅率通常并不优于单用 PTA 时报道的通畅率;此外,支架明显增加费用并有可能带来其他并发症。因此,目前支架仅推荐用于特定指征,包括急性血管成形术失败、病变快速复发及血管破裂。而近年来的药物涂层球囊(drug-coated balloon,DCB)突破传统球囊的设计理念,采用球囊导管输送抗增殖药物至血管局部,达到降低再狭窄的目的,而在体内无异物存留。大量关于心脏血管介入治疗方面的研究已证实,紫杉醇药物涂层球囊处理再狭窄病变和原位病变已取得令人满意的效果。但在血液透析通路介入治疗方面的研究很少。目前,仅在一项针对复发的自体内瘘狭窄的多中心、盲法、随机对照的研究显示:相对于无涂层球囊,紫杉醇药物涂层球囊可以显著延迟血管成形术后再狭窄的发生,时间可以持续 12 个月。该研究为血液透析通路狭窄病变的治疗提供一个更好的处理方式,需要更多研究加以证实。

总而言之,长期维持血液透析患者的血管通路狭窄是临床常见的并发症。血管成形术已成为大多数动静脉通路病变的初始标准治疗方案,非涂层球囊虽然初始治疗成功率较高,但远期通畅率不理想。同时,血管腔内支架的应用临床效果不确切,且费用较高及临床并发症较多。而药物涂层球囊已显示对血管通路再狭窄有较好的临床效果,可以在临床进一步应用及验证。

(毛永辉　刘　昕)

参考文献

［1］ RODRIGUEZ J A，ARMADANS L，FERRER E，et al.The function of permanent vascular access［J］.Nephrol Dial Transplant，2000，15（3）：402-408.

［2］ Vascular Access Work Group.Clinical practice guidelines for vascular access［J］.Am J Kidney Dis，2006，48 Suppl 1：S248-S273.

［3］ CHIN A I，CHANG W，FITZGERALD J T，et al.Intra-access blood flow in patients with newly created upper-arm arteriovenous native fistulae for hemodialysis access［J］.Am J Kidney Dis，2004，44（5）：850-858.

［4］ Hemodialysis Adequacy 2006 Work Group.Clinical practice guidelines for hemodialysis adequacy，update 2006［J］.Am J Kidney Dis，2006，48 Suppl 1：S2-S90.

［5］ HURT A V，BATELLO-CRUZ M，SKIPPER B J，et al.Bovine carotid artery heterografts versus polytetrafluoroethylene grafts.A prospective，randomized study［J］.Am J Surg，1983，146（6）：844-847.

［6］ LIU Z，ZHU B，WANG X，et al.Clinical studies of hemodialysis access through formaldehyde-fixed arterial allografts［J］.Kidney Int，2007，72（10）：1249-1254.

［7］ CANAUD B.Formaldehyde-fixed arterial allograft as a novel vascular access alternative in end-stage renal disease patients［J］.Kidney Int，2007，72（10）：1179-1181.

［8］ RAM S J，SACHDEVA B A，CALDITO G C，et al.Thigh grafts contribute significantly to patients'time on dialysis［J］.Clin J Am Soc Nephrol，2010，5（7）：1229-1234.

［9］ BEATHARD G A，ARNOLD P，JACKSON J，et al.Aggressive treatment of early fistula failure［J］.Kidney Int，2003，64（4）：1487-1494.

［10］ OHIRA S，KON T，IMURA T.Evaluation of primary failure in native AV-fistulae（early fistula failure）［J］.Hemodial Int，2006，10（2）：173-179.

［11］ LOK C E，ALLON M，MOIST L，et al.Risk equation determining unsuccessful cannulation events and failure to maturation in arteriovenous fistulas（REDUCE FTM Ⅰ）［J］.J Am Soc Nephrol，2006，17（11）：3204-3212.

［12］ ROY-CHAUDHURY P，AREND L，ZHANG J，et al.Neointimal hyperplasia in early arteriovenous fistula failure［J］.Am J Kidney Dis，2007，50（5）：782-790.

［13］ ROY-CHAUDHURY P，KELLY B S，MILLER M A，et al.Venous neointimal hyperplasia in polytetrafluoroethylene dialysis grafts［J］.Kidney Int，2001，59（6）：2325-2334.

［14］ WANG Y，KRISHNAMOORTHY M，BANERJEE R，et al.Venous stenosis in a pig arteriovenous fistula model—anatomy，mechanisms and cellular phenotypes［J］.Nephrol Dial Transplant，2008，23（2）：525-533.

［15］ GLANZ S，BASHIST B，GORDON D H，et al.Angiography of upper extremity access fistulas for dialysis［J］.Radiology，1982，143（1）：45-52.

［16］ RAJAN D K，CLARK T W，PATEL N K，et al.Prevalence and treatment of cephalic arch stenosis in dysfunctional autogenous hemodialysis fistulas［J］.J Vasc Interv Radiol，2003，14（5）：567-573.

[17] TREROTOLA S O,STAVROPOULOS S W,SHLANSKY-GOLDBERG R,et al.Hemodialysis-related venous stenosis:treatment with ultrahigh-pressure angioplasty balloons [J].Radiology,2004,231(1):259-262.

[18] TESSITORE N,MANSUETO G,BEDOGNA V,et al.A prospective controlled trial on effect of percutaneous transluminal angioplasty on functioning arteriovenous fistulae survival [J].J Am Soc Nephrol,2003,14(6):1623-1627.

[19] SUGIMOTO K,HIGASHINO T,KUWATA Y,et al.Percutaneous transluminal angioplasty of malfunctioning Brescia-Cimino arteriovenous fistula:analysis of factors adversely affecting long-term patency [J].Eur Radiol,2003,13(7):1615-1619.

[20] LAY J P,ASHLEIGH R J,TRANCONI L,et al.Result of angioplasty of brescia-cimino haemodialysis fistulae:medium-term follow-up [J].Clin Radiol,1998,53(8):608-611.

[21] LONGWITZ D,PHAM T H,HECKEMANN R G,et al.Angioplasty in the stenosed hemodialysis shunt:experiences with 100 patients and 166 interventions [J].Rofo,1998,169(1):68-76.

[22] BEATHARD G A,LITCHFIELD T.Effectiveness and safety of dialysis vascular access procedures performed by interventional nephrologists [J].Kidney Int,2004,66(4):1622-1632.

[23] BEATHARD G A.Angioplasty for arteriovenous grafts and fistulae [J].Semin Nephrol,2002,22(3):202-210.

[24] VESELY T M.Endovascular intervention for the failing vascular access [J].Adv Ren Replace Ther,2002,9(2):99-108.

[25] HASKAL Z J,TREROTOLA S,DOLMATCH B,et al.Stent graft versus balloon angioplasty for failing dialysis-access grafts [J].N Engl J Med,362(6):494-503.

[26] BEATHARD G A.Percutaneous transvenous angioplasty in the treatment of vascular access stenosis [J].Kidney Int,1992,42(6):1390-1397.

[27] KUNDU S.Review of central venous disease in hemodialysis patients [J].J Vasc Interv Radiol,2010,21(7):963-968.

[28] AHYA S N,WINDUS D W,VESELY T M.Flow in hemodialysis grafts after angioplasty:Do radiologic criteria predict success? [J].Kidney Int,2001,59(5):1974-1978.

[29] FARBER A,BARBEY M M,GRUNERT J H,et al.Access-related venous stenoses and occlusions:treatment with percutaneous transluminal angioplasty and Dacron-covered stents [J].Cardiovasc Intervent Radiol,1999,22(3):214-218.

[30] SWINNEN J J,HITOS K,KAIRAITIS L,et al.Multicentre,randomised,blinded,control trial of drug-eluting balloon vs Sham in recurrent native dialysis fistula stenoses [J].J Vasc Access,2019,20(3):260-269.

第十五章

药物涂层球囊临床应用展望

经皮冠状动脉介入术(percutaneous coronary intervention,PCI)目的是以微创介入治疗来达到冠状动脉阻塞的持久缓解。药物洗脱支架(drug-eluting stent,DES)显著减少了反复冠状动脉病变血运重建的概率,但永久存在于冠状动脉的支架金属药物与远期血管愈合、内皮功能障碍和新生动脉粥样硬化形成的系统性延迟可能密切相关。DCB 应用于临床 10 余年,相比较而言,他还是一项年轻的技术,但已经展现了其旺盛的生命力。

一、DCB 器械的前沿更新

DCB 是一种新兴的技术,它使用与 DES 相同的原理,应用 DCB 快速、均匀地将抗增殖药物输送到血管壁,将其药物活性在有限的时间内发挥作用,且不会留下任何异物。理论上及实际临床操作过程中,这些特征可能导致更快、更安全的血管愈合,允许更短的双联抗血小板治疗(dual antiplatelet therapy,DAPT)方案和持久的结果。目前已经有近 20 多个上市的 DCB 应用于临床(表 15-1)。

最近 DCB 领域产生了积极影响的三项新技术:① AngioSculpt®X;② The Chocolate®;③ The MagicTouch™。

AngioSculpt®X 是一种紫杉醇 DCB(图 15-1),基于相同的 AngioSculpt® 平台。涂有 3μg/mm² 紫杉醇,辅料为 nordihydroguaiaretic acid(NDGA)。在半顺应性球囊导管上加入柔性螺旋镍钛合金支柱,特别适用于复杂环境,如 ISR 和纤维钙化性新生病变,因为球囊扩张更优,主要扩张后冠状动脉夹层发生率显著降低,而且"地理丢失"的风险降低。在 PATENT C 临床研究中(n=61

名患者)中,对该装置进行 BMS 支架 ISR 病变评估,并将其与 AngioSculpt® 进行随机双盲比较。6 个月时,DCB 评分显示 AngioSculpt®X 组节段晚期管腔丢失减少[(0.14 ± 0.40) mm *vs.* (0.47 ± 0.51) mm,*P*<0.05],最小管腔直径更大[(1.98 ± 0.43) mm *vs.* (1.59 ± 0.65) mm,*P*<0.05],发生再次狭窄概率减低(8% *vs.* 38%,*P*<0.05)。

表 15-1　上市的 DCB 器械

器械	厂家	药物	剂量	辅料
PACCOCATH®	Bayer,Leverkusen,Germany	紫杉醇	$3\mu g/mm^2$	碘普罗胺
SeQuent® Please Neo	B.Braun Melsungen,Berlin,Germany	紫杉醇	$3\mu g/mm^2$	Shelloic acid
DIOR® I	Eurocor,Bonn,Germany	紫杉醇	$3\mu g/mm^2$	Shelloic acid
DIOR® II	Eurocor,Bonn,Germany	紫杉醇	$3\mu g/mm^2$	Shelloic acid
Biostream ™	Biosensors International Group,Ltd.,Switzerland	紫杉醇	$3\mu g/mm^2$	Shellac
Agent®	Boston Scientific,Marlborough,MA,USA	紫杉醇	$2\mu g/mm^2$	Citrate ester
Essential®	Vascular,S.L.U.,Barcelona,Spain	紫杉醇	$3\mu g/mm^2$	Organic ester
IN-PACT Falcon ™	Medtronic,Santa Rosa,CA,USA	紫杉醇	$3\mu g/mm^2$	Urea
Genie ™	Acrostak,Geneva,Switzerland	纳米多孔材料	10μmol/L	NA
Pantera Lux®	Biotronik,Bülach,Switzerland	紫杉醇	$3\mu g/mm^2$	Butyryl-tri-hexyl citrate
Elutax®	Aachen Resonance,Aachen,Germany	紫杉醇	$2\mu g/mm^2$	Dextrane
Danubio®	Minvasys,Gennevilliers,France	紫杉醇	$2.5\mu g/mm^2$	Butyryl-tri-hexyl citrate

续表

器械	厂家	药物	剂量	辅料
RESTORE® DCB	Cardionovum, Bonn, Germany	紫杉醇	$3\mu g/mm^2$	Safepax
Protégé® and Protégé® NC	Blue Medical, Helmond, Netherlands	紫杉醇	$3\mu g/mm^2$	Porous balloon
Virtue® DCB	Caliber Therapeutics, Inc., New Hope, PA, USA	西罗莫司纳米颗粒	3mg	Porous balloon
Selution® DCB	M.A.Med Alliance SA, Mont-sur-Rolle, Switzerland	西罗莫司纳米颗粒	$1\mu g/mm^2$	cell adherence technology
MagicTouch™	Concept Medical, Surat, India	西罗莫司纳米颗粒	$1.27\mu g/mm^2$	Phospholipid
Xtreme Touch™	Concept Medical, Surat, India	西罗莫司纳米颗粒	$3.00\mu g/mm^2$	Phospholipid
轻舟®（Bingo）	垠艺生物	紫杉醇	$2.5\mu g/mm^2$	

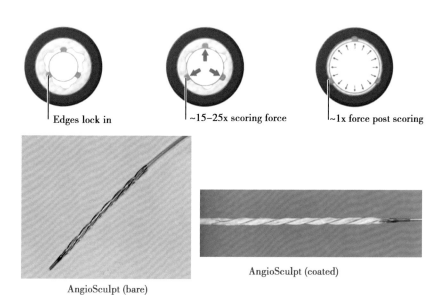

Edges lock in　　　~15–25x scoring force　　　~1x force post scoring

AngioSculpt (bare)　　　AngioSculpt (coated)

图 15-1　AngioSculpt®X 说明图

Chocolate® 是第一个 CE 认证的 DCB，具有外镍钛醇约束结构（图 15-2）。这种约束结构设计比普通血管成形术球囊更均匀地分布球囊扩张力，从而在减少治疗相关损伤——冠状动脉夹层，减少补救支架的植入。此外，该系统从带有亲水性赋形剂的结晶涂层中释放紫杉醇（$3\mu g/mm^2$）。Chocolate® 心脏 FIH 试验的初步结果，包括 19 名使用这种新型 DCB 治疗的新发病变患者。无冠状动脉夹层或急性血管闭塞的病例发生。在 6 个月时，平均 LLL 为 –0.01mm（–0.41~0.17mm），显示内膜增生非常低，同时提示出现了血管重构，这是用金属支架治疗后很少观察到的特征。

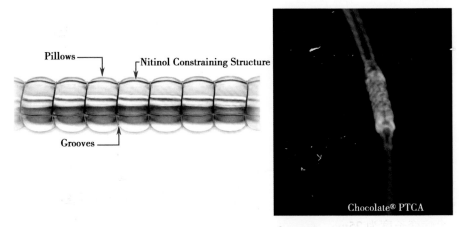

图 15-2 The Chocolate® 说明图

最后，MagicTouch™ 是第一个将纳米科技引入冠状动脉领域的 DCB，纳米颗粒携带西罗莫司并将其送至病变部位。研究中 19 例 BMS 或 DES（55%）ISR 病变患者中使用了该装置。6 个月时，晚期管腔丢失为（0.33 ± 0.41）mm，无再狭窄病例发生。

二、DCB 临床循证医学证据更新

DCB 在支架内再狭窄的治疗上已成为国内外指南的 I A 类推荐，是支架内再狭窄治疗的"金标准"。对于包括小血管病变和分叉病变在内的冠状动脉原发病变，《药物涂层球囊临床应用中国专家共识》推荐单纯 DCB 或可作为 DES 的替代疗法。对于一些高出血风险、近期需要外科手术等的特殊患者，DCB 也可能是优先选择。

在 ISR 病变的应用中，越来越多研究发现在针对 ISR 病变，DCB 和 DES 两组临床终点事件无统计学差异，但即刻管腔获得和靶血管血运再次重建 DES 组更少。故在权威颁布的 2018 年 ESC 血运重建指南中，DCB 和 DES 一道,作为ⅠA类推荐用于治疗 BMS 或 DES 的支架内再狭窄。

但在过去的 1~2 年,DCB 这一新技术在冠状动脉血管疾病也面临了新的挑战。首先,在 ISR 病变的应用中,越来越多研究发现,DCB 不像最初的研究发现远期心血管事件发生率优于新一代的 DES,尤其是长支架 ISR、迂曲钙化血管支架 ISR、边支支架开口 ISR,远期效果没有预期的效果好,这些病变如何去处理,将是未来 5 年支架 ISR 的研究热点问题。其次,尤其是 DCB-only 策略在大血管 de novo 病变中的应用,在这一领域,国内北京医院季福绥团队和郑州大学第一附属医院邱春光团队均有最新的文献发表,为 DCB 适应证的拓展提供了有力的临床循证医学证据。希望将来可以有更多的研究发表,推动 DCB-only 策略在大血管 de novo 病变中应用的发展。再者,DCB-only 策略在分叉病变中的应用虽然早期有一些研究发表,但基于分叉病变的复杂性,在病变预处理后,能够符合 DCB-only 策略的病例有限,因此,限制了此策略的实际应用。但我相信,随着技术不断发展,器械不断更新,将推进 DCB-only 策略在分叉病变中的应用。最后,DCB-only 策略在钙化病变、CTO 病变和急性心肌梗死病变中的应用虽然已经有了重要的尝试和探索,但文献研究更是寥若晨星,还需要各位同道一同努力开拓。

最近有文章报道了实际临床工作中共 1 085 例接受 DCB 治疗的研究结果。67% 患者为冠状动脉 de novo 病变,DES-ISR 为 23% 或裸金属支架(bare mental stent,BMS) ISR 为 10%。参考血管直径相对小[(2.61±0.48) mm],最大病变长度为 25mm,99.4% 的病变成功应用 DCB 治疗,仅在 4.8% 的病变中应用了紧急补救支架治疗。在 9 个月的随访中,主要心血管不良事件(major adverse cardiovascular events,MACEs) 的发生率为 6.8%,主要有 TLR(3.2%)和心肌梗死(3.4%)。但其中 de novo 病变治疗后的 TLR 发生率仅为 2.3%,而 DES-ISR 病变治疗后的 TLR 发生率(5.8%)明显高于 BMS-ISR 病变(2.9%)。

关于患者接受 DCB 治疗后多长时间可以出院,最近 Merinopoulos 等分享了其单中心经验,该中心观察了 100 例患者,病变均为 de novo 病变,其中 46.3% 为 LAD 病变,52% 为 C 型病变,91 处病变直径均大于 2.8mm,治疗后发生 A 型和 B 型夹层的发生率分别为 14.6% 和 34.1%。研究随访结果显示,无一例 30 天内的死亡事件发生,99 例患者均无靶血管临床事件,仅 1 例患者次日接受了靶血管的血运重建。研究提示 de novo 病变接受 DCB 治疗是非常安全的,当日出院也是可行的。

2019 年 5 月 21 日,第三十届欧洲心血管介入会议(EuroPCR 2019)在法国巴黎召开,会议期间,在药物涂层球囊辅助介入治疗的临床结果报告专场上,六项最新研究公布了其研究结果。首先是西罗莫司药物涂层球囊治疗患者冠状动脉原发病变(de novo lesions)、支架内再狭窄(in-stent restenosis)、完全闭塞病变（totally occluded stenotic lesions）的术后短期临床研究：MOZEC™ SEB PTCA 临床研究将 MOZEC™ SEB PTCA 球囊扩张导管应用于支架内再狭窄、冠状动脉原发病变和完全闭塞病变的患者，共有 9 个来自印度的研究中心参与了这项研究。12 个月随访研究显示，完成随访的 32 例患者中，仅 1 例发生心源性死亡，1 例发生 TLR。这些中期数据结果支持了 MOZEC SEB 在支架内再狭窄、原发病变和完全闭塞病变方面的应用。未来完成整个研究后，MOZEC SEB 的安全性和性能数据将更为明了。同样基于瑞典冠状动脉造影和血管形成术注册研究（SCAAR）的报告而得出的冠状动脉小血管病变经皮治疗临床研究结果：该项研究旨在分析应用 DCB 或新一代 DES 治疗存在小血管冠状动脉疾病患者的临床数据结果，其数据来源于 SCAAR 研究。SCARR 研究的主要终点是 3 年随访时的再狭窄和明确的靶病变血栓形成，次要终点是全因死亡和心肌梗死（myocardial infarction，MI）的发生。随访结果显示，随访 3 年后 DCB 组患者再狭窄发生率和心肌梗死风险明显增加。故研究表明，在针对冠状动脉微血管的经皮治疗中，DCB 不可等效替代 DES。其次是 BASKET-SMALL 2 随机试验血管造影分析结果：药物涂层球囊（drug-coated balloon，DCB）与药物洗脱支架（drug-eluting stent，DES）治疗冠状动脉小血管病变的研究对比：DES 是治疗冠状动脉疾病的常用策略，但在小血管病变的治疗中存在局限性。BASKET-SMALL 2 研究针对小血管病变进行了研究，结果显示，DCB 治疗小血管病变的 12 个月临床事件发生率不劣于 DES。由于 BASKET-SMALL 2 研究并未针对所有患者进行有计划的血管造影，故仅获得了事件驱动患者的血管造影数据。与 DCB 相比，DES 在术后具有更大的即刻管腔获得与更少的残余狭窄；1 年随访结果显示，DES 和 DCB 之间有相似的晚期管腔丢失和直径狭窄；且仅 DES 组在进行临床血管造影时发现了由支架内血栓引起的完全闭塞，DCB 用于治疗小血管病变的安全性得到证实。再者，应用紫杉醇药物涂层球囊与药物洗脱支架对 AMI 患者进行血运重建的研究对比：目的探讨药物涂层球囊（drug-coated balloon，DCB）与药物洗脱支架（drug-eluting stent，DES）治疗 ST 段抬高型心肌梗死（ST segment elevation myocardial infarction，STEMI）的疗效和安全性。入选了 ST 段抬高型心肌梗死患者，原发冠状动脉中出现新的非严重钙化罪犯病变以及扩张后残余狭窄小于 50% 的患者被随机分为 DCB 或 DES 治疗组。主要终点是 9 个月时血流储备分数。结果共纳入 120 例患者。9 个月时 DCB 组（$n=35$）的平均分数流量储备值为（0.92 ± 0.05）mm，DES 组（$n=38$）的平均分数流量储备值为（0.91 ± 0.06）mm（$P=0.27$）。DCB 组有 1 例患者 DCB 治疗后即刻发生血管闭塞。在长达 9 个月的随访中，2 名患者需要非紧急靶病变血运重建（每个组各 1 例）。在 STEMI 患者中，DCB-only 策略在 9 个月评估的分数流量储备方面不劣于 DES。因此,DCB 在 STEMI 治疗中似乎也是一个安全、可行的治疗策略。还有一项研究是使用血管造影和 OCT 评估一款运用超声纳米技术滴定系统治疗支架内再狭窄的新型紫杉醇洗脱球囊"ESSENTIAL DCB"。该研究是一项前瞻性、多中心、单臂研究,所有入选患者都使用 ESSTENTIAL ™球囊治疗。OCT 和 QCA 评估显示,患者 6 个月 TLF 为 10%,24 个月 TLF 为 13.3%。ESSENTIAL DCB 在治疗支架内再狭窄的问题上表现出了良好疗效,似乎与其他药物涂层球囊疗效相当,且具有极好的持续性。最后是新型西罗莫司药物涂层球囊治疗冠心病的临床疗效——EASTBOURNE 注册研究。EASTBOURNE 研究着重于观察和评估西罗莫司洗脱药物涂层球囊(SCB)治疗任意类型冠状动脉病变(包括原生血管疾病和支架内再狭窄)的表现。其预设的中期数据分析证实了它的安全性和有效性。共 651 例患者纳入研究,1 个月的随访结果为死亡率为 0.4%,心肌梗死的发生率为 0.1%,靶血管失败为 0.4%,总的 MACEs 发生率为 1.2%,BARC3 和 BARC5 的出血事件发生率几乎为 0;12 个月的随访结果示死亡率为 1%,心肌梗死的发生率为 1.9%,靶血管失败率为 2.4%,总的 MACEs 发生率为 4.8%,BARC3 和 BARC5 的出血事件发生率为 0.5%。

三、病变预处理后的评价

做 de novo 病变的预处理后最怕的就是出现夹层,出现了夹层如果按照现在通行的夹层定义 C 型夹层是需要植入 DES 治疗的,但临床实际工作中感觉有一部分 C 型夹层不需要进一步植入 DES,而一部分 B 型夹层会发生迟发型的血管闭塞,显然,目前共识的推荐仍然不能够准确评估病变处理后夹层对冠状动脉是否发生闭塞尤其是 C 型夹层。目前,有学者认为对于较大的血管可以应用 FFR 来检测评价预处理后的夹层是否需要额外植入 DES,如果 FFR 值足够,用 DCB 治疗是安全、有效的,随访时具有良好的远期效果。在一项研究中,如果 POBA 术后的 FFR>0.85,则 DCB 可应用于病变治疗,否则植入 DES。9 个月随访时,两组 9 个月时的 FFR 无差异[DCB 组为 (0.85 ± 0.08) mm,支架组为 (0.85 ± 0.05) mm,P=0.973]。但 DCB 组的 LLL 明显低于支架组[DCB 组为 (0.05 ± 0.27) mm,支架组为 (0.40 ± 0.54) mm,P=0.022]。同样,最近的欧洲数据表明,如果他们确定了足够的残余狭窄 <40%,FFR>0.8,DCB 治疗是可行和安全的。也有研究的 FFR cutoff 值为 0.75,结果也证实 FFR>0.75,DCB 治疗是可行和安全的。目前,相关的研究仍然规模较小,FFR 值的设定也不尽相同,由于 POBA 之后的 FFR 值只会在原来的基础上增加 10 个百分点,故单纯应用 FFR 来评价仍然争议较大。关于 IVUS 及 OCT 应用于 POBA 后评价相关研究目前还很不充分,目前在 POBA 后出现 C 型夹层或残余狭窄 40% 时是否还可以应用 DCB 治疗方面，还缺乏强有力的循证医学证据来指导临床，需要进一步严谨的临床研究来提供更多的方法和更可靠的数据。

四、DCB 的冠状动脉以外血管疾病的应用展望

在颅内动脉和血液透析通路狭窄病变的介入治疗中，DCB 已经逐步应用这一领域，目前还需进一步的临床研究证实其有效性和安全性。虽然研究较少，但应用前景更加广阔，很多问题仍不明确。比如血液透析通路狭窄病变应用目前的 DCB 药物剂量是否合适（过量还是不足），如何保证 DCB 能在两分钟之内送至颅内动脉狭窄处等，随着器械和基础研究的进展和临床研究的实施，更多的临床问题提出，更多的研究来回答。

总之，"介入无植入"是临床心血管冠状动脉介入医生追逐的终极目标，DCB 无疑为此提供了一个具有无限前景的治疗方式，然而任何一项新的技术从出现到发展，必将是符合螺旋上升趋势的，遇到新问题，解决新问题，技术和平台不断更新以满足更广泛的临床需求。

（张闻多　季福绥）

参考文献

［1］ BAAN J Jr,CLAESSEN B E,DIJK K B,et al.A randomized comparison of paclitaxel-eluting balloon versus everolimus-eluting stent for the treatment of any in-stent restenosis：The DARE Trial［J］.JACC Cardiovasc Interv,2018,11（3）:275-283.

［2］ JEGER R V,FARAH A,OHLOW M A,et al.Drug-coated balloons for small coronary artery disease（BASKET-SMALL 2）:an open-label randomized non-inferiority trial［J］.Lancet,2018,392（10150）:849-856.

［3］ ALFONSO F,PÉREZ-VIZCAYNO M J,CUESTA J,et al.3-year clinical follow up of the RIBS Ⅳ clinical trial：A prospective randomized study of drug-eluting balloons versus everolimus-eluting stents in patients with in-stent restenosis in coronary arteries previously treated with drug eluting stents［J］.JACC Cardiovasc Interv,2018,11（10）:981-991.

［4］ KATSANOS K,SPILIOPOULOS S,KITROU P,et al.Risk of death following application of paclitaxel-coated balloons and stents in the femoropopliteal artery of the leg：A systematic review and meta-analysis of randomized controlled trials［J］.J Am Heart Assoc,2018,7（24）:e011245.

［5］ ROSENBERG M,WALISZEWSKI M,CHIN K,et al.Prospective,large-scale multicenter trial for the use of drug-coated balloons in coronary lesions：The DCB-only all-comers registry［J］.Catheter Cardiovasc Interv,2019,93（2）:181-188.

［6］ PERKINS L E L,RIPPY M K.Balloons and Stents and Scaffolds：Preclinical Evaluation of Interventional Devices for Occlusive Arterial Disease［J］.Toxicol Pathol,2019,47（3）:

297-310.

［7］　MERINOPOULOS I,WICKRAMARACHCHI U,WARDLEY J,et al.Day case discharge of patients treated with drug coated balloon only angioplasty for de novo coronary artery disease:A single center experience［J］.Catheter Cardiovasc Interv,2020,95(1):105-108.

［8］　SHIN E S,ANN S H,BALBIR SINGH G,et al.Fractional flow reserve-guided paclitaxel-coated balloon treatment for de novo coronary lesions［J］.Catheter Cardiovasc Interv,2016,88(2):193-200.

［9］　ANN S H,BALBIR SINGH G,LIM K H,et al.Anatomical and Physiological Changes after Paclitaxel-Coated Balloon for Atherosclerotic De Novo Coronary Lesions:Serial IVUS-VH and FFR Study［J］.PLoS One,2016,11(1):e0147057.

［10］　ANN S H,HER A Y,SINGH G B,et al.Serial Morphological and Functional Assessment of the Paclitaxel-coated Balloon for de Novo Lesions［J］.Rev Esp Cardiol(Engl Ed),2016,69(11):1026-1032.

［11］　POERNER T C,DUDERSTADT C,GOEBEL B,et al.Fractional flow reserve-guided coronary angioplasty using paclitaxel-coated balloons without stent implantation:feasibility,safety and 6-month results by angiography and optical coherence tomography［J］.Clin Res Cardiol,2017,106(1):18-27.

第十六章

药物涂层球囊应用病例解析

第一节　支架内再狭窄病变病例

一、高龄老年人 RCA ISR 病变病例

【病史简介】患者男性，91 岁，主因"间断气短、胸闷 16 年，加重 3 个月"收入院。

既往：高脂血症 10 余年，吸烟史 60 年，30 支 /d。

临床诊断：冠心病，不稳定型心绞痛，高脂血症。

【冠状动脉病变情况】LM 正常，LAD 正常；LCX 正常；dRCA 支架内 ISR 75%（图 16-1），右冠优势型。

【介入治疗过程】Cordis 6F JR 4.0 导引导管到达右冠开口。应用 ACS Whisper 0.014×190cm 通过 dRCA 病变达 PL 远段，应用 OrbusNeich SAPPHIRE NC 3.25mm×10mm 扩张 dRCA 支架内再狭窄病变，压力 18ATM，残余狭窄 25%，血流 TIMI 3 级。应用 B/Braun SeQuent Please 3.5mm×20mm 药物涂层球囊于 dRCA 病变处，扩张压力 8ATM，扩张时间 45 秒，支架残余狭窄 10%，血流 TIMI 3 级。术后即刻效果见图 16-2。

【病例讨论】

1. 患者高龄，91 岁，手术风险较高，长期双联抗血小板治疗出血风险高。

2. 药物涂层球囊术后，双联抗血小板治疗仅需要 1~3 个月，可降低老年患者长期双联抗血小板治疗带来的出血风险，因此有效提高患者的临床净获益。

3. 药物涂层球囊治疗对于高龄老人，不增加额外手术风险。

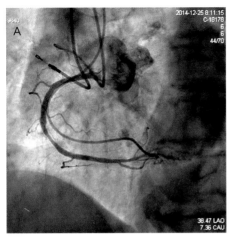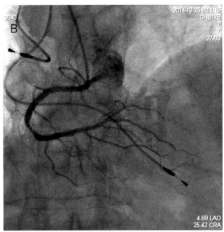

图 16-1　介入治疗前影像

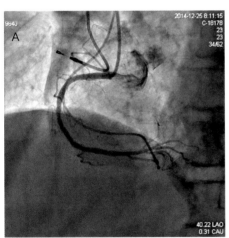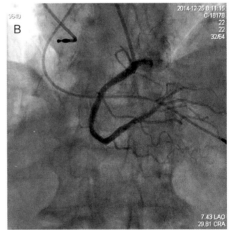

图 16-2　介入治疗后影像

（蓝 明　刘 兵）

二、DCB 治疗 RCA 开口 ISR 病例

【**病史简介**】患者男性,63 岁,主因"间断胸痛 5 年,加重 1 天"收入院。既往:2009 年行 mRCA PCI 术,2014 年行 osRCA PCI 术;高脂血症 4 年。临床诊断:冠心病,不稳定型心绞痛,PCI 术后,高脂血症。

【**冠状动脉病变情况**】LM 正常;p-mLAD 25%~50% 狭窄;dLCX 两处 25% 狭窄;pRCA 支架内再狭窄 90%(图 16-3),中远段支架通畅,远段支架内

193

内膜增生 25% 狭窄；右冠优势型。

【介入治疗过程】Medtronic 5F JR 4.0 导引导管送至右冠开口，ACS BMW 0.014×190cm 导引导丝通过 pRCA 病变至 PL，ACROSTAK GRIP 3.0mm×8mm 球囊无法通过病变，造影显示导丝先通过裸露在右冠窦的支架网孔，再进入右冠(图 16-4)。故取另一根 ACS BMW 0.014×190cm 导丝，通过右冠开口及近段病变，到达 PDA，ACROSTAK GRIP 3.0mm×8mm 球囊可通过右冠开口送至 pRCA 病变处，扩张压力最大至 22ATM，最大扩张直径为 3.38mm，残余狭窄 75%，TIMI 血流 3 级。换用 OrbusNeich Sapphire NC 3.5mm×12mm 球囊扩张 pRCA 病变，压力 14ATM，扩张直径 3.54mm，残余狭窄 25%~50%，TIMI 血流 1 级，无夹层。B\Braun SeQuent Please 3.5mm×17mm 药物涂层球囊，在 pRCA 病变处扩张，压力 10ATM，扩张直径 3.66mm，扩张时间 50 秒(图 16-5)，患者无不适主诉，心电图无变化。造影提示 pRCA 残余狭窄 25%，TIMI 血流 3 级(图 16-6)。

【病例讨论】

1. 患者中年男性，右冠开口支架内再狭窄；患者 osRCA de novo 病变植入第三代 DES 后发生 ISR，考虑再次植入 DES 远期预后不容乐观。

2. osRCA 首次支架植入时支架"突出"右冠窦部分较长，再次支架有支架无法到位的风险；药物涂层球囊为半顺应性球囊，易于通过且远期效果不逊于再次植入药物洗脱支架。

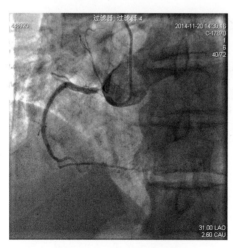

图 16-3　介入治疗前影像

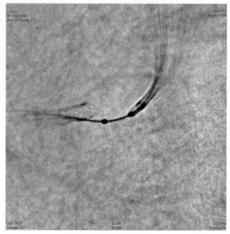

图 16-4　导丝先通过裸露在右冠窦的支架
　　　　　网孔，再进入右冠影像

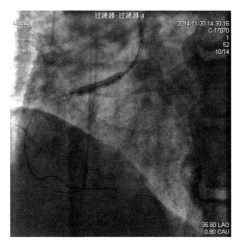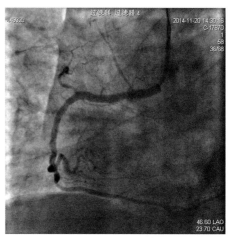

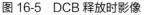

图 16-5　DCB 释放时影像　　　　图 16-6　介入治疗后影像

3. DCB 应用中的技术要点之一是"顺利到位",对于右冠开口病变导引导管的同轴性更为重要,5F 导引导管易于"深插"提供较好的主动支撑力;同时病变 DCB PTCA 前"预准备"必须充分,因此 DCB PTCA 前选用"非顺应性"球囊,对病变进行充分扩张;通过 5F 导引导管完成 DCB PTCA 术可行且不增加手术风险;同时,提高患者术中舒适性及降低远期桡动脉闭塞率。

（蓝　明　刘　兵）

三、DCB 治疗桥血管支架内 ISR 病例

【病史简介】患者女性,71 岁,主因"间断胸痛 9 年,加重 1 个月"收入院。9 年前行冠状动脉 CABG:LIMI-LAD,AO-SVG-OM-PDA。3 年前症状再发,复查造影见 AO-SVG-OM-PDA 静脉桥中段狭窄 90%,植入支架 1 枚;2 年前症状再发,复查造影见 AO-SVG-OM-PDA 静脉桥中段支架内再狭窄 90%(图 16-7),应用药物涂层球囊治疗即刻效果良好(图 16-8)。半年前症状再发,复查造影见 AO-SVG-OM-PDA 静脉桥中段支架内再狭窄 90%(图 16-9),再次应用药物涂层球囊治疗即刻效果良好(图 16-10)。

既往:2 型糖尿病 16 年,高血压 10 年,血脂异常 9 年,不吸烟。

临床诊断:冠心病,不稳定型心绞痛,CABG 术后,桥血管狭窄。心电图未见异常。

【冠状动脉病变情况】LM 未见狭窄;LAD 近段 100% 闭塞;LCX 近段 100% 闭塞;RCA 开口至远段 75%~90% 弥漫性病变,以远 100% 闭塞;右冠优势型。AO-SVG-OM-PDA 静脉桥中段支架内再狭窄 90%(图 16-11)。

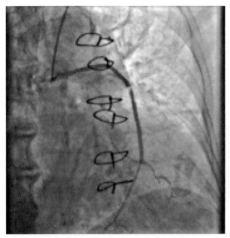

图 16-7　第一次介入治疗前影像

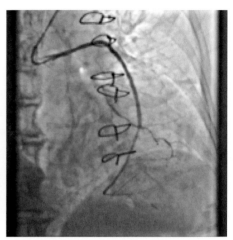

图 16-8　第一次介入治疗后影像

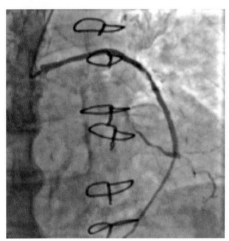

图 16-9　第一次介入治疗后半年复查影像

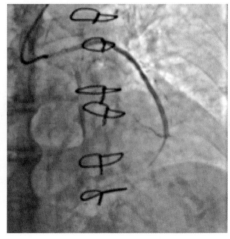

图 16-10　第二次介入治疗后影像

【介入治疗过程】第 1 次药物涂层球囊介入治疗，为左桡动脉入路，在指引导管到达静脉桥血管开口后，用 2.5mm×10mm 切割球囊预处理支架内再狭窄部位后，再用 2.5mm×20mm 药物涂层球囊处理病变后，即刻效果良好。第 2 次药物涂层球囊介入治疗，入路为左桡动脉，用 2.5mm×20mm 半顺应球囊扩张桥血管支架内再狭窄部位后，再次使用 2.5mm×26mm 药物涂层球囊于该病变处，即刻效果良好。

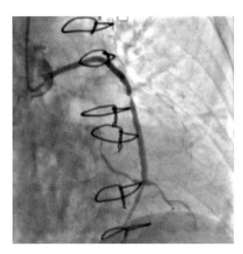

图 16-11 第二次介入治疗后半年复查

【病例讨论】本例为静脉桥血管狭窄病变,在应用支架治疗后出现再狭窄,反复应用两次药物涂层球囊处理再狭窄病变,结果失败。尽管目前公认冠状动脉支架内再狭窄病变首选药物涂层球囊治疗,并且远期效果也得到大量的临床证据支持。但是本例患者的静脉桥血管支架内再狭窄则出现意想不到的失败,可能存在的原因是静脉桥血管的再狭窄机制与冠状动脉不完全一致。

Fusazaki 曾报道 1 例反复大隐静脉桥血管支架内再狭窄的多种腔内血管影像观察结果。该患者 CABG 术后 9 年开始出现大隐静脉桥血管狭窄,在先后两次 DES 支架植入术后 19 个月后再次出现严重再狭窄病变。通过 IVUS 观察,可见罪犯病变边缘部分为内皮细胞覆盖,而罪犯病变部位呈现大面积无回声区域;血管镜观察到支架边缘内皮未完全覆盖部位存在少量红色血栓,罪犯病变表面覆盖白色新生内皮样物质;OCT 则证实罪犯病变表面为新生内皮,其下方覆盖富含微通道的低密度区域,结合 IVUS 结果考虑为慢性血栓。Bicenter 注册研究随访了 25 例因大隐静脉桥血管狭窄后使用支架治疗发生再狭窄的患者,使用 DCB 治疗再狭窄后,中位随访时间为 12 个月,先前使用 DES 的患者再次血运重建的比例高达 72%,先前使用 BMS 的患者再次血运重建发生率为 14%。目前对于静脉桥血管介入治疗,尤其是支架内再狭窄的 DCB 治疗研究较少,似乎是经过 DES 治疗后出现的再狭窄更容易反复发生,对其中的机制仍需进一步探讨。

(蓝 明 王欣越 张闻多)

第二节 慢性完全闭塞性病变病例

一、DCB 治疗 PDA CTO 病变病例

【病史简介】患者男性,52 岁,主因"发作性胸痛 3 个月"收入院,心电图运动试验阳性。

既往:高血压、糖尿病,吸烟史 30 年,20 支 /d。

临床诊断:冠心病,不稳定型心绞痛。心电图大致正常。

【冠状动脉病变情况】LM 正常,LAD 未见异常;LCX 近段狭窄 50%~75%,远段狭窄 90%;RCA 近中段狭窄 25%,PDA 开口 100% 慢性闭塞(图 16-12);右冠优势型。

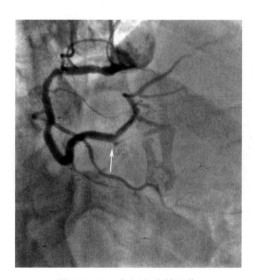

图 16-12 介入治疗前影像

【介入治疗过程】6F AR 0.75 导引导管,Finecross 微导管支撑下,Pilot150 导丝通过 PDA 闭塞病变,Tazuna 1.25mm×10mm 球囊预扩后残余狭窄 75%~90%(图 16-13),Sapphire 2.0mm×20mm 球囊预扩后残余狭窄 50%,Hiryu 2.5mm×15mm 非顺应性球囊再次预扩,残余狭窄 <20%(图 16-14),SeQuent Please 2.5mm×30mm 药物涂层球囊 7ATM 扩张 50 秒,即刻治疗效果满意(图 16-15)。1 个月后行 LCX 介入治疗时复查造影提示,PDA 近段药物涂层球囊扩张处无明显残余狭窄及夹层(图 16-16)。

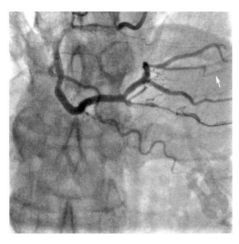

图 16-13 介入治疗中影像

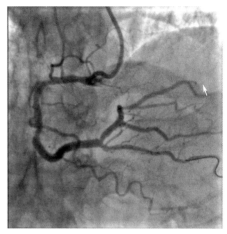

图 16-14 介入治疗中影像

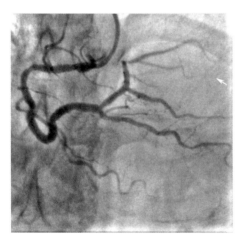

图 16-15 介入治疗后即刻影像

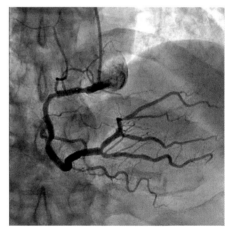

图 16-16 介入治疗后 1 个月影像

【病例讨论】本例为不稳定型心绞痛患者,合并高血压、糖尿病,双支病变,后降支慢性闭塞,回旋支重度狭窄,策略为首先开通后降支 CTO 病变,择期处理回旋支病变。后降支血管直径为 2.5mm,闭塞病变开通后,如果植入支架,容易发生再狭窄,还可能挤压后侧支开口,综合考虑后决定使用药物涂层球囊。首先选择支撑力较好的导引导管,先后选用 1.25mm、2.0mm 和 2.5mm 的球囊对病变进行预扩张,预处理效果满意,药物涂层球囊迅速到位,术后即刻造影显示病变残余狭窄轻,未见夹层,扩张结果满意,1 个月后复查结果满意。

（唐国栋　孙福成）

二、DCB 治疗 LAD CTO 病变病例

【病史简介】患者男性,55 岁,主因"胸痛 3 个月,加重半个月"收入院。

既往:高血压 6 年,吸烟 40 年,戒烟 3 个月。心电图正常范围,超声心动 EF 60%。

临床诊断:冠心病,不稳定型心绞痛。

【冠状动脉病变情况】LM 未见狭窄;LAD 中段 100% 闭塞(图 16-17), D1 狭窄 50%;LCX 远段狭窄 90%;RCA 中段狭窄 50%~75%,RCA 远段狭窄 90%,PL 狭窄 50%,RCA 至 LAD 侧支循环形成。

【介入治疗过程】右桡动脉入路,在指引导管到达左冠开口后,在微导管支撑下最终 ASAHI Miracle 3 0.014in×180cm 导丝通过 LAD 闭塞段病变。用 1.0mm×10mm、2.0mm×20mm、2.5mm×20mm 半顺应球囊序贯扩张闭塞段,扩张后闭塞段无明显夹层,残余狭窄小于 30%(图 16-18),最后用 2.75mm×26mm 药物涂层球囊处理病变(图 16-19),即刻效果良好,对角支开口无影响(图 16-20)。7 个月后复查冠状动脉造影,药物涂层球囊治疗部位效果良好(图 16-21)。2 年后复查冠状动脉造影,药物涂层球囊治疗部位效果良好(图 16-22)。

【病例讨论】本例为前降支 CTO 病变,闭塞段较短,右冠系统向前降支供应侧支循环,冠状动脉介入的策略是优先开通闭塞血管。CTO 病变的闭塞段以远血管床经常因灌注不足而相对萎缩,导致使用支架时对管腔直径判断不足,从而因支架贴壁不良出现再狭窄甚至闭塞。此时如果应用药物涂层球囊,

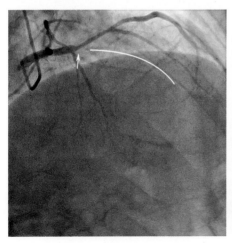

图 16-17　介入治疗前影像

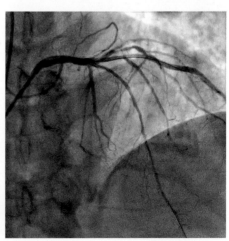

图 16-18　介入治疗中影像

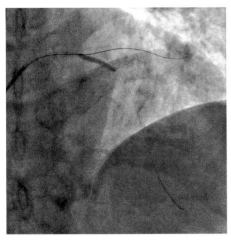

图 16-19　介入治疗中影像

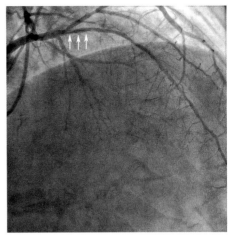

图 16-20　介入治疗后即刻影像

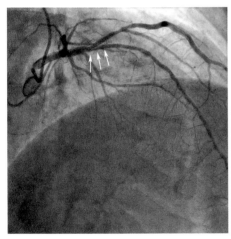

图 16-21　介入治疗后 7 个月影像

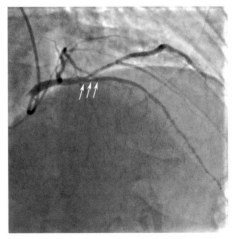

图 16-22　介入治疗后 2 年影像

理论上可以避免上述情况发生,减少术后再狭窄的发生。但是 CTO 病变的操作通常比较复杂,无论是正向或逆向技术,导丝进入动脉管壁形成严重夹层的概率较大,这也限制了药物涂层球囊在此类患者的应用。而类似本病例病变情况,CTO 病变闭塞段较短,操作相对简单,开通后无明显夹层的情况,尝试应用药物涂层球囊的效果不亚于支架治疗。本病例术后 3 个月还出现大量便血,来我院复诊时血 HGB 7.9g/dl,予 B 型红细胞悬液 2U 输血治疗,期间停用双联抗血小板药物,未出现急性心血管事件(如血栓等),说明血管内皮覆盖佳,PCI术后 3 个月就可以停用双联抗血小板药物改为单抗,是 DCB 治疗的优势之一;

此外,可以从图 16-23 看出闭塞段术后 2 年时的管腔较术后即刻明显扩大,即出现了血管的正性重构,是 DCB 治疗的另一优势。

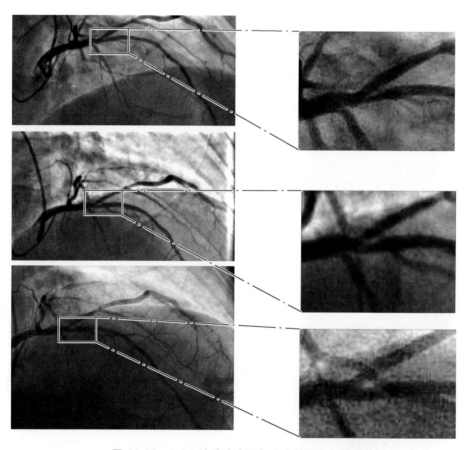

图 16-23　DCB 治疗病变局部治疗前后变化图

（王欣越　于　雪　季福绥）

三、DCB 治疗 RCA CTO 病变病例

【病史简介】患者男性,59 岁,主因"发作性胸痛 1 年,加重 1 个月"收入院。

既往:高血压、吸烟史 40 年,20 支 /d。

临床诊断:冠心病,不稳定型心绞痛。

【冠状动脉病变情况】LM 远段 25% 狭窄,LAD 中段 75% 狭窄;LCX 远段弥漫性长病变狭窄 75%~90%;RCA 中段 50% 狭窄,远段 100% 慢性闭塞(图 16-24,视频 16-1);右冠优势型。

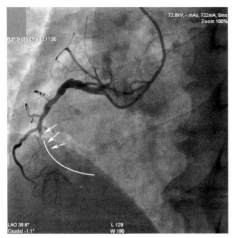

图 16-24　介入治疗前影像

【介入治疗过程】6F XBRCA 导引导管,Finecross 微导管支撑下,导丝通过 dRCA 闭塞病变,先后应用 1.25mm×12mm、1.5mm×8mm、2.5mm×12mm 半顺应性球囊预扩后,再应用 2.75mm×10mm 切割球囊,3.0mm×15mm 非顺应性球囊预扩张后残余狭窄 <30%(图 16-25),应用 SeQuent Please 2.5mm×26mm、3.0mm×30mm、3.5mm×26mm 三个药物涂层球囊依次于 dRCA 全程病变,均 8ATM 扩张 50~60 秒(图 16-26~ 图 16-28,视频 16-2),即刻治疗效果可以接受(图 16-29)。1 年后造影随访显示全程病变未见明显狭窄,效果满意。

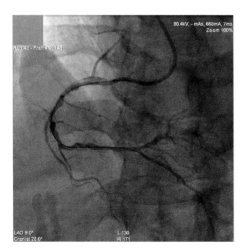

图 16-25　介入治疗中影像

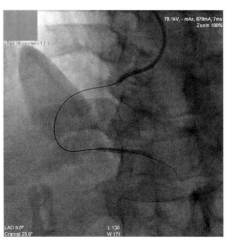

图 16-26　介入治疗中影像

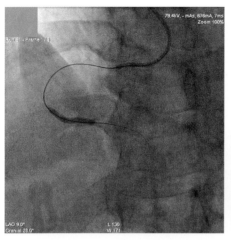

图 16-27　介入治疗中影像

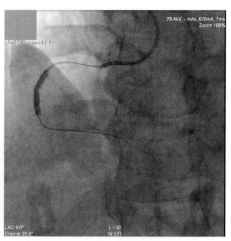

图 16-28　介入治疗中影像

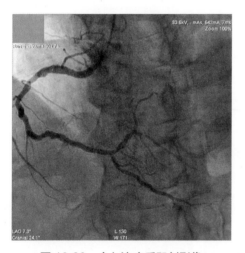

图 16-29　介入治疗后即刻影像

视频 16-2
介入治疗后
即刻影像

【病例讨论】本例病变为 RCA 远段慢性闭塞,外院曾尝试开通失败,二次尝试幸运开通。处理 CTO 病变时应按照中国的 CTO 路径建议进行开通血管的处理,但是 CTO 病变的操作通常比较复杂,无论是正向或逆向技术,导丝进入动脉管壁形成严重夹层的概率较大,如果已经应用了 CART 和“正向夹层 - 再进入(ADR)”技术,则由于已经造成了巨大的夹层,很难应用DCB 治疗,本例患者在闭塞病变很长,病变预处理时选取由小到大,逐层增加预扩张球囊,扩张的压力也要从低压力到高压力逐层递增,应用特殊的预扩张球囊如切割、双导丝、棘突等是非常必要的。术后即刻的效果主要观察残余狭窄和夹层,我们的经验发现:首先,残余狭窄大是造成远期效果不佳的主要原因,所以一定要等比例的充分预扩张;其次,即刻出现的夹层如果导致血流减慢,则不适合DCB的治疗,但如果出现了夹层,但血流仍达TIMI 3级,可以观察时间延长(建议半个小时以上)再决定是否应用DCB治疗。该患者经过上述的预处理后充分的观察,应用了三枚DCB,即刻和远期效果均十分满意。

(张闻多　季福绥)

第三节　原发大血管病变病例

一、DCB治疗前降支原发大血管病变病例

【**病史简介**】患者男性,57岁,主因"间断胸闷、胸痛1个月"于2016年9月收入院,曾于2013年因不稳定型心绞痛于中间支植入支架1枚。

既往:高血压,高脂血症,未戒烟。否认早发心血管疾病家族史。

查体:血压120/70mmHg,心率65次/min,查体未见明显异常。

临床诊断:冠心病,不稳定型心绞痛。

【**冠状动脉病变情况**】LM未见明显狭窄,mLAD与D1呈分叉病变,Medina分型1,1,1,均75%狭窄;中间支支架近端边缘增生25%狭窄;LCX远段75%狭窄(较前无明显变化);pRCA 25%狭窄,PDA两处25%狭窄,右冠优势型(图16-30,图16-31)。

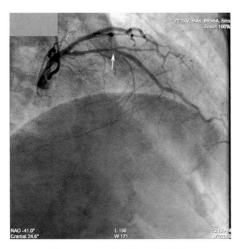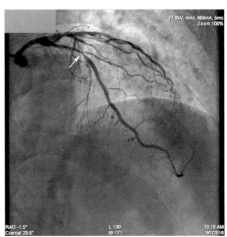

<table>
<tr><td>图 16-30　介入治疗前影像</td><td>图 16-31　介入治疗前影像</td></tr>
</table>

【**介入治疗过程**】将 Medtronic 6F EBU 3.5 导引导管置于左冠开口，ACS Whisper 0.014in×190cm 导引导丝通过 mLAD 病变达远端，另一 ACS Whisper 0.014in×190cm 导引导丝植入 D1 内保护，应用 2.0mm×20mm 预扩张球囊扩张 mLAD 病变处两次 12ATM，并应用 2.5mm×20mm 预扩张球囊扩张 mLAD 病变处两次 12ATM，残余狭窄 50%；用 2.75mm×10mm cutting 球囊扩张 mLAD 病变处 3 次 10~12ATM，残余狭窄 <20%，血流 TIMI 3 级（图 16-32）。将 B/Braun SeQuent Please 2.75mm×26mm 药物涂层球囊定位于病变处（图 16-33），扩张至 8ATM，持续 35 秒，残余狭窄 <10%，血流 TIMI 3 级（图 16-34）。

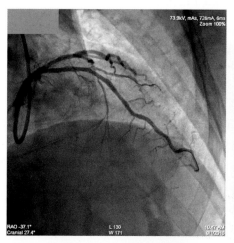

图 16-32　介入治疗中影像

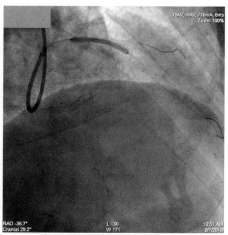

图 16-33　介入治疗前影像（DCB 释放）

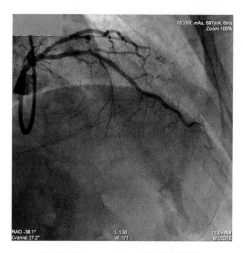

图 16-34　介入治疗后即刻影像

【**病例讨论**】从冠状动脉造影看,靶病变为 mLAD 病变且为分叉病变,如果植入支架边支血管可能受挤压闭塞,而应用 DCB 治疗,则避免了这种情况的发生,通过预处理后,无明显夹层,残余狭窄小,最终应用 DCB 治疗后,D1 血流未受任何影响。针对这一病变的随访,我们有幸获得了 DCB 治疗 3 年后的造影随访结果。3 年后造影随访结果(图 16-35,图 16-36)显示,mLAD 原狭窄病变处无残余狭窄,而且通过测量晚期血管丢失为负数,即表明血管发生了正性重构,管腔扩大,这和很多文献的报道是一致的,也是 DCB 治疗优于支架治疗的最重要的方面之一。同时 D1 开口也没有受到影响,和 3 年前术后即刻相比,狭窄也好转。

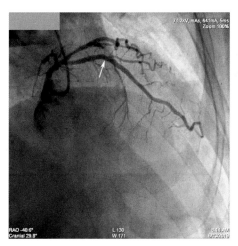 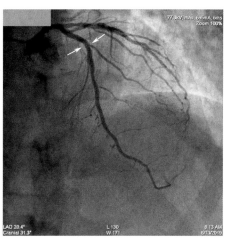

图 16-35　介入治疗后 3 年影像　　　图 16-36　介入治疗后 3 年影像

（王欣越　张闻多）

二、DCB 治疗前降支 LAD 开口病变病例

【**病史简介**】患者男性,66 岁,主因"间断胸闷 7 年,加重 1 个月"于 2017 年 2 月收入院,曾于 2011 年 8 月因不稳定型心绞痛于 RCA 近段植入支架 1 枚。

既往:高血压 10 余年,血压控制在 140~150/80~90mmHg。血脂异常 30 年,服用瑞舒伐他汀 10mg,每日 1 次。吸烟 40 年,20 支 /d,戒烟 14 年。

查体:血压 140/80mmHg,双肺呼吸音清,心界不大,心率 74 次 /min,律齐,腹软无压痛,双下肢无水肿。心电图未见明显异常。超声心动未见异常。

临床诊断:冠心病,不稳定型心绞痛。

【**冠状动脉病变情况**】LM 未见明显狭窄,LAD 开口 Medina 分型 0,1,0 病变,75% 狭窄,D1 开口 50% 狭窄;LCX 未见明显狭窄;dRCA 25% 狭窄,PDA 两处 25% 狭窄,右冠优势型(图 16-37,图 16-38,视频 16-3)。

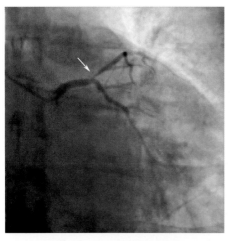

图 16-37　介入治疗前影像

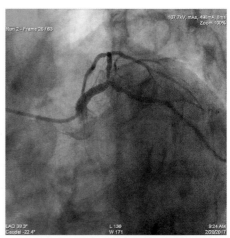

图 16-38　介入治疗前影像

【介入治疗过程】将 Medtronic 6F EBU 3.5 导引导管置于左冠开口，ACS Whisper 0.014in × 190cm 导引导丝通过 mLAD 病变达远端，另一 ACS Whisper 0.014in × 190cm 导引导丝植入 D1 内保护，应用 2.0mm × 20mm 预扩张球囊扩张 mLAD 病变处两次 12ATM，并应用 2.5mm × 20mm 预扩张球囊扩张 mLAD 病变处两次 12ATM，残余狭窄 50%；用 2.75mm × 10mm cutting 球囊扩张 mLAD 病变处 3 次 10~12ATM，残余狭窄 <20%，血流 TIMI 3 级（图

视频 16-3
介入治疗前
影像

16-39）。将 B/Braun SeQuent Please 3.0mm × 15mm 药物涂层球囊定位于病变处（图 16-40），扩张至 8ATM，持续 35 秒，残余狭窄 <10%，血流 TIMI 3 级（图 16-41）。

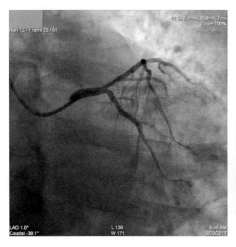

图 16-39　介入治疗中影像

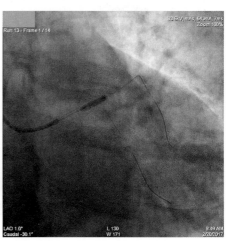

图 16-40　介入治疗中影像（DCB 释放）

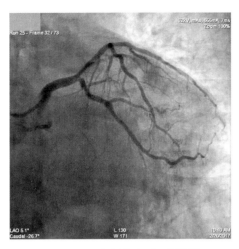

图 16-41　介入治疗后即刻影像

【病例讨论】从冠状动脉造影看,靶病变为 LAD 开口病变,为 0.1.0 病变,如果植入支架 LCX 可能受挤压狭窄,而应用 DCB 治疗,则避免了这种情况的发生,通过预处理后,无明显夹层,残余狭窄小,最终应用 DCB 治疗后,虽然 DCB 治疗后分叉部位的嵴受挤压偏向了 LCX 一侧,但 LCX 血流未受任何影响。1 年后造影随访结果(图 16-42,图 16-43,视频 16-4)显示 LAD 原狭窄病变处无残余狭窄,分叉部位的嵴恢复了原来的位置,同时 LCX 开口也没有受到影响,也是 DCB 治疗优于支架治疗最重要的方面之一。

视频16-4

视频 16-4
介入治疗后
1 年影像

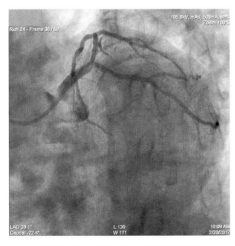

图 16-42　介入治疗后 1 年影像

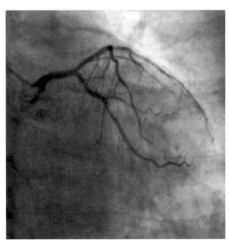

图 16-43　介入治疗后 1 年影像

（张闻多　王欣越）

209

三、IVUS 指导下 DCB 治疗左主干病变病例

【病史简介】患者男性,55 岁,主因"劳力性胸痛 7 年,加重半年"收入院。3 年前因胸痛加重行冠状动脉造影显示左主干远段分叉处 25%~50% 狭窄,前降支中段 50%~75% 狭窄,右冠远段 CTO 病变,于右冠远段植入 1 枚 DES 支架。半年前,胸痛再次加重,来我院就诊。

既往:高血压、高脂血症,吸烟史 20 年,20 支 /d,戒烟 20 年。

临床诊断:冠心病,稳定型心绞痛,支架植入术后。静息心电图大致正常。

【冠状动脉病变情况】LM 远段 50%~75% 狭窄,LAD 中段 75% 狭窄,中间支粗大;LCX 远段 75% 狭窄(细小)(图 16-44);RCA 远段支架通畅;右冠优势型。

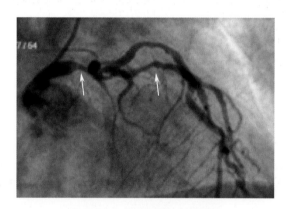

图 16-44　左冠造影(右前斜)

【介入治疗过程】将 Medtronic 6F EBU 3.5 导引导管置于左冠开口,两根 Runthrough 0.014in × 190cm 导引导丝分别送至 LAD 及中间支远段通过 dLCX 病变达远端,送入 Boston Scientific OptiCross IVUS 导管行 mLAD-LM 检查(图 16-45,图 16-46)。应用 Demax GUSTA NC 3.0mm × 15mm 球囊扩张 MLAD-LM 病变,残余狭窄 25%,osLAD-LM 远段有 B 型夹层,血流 TIMI 3 级。观察 15 分钟,夹层无进展,先将 Firehawk 3.0mm × 23mm 支架植入 mLAD 病变处;再将 B/Braun SeQuent Please 3.5mm × 26mm 药物涂层球囊至于 LAD 近端至 LM 远段处,扩张至 14ATM,持续 30 秒,残余狭窄 10% 伴 B 型夹层,血流 TIMI 3 级(图 16-47,图 16-48),再次行 IVUS 检查(图 16-49,图 16-50)。9 个月后例行复查冠状动脉造影(图 16-51,图 16-52)及 IVUS 检查(图 16-53,图 16-54),夹层愈合,管腔通畅。

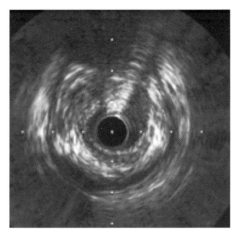

图 16-45　IVUS:LM 远段,MLA 2.61mm^2

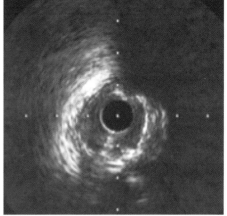

图 16-46　IVUS:LAD 中段,MLA 2.94mm^2

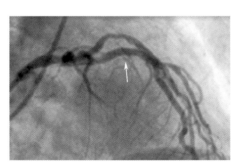

图 16-47　前降支中段植入 DES 即刻

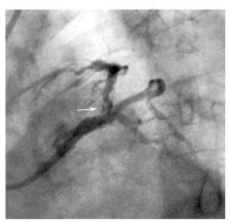

图 16-48　前降支近端至左主干 DCB 术
后即刻

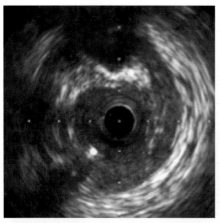

图 16-49　术后即刻 IVUS：LM 远段夹层，MLA 5.57mm^2

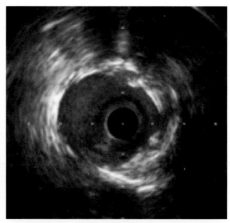

图 16-50　术后即刻 IVUS：LAD 中段，MLA 5.75mm^2

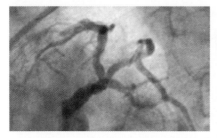

图 16-51　术后 9 个月冠状动脉造影（左足位）

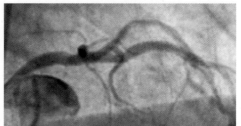

图 16-52　术后 9 个月冠状动脉造影（右头位）

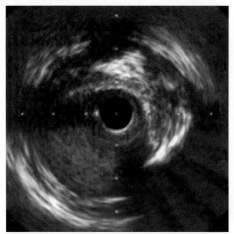

图 16-53　术后 9 个月 IVUS：LM 远段，夹层愈合，MLA 8.33mm^2

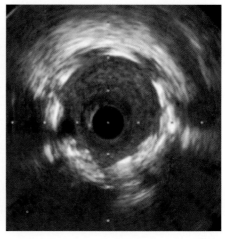

图 16-54　术后 9 个月 IVUS：LAD 中段，MLA 6.44mm^2

【病例讨论】本例为稳定型心绞痛患者，病变复杂，左主干合并三支病变。左主干病变累及 LAD 开口，局部解剖为四分叉病变，如果植入支架，可能会挤压中间支及 LCX 开口，而且左主干直径和前降支差异比较大，支架容易选小，综合考虑后决定使用药物涂层球囊，并且为了明确局部解剖关系，介入前做了 IVUS 检查。IVUS 显示斑块负荷主要集中在前降支开口至左主干远段。选择强支撑力的导引导管，因血管较大，为保证手术成功，选择了略小的非顺应性球囊进行预扩张，直径与参考血管直径比值约为 0.8∶1，扩张后残余狭窄约 30%，在可接受范围，切忌为追求更低的残余狭窄效果而选用过大预扩张球囊或扩张压力过大。药物涂层球囊扩张后出现 B 型夹层，因为部位关键，一定保证夹层稳定（无造影剂滞留），否则应立即植入支架。我们观察了 15 分钟，夹层无进展，局部造影剂能迅速清除，遂结束手术，并对患者密切监测，住院期间恢复顺利，无并发症。9 个月复查造影和 IVUS 显示夹层愈合，血管内皮修复，管腔面积较术后即刻明显增加，与临床报道一致。本例的经验提示对于解剖关系比较复杂，不适合植入支架的患者，可考虑药物涂层球囊治疗；对夹层的判断要谨慎，如果观察 10 分钟夹层无进展，夹层处造影剂清除迅速，视为比较安全的夹层，可以不进行支架补救。

（于　雪）

第四节　小血管病变病例

一、DCB 治疗中间支小血管病例

【病史简介】患者男性，78 岁，主因"间断胸痛 7 年余，再发 1 周"收入院，2011 年曾于我院行介入治疗，于 mLAD 植入 Medtronic Resolute 3.0mm×18mm 支架。

既往：高血压、糖尿病、血脂异常；吸烟 50 年，平均 20 支/d，未戒烟。

主要临床诊断：冠心病，不稳定型心绞痛，PCI 术后。

辅助检查：肝、肾功能正常，LDL-C 2.08mmol/L；静息心电图提示窦性心律，右束支传导阻滞。

【冠状动脉病变情况】LM 正常，mLAD 原支架通畅，中间支中段 75% 狭窄（图 16-55，视频 16-5）；dLCX 90% 狭窄（细小）；RCA 大致正常；右冠优势型。

【介入治疗过程】2018 年 2 月 5 日 PCI：将 Medtronic 6F EBU 3.5 导引导管置于左冠开口，Abbott Whisper 0.014in×190cm 导引导丝通过中间

支病变达远端,应用 B/Braun SeQuent Neo 2.0mm×15mm 球囊扩张中间支病变,残余狭窄 25%,血流 TIMI 3 级(图 16-56,视频 16-6)。将 B/Braun SeQuent Please 2.0mm×15mm 药物涂层球囊定位于中间支病变处,扩张至 12ATM(2.20mm),持续 60 秒,残余狭窄 10% 伴 A 型夹层,血流 TIMI 3 级(图 16-57,视频 16-7)。

2018 年 11 月 12 日复查 CAG:中间支原 DCB 治疗处残余狭窄 25%,血流 TIMI 3 级(图 16-58,视频 16-8)。

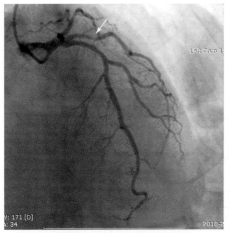

图 16-55　介入治疗前影像

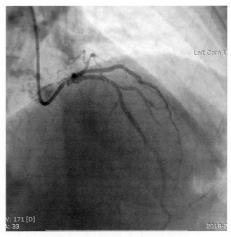

图 16-56　介入治疗中影像

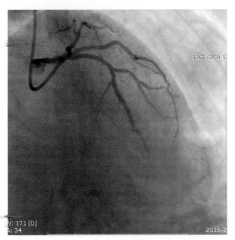

图 16-57　介入治疗后即刻影像

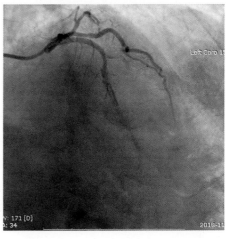

图 16-58　介入治疗后 9 个月影像

视频 16-5
介入治疗前
影像

视频 16-6
介入治疗中
影像

视频 16-7
介入治疗后
即刻影像

视频 16-8
介入治疗
后 9 个月
影像

【病例讨论】本例患者为不稳定型心绞痛合并糖尿病,病变为单支小血管,管腔直径为 2.0mm 左右,无法植入支架,如单纯球囊扩张,再狭窄发生率高。综合考虑后决定使用药物涂层球囊,首先选择支撑力较好的导引导管,预扩张球囊直径与血管直径为 1:1,充分扩张,减少残余狭窄,并保证药物涂层球囊能迅速到位,减少药物损失。本例术后即刻造影显示病变残余狭窄轻,局部 B 型夹层,扩张效果满意;术后 9 个月复查,狭窄程度与术后即刻相比无变化。

（杨晨光　于　雪）

二、DCB 治疗 OM1 小血管病例

【病史简介】患者男性,77 岁,主因"间断胸闷 2 年余"收入院。

既往:否认高血压、糖尿病、吸烟史,否认冠心病家族史。

主要临床诊断:胸闷查因,冠心病可能。

辅助检查:肝、肾功能正常,LDL-C 1.99mmol/L,静息心电图正常。

【冠状动脉病变情况】LM 正常,pLAD 75% 狭窄,mLAD 50% 狭窄,高位 D1、D2 开口均 90% 狭窄;LCX 主干未见异常,OM1 75% 狭窄(图 16-59),OM2 50% 狭窄;dRCA 25% 狭窄;右冠优势型。

【介入治疗过程】2018 年 2 月 5 日拟行 LAD 及 OM1 PCI 术,其中 OM1 病变属于小血管病变。将 Cordis 6F XB 3.0 导引导管置于左冠开口,Abbott Whisper 0.014in×190cm 导引导丝通过 OM1 病变达 OM1 远端,应用 B/Braun SeQuent Neo 2.0mm×10mm 球囊扩张 OM1 病变,残余狭窄 20%,血流 TIMI 3 级。将 B/Braun SeQuent Please 2.0mm×17mm 药物涂层球囊定位于 OM1 病变处(图 16-60),扩张至 8ATM(2.05mm),持续 60 秒,残余狭窄 10%,血流 TIMI 3 级(图 16-61)。

2018 年 11 月 12 日复查 CAG:OM1 原 DCB 治疗处残余狭窄 10%,血流 TIMI 3 级(图 16-62)。

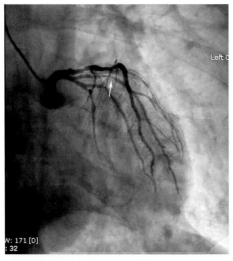

图 16-59　介入治疗前影像

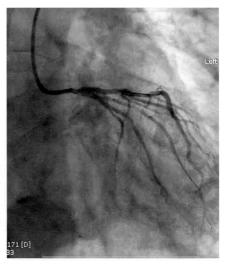

图 16-60　介入治疗中影像

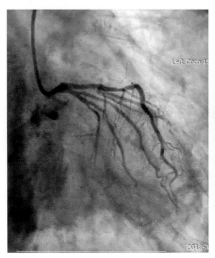

图 16-61　介入治疗后即刻影像

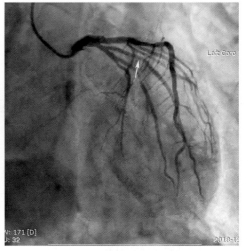

图 16-62　介入治疗后 9 个月影像

【病例讨论】本例患者 OM1 病变较重,且发出位置高,供血范围相对广,介入治疗应会减轻患者心绞痛发作,改善预后。评估 OM1 血管直径与导引导管接近,为小血管病变,管腔直径为 2.0mm 左右,常规支架植入会导致血管过度扩张,且小支架植入后,术后支架内血栓形成及远期再狭窄概率均高。遂采用药物涂层球囊治疗,选择支撑力较好的 XB 导引导管,预扩张及药物涂层球囊扩张效果较好,无明显弹性回缩,局部未见夹层,且药物贴合时间 1 分钟,充分保证了药物的释放。术后 9 个月复查,介入治疗效果满意。

(杨晨光　张闻多)

第五节　急性心肌梗死病变病例

一、DCB 治疗急性下壁心肌梗死病例

【病史简介】患者男性,74 岁,主因"急性下壁心肌梗死两天"于 2017 年 9 月收入院。

既往:高血压,持续性房颤,2 型糖尿病,高脂血症,CKD 3 期吸烟史,已戒烟。否认早发心血管疾病家族史。

查体:血压 110/70mmHg,心率 78 次 /min,双肺底可闻及少许湿性啰音,余未见阳性体征。TNI 2.4ng/ml,BNP 3 180pg/ml,CCr 50ml/min,LVEF 42%。

【冠状动脉病变情况】LM 未见明显狭窄,mLAD 50% 狭窄;LCX 未见明显狭窄(图 16-63,图 16-64);dRCA 分叉前 99% 狭窄伴血栓(图 16-65,视频 16-9),右冠优势型。可见 LAD 至 PDA 侧支循环形成。

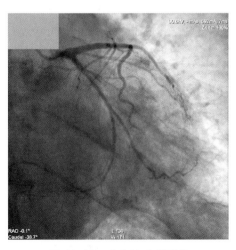

图 16-63　介入治疗前影像

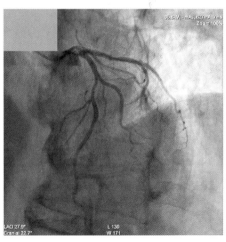

图 16-64　介入治疗前影像

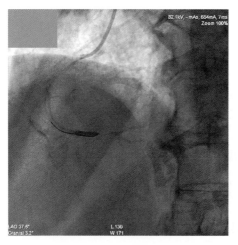

视频 16-9
介入治疗前
影像

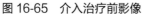

图 16-65　介入治疗前影像

【介入治疗过程】将 Cordis6F JR 4.0 导引导管置于左冠开口,ACS Whisper 0.014in×190cm 导引导丝通过 dRCA 病变达远端,应用 2.0mm×15mm 预扩张球囊扩张 dRCA 病变两次 8~14ATM,残余狭窄 25%;用 3.0mm×10mm cutting 球囊扩张 dRCA 两次 6~8ATM,残余狭窄 <25%,血流 TIMI 3 级(图 16-66)。将 B/Braun SeQuent Please 3.0mm×15mm 药物涂层球囊定位于 dRCA 病变处(图 16-67),扩张至 7ATM,持续 60 秒,残余狭窄 <10%,血流 TIMI 3 级(图 16-68,视频 16-10)。

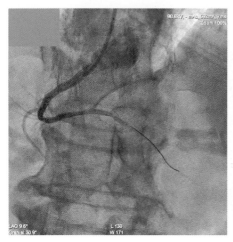

图 16-66　介入治疗中影像

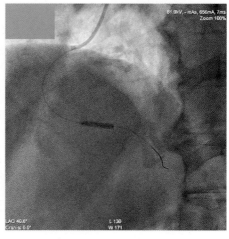

图 16-67　介入治疗中影像

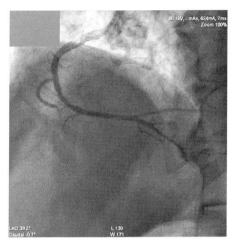

视频 16-10
介入治疗后
即刻影像

图 16-68 介入治疗后即刻影像

【病例讨论】从冠状动脉造影看,靶病变为 dRCA 处病变,应用 2.0mm×15mm 预扩张球囊扩张后,显示血栓负荷小,局部内皮无严重撕裂,可以考虑应用 DCB 治疗,应用等比例的 cutting 球囊扩张后未出现严重夹层,也无血流减慢,血栓负荷看不到,可以应用 DCB 治疗,扩张过程中由于血管曾经闭塞过,侧支循环好,故扩张过程中患者无不适主诉,因此持续 60 秒后停止扩张。最终造影结果显示 dRCA 残余狭窄轻,无明显夹层,故未放入支架。术后恢复顺利,无胸痛发作,病情稳定,顺利出院。1 年后造影随访结果(图 16-69,视频 16-11)显示,dRCA 病变较术后即刻相比无明显变化,未发生血栓事件,也未发生再狭窄的情况。

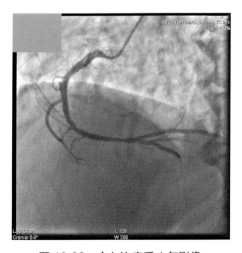

视频 16-11
介入治疗后
1 年影像

图 16-69 介入治疗后 1 年影像

（张闻多　季福绥）

二、DCB 治疗急性前壁心肌梗死病例

【病史简介】患者男性,43 岁,主因"急性前壁心肌梗死 1 周"收入院。
既往:高脂血症 5 年。吸烟史 10 年,20 支 /d。否认其他危险因素和家族史。

【冠状动脉病变情况】LM 未见异常;mLAD 狭窄 95%,与 D1 成分叉病变
(Medina 分型 0,1,0);LCX 未见异常;RCA 未见异常;左冠优势型(图 16-70,
图 16-71,视频 16-12)。

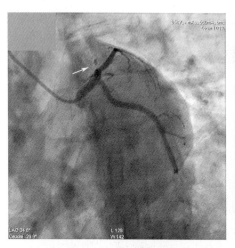

图 16-70　介入治疗前影像

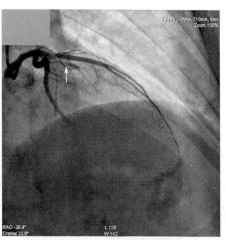

图 16-71　介入治疗前影像

【介入治疗过程】右桡动脉路径,将 Medtronic 6F EBU 3.5
导引导管置于左冠开口,ACS Whisper 0.014mm×190mm 导引导
丝送达 LAD 远段,将 ACS BMW Elite 0.014mm×190mm 导引导
丝通过 LAD 病变送至远端,应用 MINI TREK 2.5mm×15mm 球
囊预扩张 mLAD 病变处 1 次,压力均为 8ATM,残余狭窄 50%,
TIMI 血流 3 级,应用 MINI TREK 3.0mm×15mm 球囊预扩张
mLAD 病变处 1 次,压力均为 10ATM,残余狭窄 20%,TIMI 血流

视频 16-12
介入治疗前
影像

3 级(图 16-72,图 16-73),送入 B/Braun SeQuent Please 3.0mm×15mm 药物涂
层球囊至 mLAD 病变处,扩张至 8ATM,持续 45 秒,残余狭窄 <20%,TIMI 血
流 3 级(图 16-74,图 16-75)。

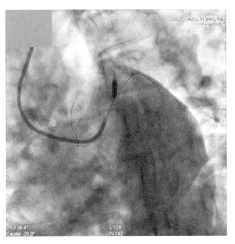

图 16-72　介入治疗中影像

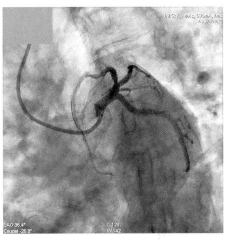

图 16-73　介入治疗中影像

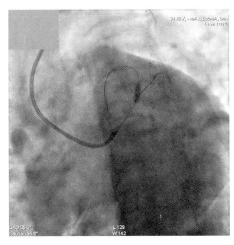

图 16-74　介入治疗中影像（DCB 释放）

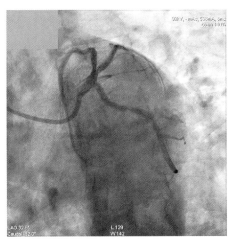

图 16-75　介入治疗后即刻影像

【病例讨论】目前已有临床研究证实药物涂层球囊应用于急性心肌梗死患者并不劣于 DES，但是研究中指出对于血栓负荷较重的患者应用效果不佳，本例急性前壁心肌梗死患者的病变特点血栓负荷轻，但与 D1 成分叉病变，由于 D1 开口并无明显病变，如果在病变处植入支架会采用单支架于 p-mLAD，D1 开口可能会受挤压狭窄，如果选择双支架，则后期服用双联抗血小板药物的时间延长，且出现支架内血栓和在狭窄的概率较大，且患者年龄仅为 43 岁，综合上述因素，选择药物涂层球囊治疗，即刻效果满意。1 年后造影随访结果（图 16-76，视频 16-13）显示，mLAD 病变较术后即刻相比无明显变化，未发生血栓事件，也未发生再狭窄的情况。

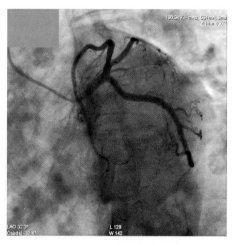

视频 16-13
介入治疗后
1 年影像

图 16-76　介入治疗后 1 年影像

（张闻多　季福绥）

第六节　特殊预处理后应用药物涂层球囊病例

一、冠状动脉内旋磨预处理应用药物涂层球囊病例

【病史简介】患者男性,81 岁,主因"间断胸痛 4 年,加重 1 天"急诊收入院。患者近 4 年以来反复胸痛,冠状动脉造影提示 LAD 弥漫钙化病变,管腔重度狭窄,先后 2 次行旋磨＋支架治疗,术后服用冠心病二级预防用药。本次入院前胸痛再发加重。既往无高血压、糖尿病。临床诊断:不稳定型心绞痛。

【冠状动脉病变情况】LM 开口 40% 狭窄,LAD 近段支架内通畅,近中段严重钙化病变,60%~85% 弥漫狭窄(图 16-77);LCX 开口 50% 狭窄;RCA 管壁不规则,中段支架内通畅(图 16-78)。右冠优势型。

【介入治疗过程】将 Launcher 6F EBU 3.75 指引导管置于左冠开口,旋磨导丝通过 LAD 病变达血管远端,先后用 1.5mm 及 1.75mm 旋磨头对 LAD 近中段钙化病变旋磨(135 000~145 000rpm)(图 16-79)。交换导丝后,NSE 2.5mm×13mm 与 LAD 近中段病变处 12ATM 扩张数次,复查造影提示残余狭窄 <30%,TIMI 血流 3 级,无明显夹层及血栓(图 16-80),B/Braun SeQuent Please 2.5mm×30mm 于 LAD 近中段病变处 9ATM 扩张持续 60 秒(图 16-81)。复查造影,残余狭窄 <10%,TIMI 血流 3 级(图 16-82)。

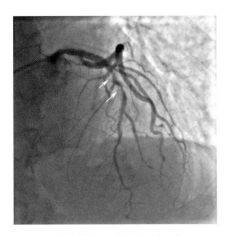

图 16-77　介入治疗前影像

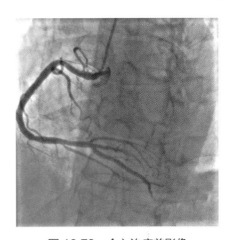

图 16-78　介入治疗前影像

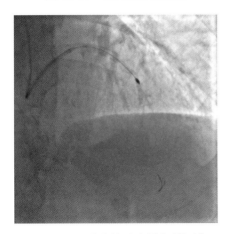

图 16-79　介入治疗中影像（旋磨）

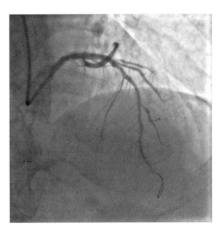

图 16-80　介入治疗中影像

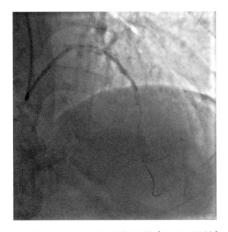

图 16-81　介入治疗中影像（DCB 释放）

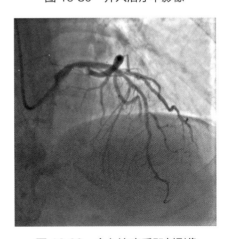

图 16-82　介入治疗后即刻影像

【病例讨论】本例 LAD 弥漫钙化病变既往多次 PCI,且主支病变范围内存在较大对角支,如果采用支架策略,可能出现对角支受累甚至急性闭塞,新支架与原有支架串联增加术后支架近远期支架失败风险;另外,患者高龄,为出血高危患者。因此,术者决定使用药物涂层球囊。选择支撑力较好的 EBU 导引导管,充分预处理,药物涂层球囊顺利通过病变,最终效果好,未出现血管夹层。

（甄 雷 聂绍平）

二、支架内再狭窄准分子激光冠状动脉斑块消融术预处理应用药物涂层球囊病例

【病史简介】患者女性,80 岁,2003 年就诊于我院心内科,CAG 显示 LM 25% 狭窄,LAD 两处 75% 狭窄,植入两枚支架 Cypher 2.5mm×18mm、Penta 2.75mm×15mm。2006 年症状复发,外院造影显示两个支架之间狭窄,再次植入两枚支架,具体不详。近 1 周以来频发心绞痛症状来就诊。心电图见图 16-83,UCG 示节段性室壁运动异常,室间隔中段 - 心尖段、左室前壁中段、左室各壁心尖薄,回声强,收缩弱,LVEF 25%。考虑:NSTEMI 入院。

既往:高脂血症、CKD 3 期、反流性食管炎、左侧乳腺癌根治术后。

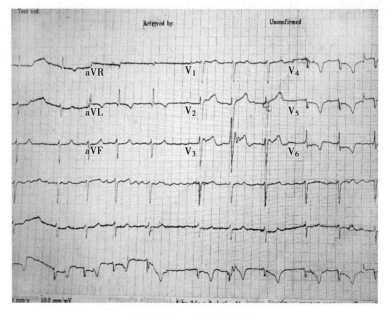

图 16-83 介入前心电图

【**冠状动脉病变情况**】LM 未见明显狭窄,m-dLAD 支架内 ISR 75%~95% 弥漫狭窄(图 16-84);LCX 未见明显狭窄;RCA 未见明显狭窄。右冠优势型。

【**介入治疗过程**】将 Launcher 6F EBU 3.5 指引导管置于左冠开口,工作导丝通过 LAD 95% 病变达血管远端,先后用 1.5mm 及 2.0mm 的普通球囊扩张 95% 狭窄病变后残余狭窄大于 90%,2.5mm 的普通球囊和高压球囊均不能通过 95% 病变,故应用 ELCA 1.4mm Vitesse-CosRX 激光导管 40~60mJ/mm² 能量,40 次 /s,共 24 次对 LAD 95%ISR 病变进行消融处理(图 16-85),处理后应用 2.5mm × 10mm、3.0mm × 15mm 后扩张球囊扩张 95%ISR 病变后造

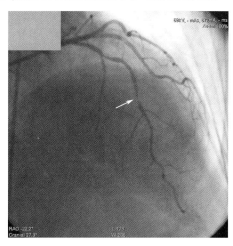

图 16-84　介入前影像

影提示残余狭窄 <10%,TIMI 血流 3 级(图 16-86),B/Braun SeQuent Please 2.75mm × 20mm 于 LAD 95%ISR 病变处 9ATM 扩张持续 60 秒(图 16-87)。复查造影,残余狭窄 <10%,TIMI 血流 3 级(图 16-88)。

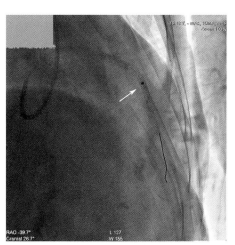

图 16-85　介入治疗中影像(激光)

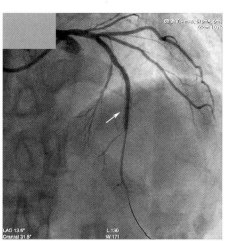

图 16-86　介入治疗中影像

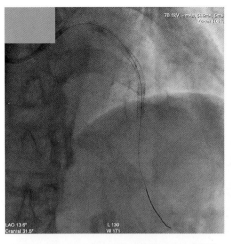
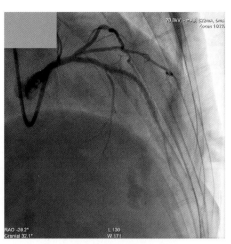

图 16-87　介入治疗中影像（DCB 定位）　　　图 16-88　介入治疗后影像

【病例讨论】本例 LAD 支架内再狭窄病例，病变与处理过程中出现了应用球囊扩张治疗不满意，无法进行下一步治疗。在预处理病变的选择上，可以选择旋磨，但患者高龄，血管迂曲，普通小球囊通过病变时也十分困难，使用准分子激光治疗时也是缓慢推送，不能一步到位，可以看到我们一共消融了 24 次，方才成功地让球囊通过并充分扩张。因此，术者决定使用药物涂层球囊。选择支撑力较好的 EBU 导引导管，选择合适的预处理方法，预扩张充分，使药物涂层球囊顺利通过病变，最终效果良好。

（张闻多　许　锋）

三、急性心肌梗死血栓抽吸后应用药物涂层球囊病例

【病史简介】患者男性，81 岁，主因"急性下壁梗死 3 天"收入院。

既往：高血压、高脂血症、持续性房颤病史，有吸烟史及 COPD 病史。否认家族史。患者诊断明确，入院后行 PCI 治疗。

【冠状动脉病变情况】LM 未见明显狭窄，mLAD 弥漫性长病变 25% 狭窄，D1 50%~75% 狭窄；LCX 未见明显狭窄；pRCA 75% 狭窄，mRCA 90% 狭窄，PL 开口 99% 狭窄伴血栓形成（图 16-89，视频 16-14），PDA 远段 75% 狭窄。右冠优势型。可见 LCX 至 PL 侧支循环形成。

视频 16-14
介入治疗前
影像

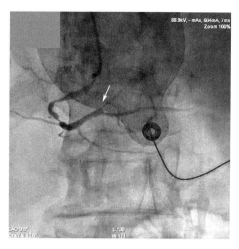

图 16-89　介入治疗前影像

【介入治疗过程】将 6F JR 4.0 指引导管置于右冠开口，Whisper 工作导丝通过 PL 病变达 PL 远端，用 Empire 2.0mm×15mm 球囊扩张 PL 99% 狭窄病变后可见血栓负荷仍较重，应用 6F Export Advance 抽吸导管抽出红色血栓（图 16-90），再用 Empire 2.5mm×15mm 球囊扩张 PL 99% 狭窄病变，残余狭窄 <20%，TIMI 血流 3 级（图 16-91），B/Braun SeQuent Please 2.5mm×20mm 于 PL 99% 狭窄病变处 8ATM 扩张持续 60 秒（图 18-92）。近中段由于残余狭窄较重植入 1 枚支架，复查造影，PL 99% 狭窄病变处，残余狭窄 <10%，TIMI 血流 3 级（图 16-93，视频 16-15）。

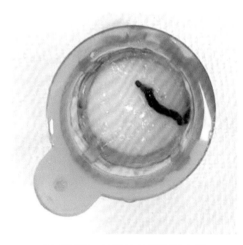

图 16-90　抽出的长条红色血栓

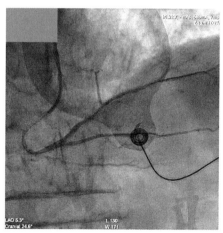

图 16-91　介入治疗中影像

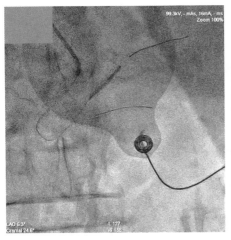

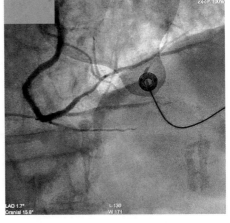

图 16-92　介入治疗中影像（DCB 释放）　　图 16-93　介入治疗后即刻影像

【病例讨论】本例为急性心肌梗死病例,造影显示靶病变为 PL 开口,有明确的血栓影,文献报道的 DCB 在 STEMI 应用的病变指出,最好选择非钙化、血栓负荷轻的病变应用 DCB 治疗,本例患者应用 2.0mm 球囊预扩张后仍有明显血栓影,行血栓抽吸后可见基本无血栓影响,残余狭窄经预扩张处理后残余狭窄 <20%,此时已经满足了应用 DCB 的要求,非钙化、血栓负荷轻、残余狭窄小、无明显夹层,而且如果植入支架可能会偏小一些,最后选择了 DCB 治疗,即刻效果良好,近中段病变由于残余狭窄较重,故选择支架治疗。

视频 16-15
介入治疗后
即刻影像

（于 雪　许 锋）

第七节　药物涂层球囊治疗失败病例

一、DCB 治疗后亚急性闭塞病例

【病史简介】患者女性,63 岁,主因"间断无明显诱因胸闷、胸痛 2 年,加重 1 个月"收入院。入院前冠状动脉 CT 提示前降支中段局部重度狭窄。

既往:有高血压及血脂代谢异常等病史。

入院诊断:自发性心绞痛、高血压、血脂代谢异常。入院心电图大致正常。

【冠状动脉病变情况】LM 正常;LAD 中段 50%~75% 狭窄(图 16-94,图 16-95);LCX 远段及 RCA 中段内膜不光滑,狭窄不明显;右冠优势型。

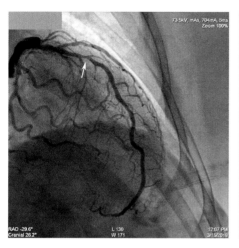

图 16-94 介入治疗前影像

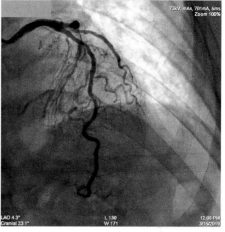

图 16-95 介入治疗前影像

【介入治疗过程】将 Medtronic 6F EBU 3.5 导引导管置于左冠开口, Abbott BMW 0.014in × 190cm 导丝通过 LAD 中段病变达远端, 应用 2.0mm × 15mm 预扩张球囊和 Boston Cutting 2.75mm × 10mm 球囊多次扩张 LAD 中段病变, 残余狭窄 20%, 未见夹层, 血流 TIMI 3 级(图 16-96~ 图 16-99)。用 B/Braun SeQuent Please 2.75mm × 26mm 药物涂层球囊于 LAD 中段病变处扩张(图 16-100), 扩张至 8ATM (2.82mm), 持续 45 秒, 残余狭窄小于 10%, 多体位造影未见夹层形成, 血流 TIMI 3 级(图 16-101, 图 16-102)。术后返病房 1 小时后患者出现胸痛, 急做心电图见 V$_1$~V$_3$ 导联 T 波高尖。立即返回导管室, 复查冠状

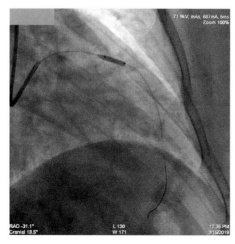

图 16-96 介入治疗中影像

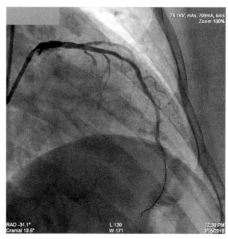

图 16-97 介入治疗中影像

动脉造影见 LAD 中段闭塞,血流 TIMI 0 级(图 16-103)。换 Medtronic 6F JL 4.0 导引导管达左冠开口,Abbott BMW 0.014in×190cm 导丝顺利通过闭塞段,到达前降支远端,用 Demax Gusta 2.5mm×15mm 球囊于闭塞处扩张,LAD 血流恢复至 TIMI 3 级,造影见原药物涂层球囊覆盖部位以远有约 75% 狭窄(图 16-104),遂植入 Abbott Xience Xpedition 2.75mm×18mm 支架,局部无残余狭窄,血流恢复至 TIMI 3 级(图 16-105)。

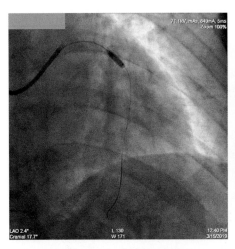

图 16-98　介入治疗中影像

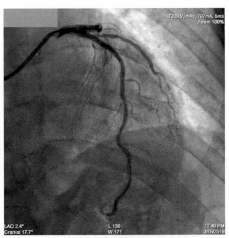

图 16-99　介入治疗中影像

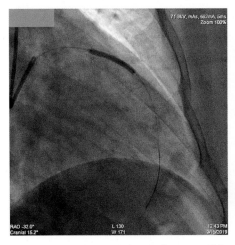

图 16-100　介入治疗中影像(DCB 释放)

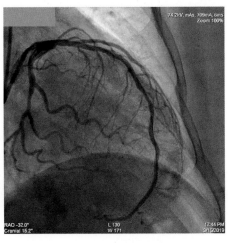

图 16-101　介入治疗后即刻影像

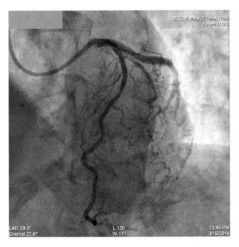

图 16-102　介入治疗后即刻影像

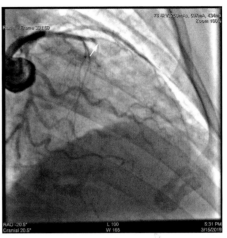

图 16-103　复查冠脉造影结果影像

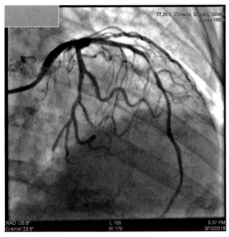

图 16-104　再次介入治疗中影像

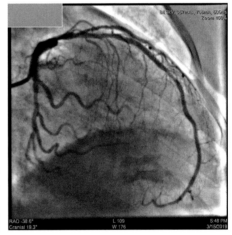

图 16-105　介入治疗补植入支架后即刻影像

【病例讨论】本例患者临床诊断为自发性心绞痛,CT 影像学检查提示前降支中段病变,冠状动脉造影证实为前降支单支病变,目测参考血管直径约2.75mm。由于预处理较充分,残余狭窄轻且多体位造影未见明显夹层形成,因此选择了药物涂层球囊治疗,术后即刻多体位造影仍然未见明显夹层。尽管如此,患者回病房后还是发生了急性冠状动脉闭塞,所幸处理及时,未造成严重后果。仔细回顾药物涂层球囊治疗后的造影结果发现,药物涂层球囊治疗部位的以远似乎造影剂填充略淡,且后来发生急性闭塞的部位位于药物涂层球囊所覆盖部位的后半段,因此,分析 LAD 急性闭塞的原因,仍可能与未能及时发现的微小夹层有关。冠状动脉再通后见血栓负荷不重,因此未行血栓抽吸。原药物涂层球囊覆盖部位以远有约 75% 狭窄,这一部位并不是原狭窄最严重的介入治疗部位,考虑为上游的局部夹层延展,局部壁内血肿形成。对于壁内血肿,理论上可以用切割球囊将血肿切开,而并不一定需植入支架,但本例患者已发生了冠状动脉急性闭塞,为了保持即刻的血管开通,仍然植入了支架。

(张慧平　孙福成)

二、DCB 治疗后远期失败病例

【病史简介】患者女性,71 岁,主因"间断活动时胸闷、胸痛症状复发"于 2016 年 12 月收入院。2001 年于 LAD 及 LCX PCI 治疗(支架)。2006 年因急性下壁心肌梗死于 RCA 介入治疗(支架)。2010 年因不稳定型心绞痛于 dLAD PCI 治疗(支架),2015 年 12 月因不稳定型心绞痛入院查 pLCX 支架内 ISR 90% 应用 DCB 治疗。

既往:有高血压、糖尿病及血脂代谢异常等病史。

入院诊断:冠心病、不稳定型心绞痛、OMI、PCI 术后、高血压、2 型糖尿病、血脂代谢异常。

【冠状动脉病变情况】2015 年 CAG 显示:LM 未见异常;mLAD 原支架通畅,D1 开口 75% 狭窄,dLAD 原支架通畅;pLCX(OM1 开口处)90% 狭窄(角度 >90°),OM1 开口 90% 狭窄(图 16-106),dLCX 原支架通畅,以远 dLCX 50% 狭窄;pRCA 及 mRCA 原支架通畅,dRCA 25% 狭窄,PDA 两处 90% 狭窄(与 2010 年基本相同),PL 25% 狭窄,右冠优势型。2016 年 CAG 显示 DCB 治疗再狭窄 75%~90%(图 16-107),余与前相比无明显变化。

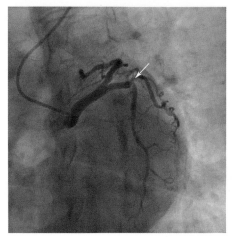
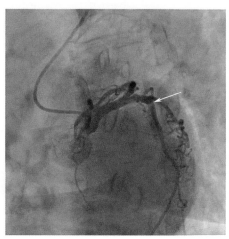

图 16-106　2015 年冠脉造影影像结果　　图 16-107　本次入院介入治疗前影像

【介入治疗过程】2015 年介入治疗过程:将 Medtronic 6F EBU 3.5 导引导管置于左冠开口,将 Abbott Whisper 0.014in×190cm 导引导丝通过 pLCX 病变达远段,将 ASAHI Fielder 0.014in×180cm 导引导丝通过 OM1 病变达远段,以 LEPU PTCA 2.0mm×12mm 球囊扩张 pLCX 病变至 14ATM,残余狭窄 30%,TIMI 血流 3 级(图 16-108);以 LEPU PTCA 2.0mm×12mm 球囊扩张 OM1 病变至 6ATM,残余狭窄 50%,TIMI 血流 3 级;用 B\Braun SeQuent Please 3.0mm×15mm 药物涂层球囊扩张 pLCX 病变处,压力 9ATM(图 16-109,持续 30 秒(患者感胸闷不能耐受停止扩张),残余狭窄 <20%,TIMI 血流 3 级(图 16-110)。OM1 残余狭窄 50%,TIMI 血流 3 级。

2016 年将 Medtronic 6F EBU 3.5 导引导管置于左冠开口,将 Abbott Whisper 0.014in×190cm 导引导丝通过 pLCX 病变达远段,将 Abbott Whisper 0.014in×190cm 导引导丝通过 OM1 病变达远段,用 2.5mm×15mm 球囊于闭塞处扩张,植入 Abbott Xience Xpedition 3.0mm×15mm 支架,局部无残余狭窄,血流 TIMI 3 级(图 16-111)。

【病例讨论】该患者为不稳定型心绞痛,病变为 pLCX 处,病变迂曲成角,经预扩张处理后虽然造影显示残余狭窄上可以接受,但是可见局部造影剂充填偏淡,考虑与病变转角角度较大相关,也有预扩张不够充分的因素,虽然应用 DCB 治疗后,即刻效果符合 DCB 治疗后的标准,但 1 年后再次出现靶病变狭窄,患者因经济因素不接受 IVUS 及 OCT 明确病因,植入支架后,患者症状完全缓解,未再出现心绞痛症状。结合其他病例的经验,建议预扩张一定要充分,要用 1:(1~0.8)的预扩张球囊处理 de novo 病变,其次对转角位直角的病变,最好做腔内影像评估后,再决定是否使用 DCB 治疗,以避免未能充分预扩张导致远期治疗失败的结果。

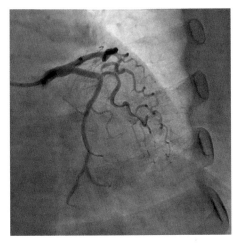

图 16-108　2015 年介入治疗中影像

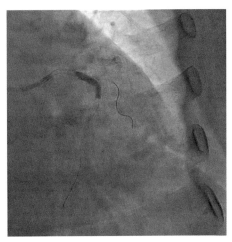

图 16-109　2015 年介入治疗中影像

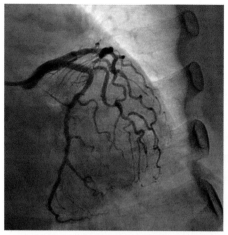

图 16-110　2015 年介入治疗后即刻影像

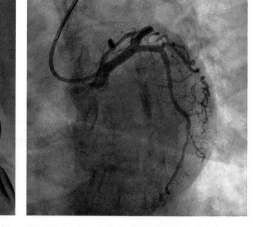

图 16-111　本次介入治疗(植入支架)后即刻影像

(张闻多　许 锋)

第八节　药物涂层球囊在脑血管中的应用

一、椎动脉硬膜内段狭窄病例

【病史简介】患者男性,59 岁,主因"发作左侧肢体无力伴口角歪斜、吐字不清 1 个月余"收入院。

既往:高血压和 2 型糖尿病史。

【冠状动脉病变情况】右椎动脉硬膜内段重度狭窄(约 85%);右椎动脉起始部中度狭窄(约 50%);左椎动脉优势,起始部重度扭曲;脑动脉广泛粥样硬化改变(图 16-112)。

【介入治疗过程】将 6F Envoy 导引导管插至椎间孔段颈 2 椎体水平,选取工作角度造影,显示右椎动脉 V_3、V_4 交界处重度狭窄,路径图下将 Transend 微导丝通过右椎动脉 V_3、V_4 交界处狭窄处插至基底动脉下段,沿其将 Sprinter 2.75mm×12mm 球囊插至狭窄处,充盈球囊行预扩张 1 次,造影显示原狭窄基本消失;观察 5 分钟后造影,未见弹性回缩及夹层;撤出球囊后沿微导丝将 Sequent 2.75mm×12mm 药物涂层球囊(紫杉醇)送至原狭窄处,定位准确后充盈球囊再行预扩张(30 秒),造影显示原狭窄基本消失,颅内血流明显改善,原狭窄处少许"双腔征"改变;观察 10 分钟后造影显示原狭窄基本消失,远端椎基底动脉及其主要分支显影良好(图 16-113)。

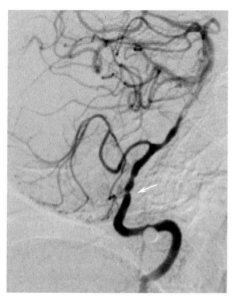

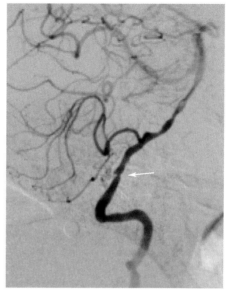

图 16-112　介入治疗前　　　　　　　图 16-113　介入治疗后

【病例讨论】症状性椎动脉颅内段狭窄是后循环卒中或 TIA 发作的重要原因，与前循环相比，其危险性更高，预后更差。支架成形术治疗椎动脉狭窄安全、有效，但再狭窄发生率及脑血管事件的再发率高，需要探索新的治疗方式。本例患者病变节段较长，血管管径较细，狭窄位于椎动脉穿硬膜处，有时钙化硬膜环会限制支架打开，球囊预扩后无夹层及弹性回缩，可以使用药物涂层球囊，药物涂层球囊扩张后近期效果良好，远期效果待观察。

二、大脑中动脉狭窄病例

【病史简介】患者男性，45 岁，主因"发作性右侧肢体无力 1 个月余"收入院。头 MRI 示：双侧额叶皮质下小缺血灶；头 MRA 示：左侧大脑中动脉 M1 段主干局限性重度狭窄。

既往：三叉神经痛病史 20 余年，吸烟 20 支 /d，20 余年。

查体：无阳性神经系统体征。

【冠状动脉病变情况】左侧大脑中动脉 M1 段重度狭窄（约 80%），狭窄长度约 5.2mm，Mori B 型，狭窄近端管径为 2.7mm，远端管径为 2.5mm（图 16-114）。

【介入治疗过程】将 6F Envoy 导引导管插至左颈内动脉岩骨段，选取工作角度造影，路径图下将 Gateway 2.25mm×9mm 球囊沿 Transcend 0.014×300cm 微导丝引导下插至左大脑中动脉狭窄处，以 9ATM（2.35mm）预扩张 1 次，复查造影见狭窄明显改善；换用 SeQuent 药物涂层球囊 2.5mm×15mm 球囊插至狭窄处,以 7ATM(2.5mm)扩张 1 次,持续 1 分钟,回撤球囊,复查造影示见血流通畅,等待 10 分钟再次复查造影示未见管腔回缩,无夹层征象,左侧大脑中动脉远端皮质分支及外侧豆纹动脉显影较前明显改善(图 16-115)。

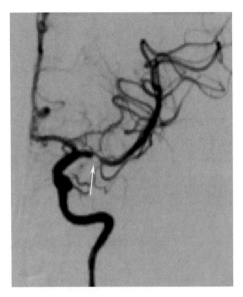
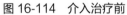
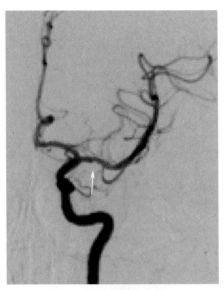

图 16-114　介入治疗前　　　　　图 16-115　介入治疗后

【病例讨论】大脑中动脉狭窄在颅内动脉狭窄患者中最为多见,约占70%。目前尚未有大规模临床试验证实血管内治疗(球囊扩张或支架成形)优于药物治疗。血管内治疗主要用于药物治疗无效的症状性大脑中动脉患者,血管内治疗的风险在于迂曲的脑血管不易到位和可能受累的穿支动脉。球囊较支架容易到位,药物涂层球囊可降低术后再狭窄发生率,本例采用药物涂层球囊治疗,效果良好。

三、支架术后再狭窄病例

【病史简介】患者男性,64 岁,主因"颈动脉支架成形术后半年,左侧肢体麻木发凉加重 1 个月"收入院。

既往:高血压病史半年,糖尿病病史 20 余年,血糖控制尚可,每日口服二甲双胍、亚莫利药物治疗;3 年前曾发生右额叶梗死,遗留左侧肢体麻木;颈动脉支架术后好转,5 个月前(颈动脉支架术后 1 个月)头 MRI 示右额叶少量出血,停服双抗 1 周后恢复。现查体左侧肢体感觉异常。头 MRI 示未见新鲜梗死灶。

【冠状动脉病变情况】右侧颈总动脉末端-颈内动脉起始部管壁欠规整，右颈内动脉破裂孔段支架内再狭窄，狭窄程度约70%；左颈内动脉起始部支架内血流通畅，未见明显狭窄；左大脑中动脉M1段狭窄约30%。脑动脉多处动脉粥样硬化改变（图16-116）。

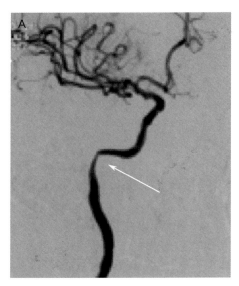
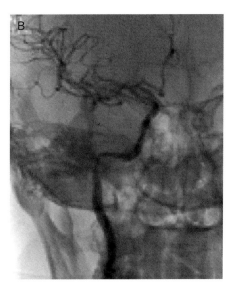

图16-116 介入治疗前支架内再狭窄（白色箭头所示）

【介入治疗过程】将6F MPD导引导管在0.035in超滑导丝导引下插至右颈内动脉颈段，造影证实右侧颈内动脉破裂孔段支架内再狭窄后，在路径图下将0.014in微导丝通过狭窄处插至颈内动脉眼段，沿其将Viatrac 4.0mm×20mm球囊插至颈动脉狭窄病变处，充盈球囊行预扩张2次（14ATM，4.19mm），复查造影显示无明显残余狭窄，支架内血流通畅，遂将药物涂层球囊SeQuent 4mm×20mm交换插至支架内再狭窄病变处，充盈球囊扩张1次（12ATM，4.3mm），最后复查造影显示支架内血流通畅，无明显夹层形成，无残余狭窄，远端血管及其主要分支显影良好（图16-117）。

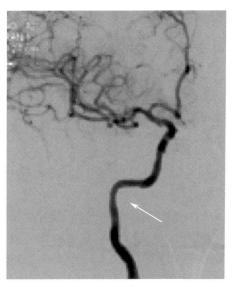

图16-117 支架治疗后

【病例讨论】本例患者为支架术后再狭窄，口服抗聚药物过程中曾有少量出血史。因此，治疗过程中应尽量缩短口服抗聚药物时间。药物涂层球囊可以降低再狭窄发生率，服用双抗药物只需 1~3 个月。综合考虑，使用药物涂层球囊是最佳选择。药物涂层球囊扩张后影像学显示良好，随访 3 个月，症状改善。

四、颈内动脉内膜剥脱术后再狭窄病例

【病史简介】患者男性，67 岁，主因"头晕 4 年余伴右眼间断黑蒙、视物不清 1 年"收入院。1 年前行右侧颈动脉内膜剥脱术，半年后复查头颈 CTA 示右侧颈内动脉颅外段全程弥漫性斑块，管腔重度狭窄。

既往：高胆固醇血症病史 3 年，吸烟 40 年。

查体：无神经系统阳性体征。

【冠状动脉病变情况】右侧颈总动脉末端 / 颈内动脉起始部管腔重度狭窄，约 95%，右侧颈外动脉未见显影；右侧颈内动脉颈段及其以远管腔较细小，左侧颈总动脉末端 / 颈内动脉起始部支架植入术后改变，未见明显支架内狭窄，支架内血流通畅，左侧颈内动脉通过开放的前交通动脉向右侧大脑前、大脑中动脉代偿供血；左侧颈外动脉起始部重度狭窄（约 90%，图 16-118）。

【介入治疗过程】将 8F 导引导管在 0.035in 超滑导丝导引下插至右侧颈总动脉，路径图下将 PT2 微导丝穿过右侧颈总动脉末端狭窄插至颈段远端，沿导丝将 Viatrac-14-Plus 4.0mm×20mm 球囊插至右侧颈总 / 颈内动脉狭窄处，定位后以 8ATM 压力充盈球囊实施扩张一次（图 16-119），回撤球囊，复查造影显示狭窄较前明显改善；再沿 PT2 导丝将 SeQuent Please 4.0mm×20mm 药物涂层球囊插至右侧颈总 / 颈内动脉狭窄处，定位后以 7ATM 压力充盈球囊实施扩张一次，保持球囊充盈 30 秒后予以抽吸，稍下移位置后再次以 7ATM 压力充盈球囊实施扩张一次，回撤球囊，复查造影显

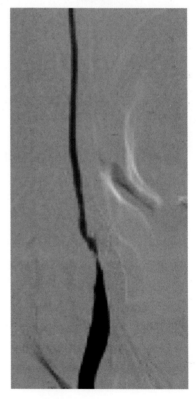

图 16-118　介入手术前

示右侧颈总动脉末端重度狭窄基本消失（图 16-120），管壁规整，管腔内血流通畅，颈内动脉远端各分支显影较前改善，右侧大脑前动脉可见显影。

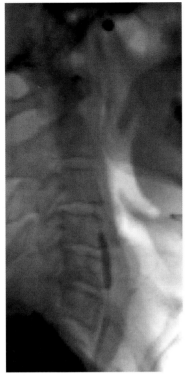 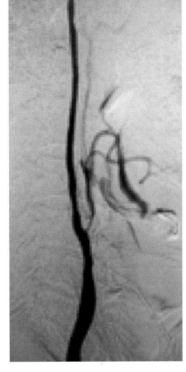

图 16-119 球囊扩张　　　　图 16-120 介入手术后

【病例讨论】颈动脉狭窄内膜剥脱术后再狭窄常用的解决方案是支架成形术、经皮冠状动脉腔内成形术、短距离放疗或再次行内膜剥脱术。本例患者特殊之处在于颈内动脉管径明显变细,可能源于重度狭窄后的血管重构。此时选择支架,无法预估狭窄解除后血管再次重构后管径大小,选择支架比较困难,球囊很好地解决了这个难题,术后颈内动脉起始部直径和狭窄以远直径基本一致,药物涂层球囊还可以降低再狭窄发生率。治疗后血管直径为 4mm 左右,如果无再狭窄发生,也可以避免再次手术,如果狭窄以远血管重构恢复正常管径,产生严重狭窄时也可以考虑支架成形术二次手术。

(王大明　王立军)

239